职业卫生与职业医学

（供预防医学及相关专业用）

主　编　周　密　李　宏

副主编　曾　强　向建军　刘成武

编　者　（以姓氏笔画为序）

于礼亮（重庆三峡医药高等专科学校）

王　颖（安徽医学高等专科学校）

王兴明［山东医学高等专科学校（临沂）］

朱丹丹（泉州医学高等专科学校）

向建军（福建医科大学）

刘　静（天津市疾病预防控制中心）

刘成武（广州卫生职业技术学院）

刘美彤（长春医学高等专科学校）

杨国秀（常德职业技术学院）

李　宏（福建卫生职业技术学院）

周　密（长春医学高等专科学校）

胥　可（四川中医药高等专科学校）

夏　娅（遵义医药高等专科学校）

曾　强（天津市疾病预防控制中心）

中国健康传媒集团

中国医药科技出版社

内 容 提 要

　　本教材是"全国高等职业院校预防医学专业规划教材"之一，系根据职业卫生与职业医学课程标准的基本要求和课程特点编写而成。本教材分为八章，内容涵盖生产过程中各种职业性有害因素的特性及其对劳动者健康的危害，识别、评价、预防和控制不良劳动条件对职业人群健康的影响，保护劳动者健康和提高职业人群生命质量的措施等。本教材将理论性、实践性和拓展性有机结合，内容层层深入，体例新颖，易于教师和学生使用。本教材为书网融合教材，即纸质教材有机融合电子教材、教学配套资源（PPT、微课等）、题库系统、数字化教学服务（在线教学、在线作业、在线考试）。

　　本教材主要供全国高等职业院校预防医学及相关专业教学使用，也可作为公共卫生相关职业人员的参考书籍。

图书在版编目（CIP）数据

职业卫生与职业医学/周密，李宏主编 . — 北京：中国医药科技出版社，2024.8
全国高等职业院校预防医学专业规划教材
ISBN 978 – 7 – 5214 – 4321 – 9

Ⅰ . ①职…　　Ⅱ . ①周…　②李…　　Ⅲ . ①劳动卫生 – 医学院校 – 教材 ②职业病 – 医学院校 – 教材　　Ⅳ . ①R13

中国国家版本馆 CIP 数据核字（2023）第 234724 号

美术编辑　陈君杞
版式设计　友全图文

出版　**中国健康传媒集团** | 中国医药科技出版社
地址　北京市海淀区文慧园北路甲 22 号
邮编　100082
电话　发行：010 – 62227427　邮购：010 – 62236938
网址　www.cmstp.com
规格　889 × 1194mm $\frac{1}{16}$
印张　13 $\frac{1}{4}$
字数　382 千字
版次　2024 年 8 月第 1 版
印次　2024 年 8 月第 1 次印刷
印刷　天津市银博印刷集团有限公司
经销　全国各地新华书店
书号　ISBN 978 – 7 – 5214 – 4321 – 9
定价　**45.00 元**

获取新书信息、投稿、为图书纠错，请扫码联系我们。

为了贯彻党的二十大精神，落实《国家职业教育改革实施方案》《关于推动现代职业教育高质量发展的意见》等文件精神，对标国家健康战略、服务健康产业转型升级，服务职业教育教学改革，对接职业岗位需求，强化职业能力培养，中国健康传媒集团中国医药科技出版社在教育部、国家药品监督管理局的领导下，组织相关院校和企业专家编写"全国高等职业院校预防医学专业规划教材"。本套教材具有以下特点。

1.强化课程思政，体现立德树人

坚决把立德树人贯穿、落实到教材建设全过程的各方面、各环节。教材编写将价值塑造、知识传授和能力培养三者融为一体。在教材专业内容中渗透我国医疗卫生事业人才培养需要的有温度、有情怀的职业素养要求，着重体现加强救死扶伤的道术、心中有爱的仁术、知识扎实的学术、本领过硬的技术、方法科学的艺术的教育。引导学生始终把人民群众生命安全和身体健康放在首位，尊重患者，善于沟通，提升综合素养和人文修养，提升依法应对重大突发公共卫生事件的能力，做医德高尚、医术精湛的健康守护者。

2.体现职教精神，突出必需够用

教材编写坚持"以就业为导向、以全面素质为基础、以能力为本位"的现代职业教育教学改革方向，根据《高等职业学校专业教学标准》《职业教育专业目录(2021)》要求，教材编写落实"必需、够用"原则，以培养满足岗位需求、教学需求和社会需求的高素质技能型人才，体现高职教育特点。同时做到与技能竞赛考核、职业技能等级证书考核的有机结合。

3.坚持工学结合，注重德技并修

围绕"教随产出，产教同行"，教材融入行业人员参与编写，强化以岗位需求为导向的理实教学，注重理论知识与岗位需求相结合，对接职业标准和岗位要求。设置"学习目标""情境导入""知识链接""本章小结""练习题"等模块，培养学生理论联系实践的综合分析能力；增强教材的可读性和实用性，培养学生学习的自觉性和主动性，强化培养学生创新思维能力和操作能力。

4.建设立体教材，丰富教学资源

依托"医药大学堂"在线学习平台搭建与教材配套的数字化资源(数字教材、教学课件、图片、视频、动画及练习题等)，丰富多样化、立体化教学资源，并提升教学手段，促进师生互动，满足教学管理需要，为提高教育教学水平和质量提供支撑。

本套教材的出版得到了全国知名专家的精心指导和各有关院校领导与编者的大力支持，在此一并表示衷心感谢。希望广大师生在教学中积极使用本套教材并提出宝贵意见，以便修订完善，共同打造精品教材。

数字化教材编委会

主　编　周　密　李　宏

副主编　曾　强　向建军　刘成武

编　者　（以姓氏笔画为序）

　　　　于礼亮（重庆三峡医药高等专科学校）

　　　　王　颖（安徽医学高等专科学校）

　　　　王兴明［山东医学高等专科学校（临沂）］

　　　　朱丹丹（泉州医学高等专科学校）

　　　　向建军（福建医科大学）

　　　　刘　静（天津市疾病预防控制中心）

　　　　刘成武（广州卫生职业技术学院）

　　　　刘美彤（长春医学高等专科学校）

　　　　杨国秀（常德职业技术学院）

　　　　李　宏（福建卫生职业技术学院）

　　　　周　密（长春医学高等专科学校）

　　　　胥　可（四川中医药高等专科学校）

　　　　夏　娅（遵义医药高等专科学校）

　　　　曾　强（天津市疾病预防控制中心）

PREFACE
前言 ▶

　　职业卫生与职业医学课程是高等职业院校预防医学专业的核心课和必修课，是学生专业知识结构的重要组成部分。其主要内容是研究劳动条件与职业从业者健康之间的关系，是预防医学专业毕业生从事相关工作的重要基础。

　　本教材在编写过程中，秉持"三基""五性"的原则，注重改革创新。教材特点如下：一是体现课程的核心内容，精炼基础理论、知识，内容适度；二是突出技能应用能力，体现岗位需求，满足公共卫生执业（助理）医师资格考试要求；三是教材结构编排合理，既符合学科的内在逻辑关系，又遵循学生的认知规律，内容层层深入，利于学生对基本理论、知识和技能的掌握；四是体例新颖，数字资源丰富，易于教师和学生使用。

　　本教材分为八章，以基本理论、基本知识、基本技能、实际应用为主线构建知识体系。第一章和第二章介绍职业性有害因素的特性和人群接触特征；第三章至第六章介绍劳动条件中各种职业性有害因素影响健康的过程和效应；第七章介绍主要职业性有害因素的识别及评价方法；第八章介绍职业性有害因素预防与控制的主要措施。教材内容既保持了知识体系的理论性和系统性，又进一步突出其应用性和实践性。

　　本教材在各章（节）编写体例上，力求兼顾系统性、创新性、实用性。设置"学习目标"模块，明确知识、能力和素质目标；设置"情境导入"模块，提出问题，引发学生思考；设置"知识链接"模块，引入新知识、进展等，丰富教材内容；章后配有"练习题"和"本章小结"，助力学生重点内容的掌握；同步配有数字资源（PPT、微课、题库），使学生的学习更加便捷、灵活。

　　本教材的编写工作借鉴了相关教材、论著的成果，得到了来自行业、本科院校专家的指导和大力支持，在此一并表示感谢。

　　本教材编写过程中，全体编者通力合作，虽然经过多次的审校，但仍然可能存在疏漏和不足，恳请同行和读者给予指导。

编　者

2024 年 4 月

CONTENTS
◀ **目录**

第一章 绪 论

◆ 学习目标

知识目标

1. 掌握 职业卫生与职业医学的概念和研究内容；职业性有害因素的概念和种类；职业病的概念、特点、发病条件和诊断依据。

2. 熟悉 工作有关疾病、工伤的含义；职业性损害的三级预防原则。

3. 了解 职业流行病学和职业毒理学研究方法。

能力目标

1. 能运用职业性有害因素及职业性损害的基本知识，进行各种职业性有害因素与作业人群的关联分析。

2. 具备识别不同职业环境中职业性有害因素的能力。

素质目标

通过本章的学习，树立在职业卫生与职业病防治方面的正确观点；培养职业认同感、责任感；培养敬佑生命、维护职业健康的职业精神。

第一节 职业卫生与职业医学的概念与内容

PPT

职业活动是推动人类社会发展、满足人类生活需要、促进人类健康的必要手段，但是职业环境的不良劳动条件会使劳动者健康受到损害。因此，以促进职业人群健康为目的的职业卫生与职业医学（occupational health and occupational medicine）是保护劳动者健康、维护社会经济持续健康发展的重要学科。当前，我国从国家战略出发，已明确将职业卫生纳入全面建设健康中国的宏伟计划。

职业卫生与职业医学是预防医学分支中的一门应用学科，主要研究劳动条件与职业从事者健康之间的关系，同时作为预防医学和临床医学的重要组成部分。其目的是使职业从事者在其从事的职业活动中有充分的安全和健康保障，并为不断提高生产和工作效率提供科学保证。

职业卫生与职业医学由职业卫生和职业医学两部分组成。其中，职业卫生是以职业人群和作业环境为主要对象，研究劳动条件对职业人群健康的影响。通过对不良劳动条件的识别、评价、预测和控制，保护和促进劳动者的健康。职业医学则是以职业从事者个体为对象，对受到职业性有害因素损害或存在潜在健康危险的个体进行早期检测、诊断、治疗和康复处理。职业卫生与职业医学涵盖预防医学领域的"三级预防"，职业卫生侧重预防医学范畴，采取"第一级预防"措施，旨在从源头上消除或控制接触，为劳动者构建安全的职业环境。职业医学具有临床医学属性，其任务侧重"第二级预防"和"第三级预防"措施，旨在阻止职业性有害因素对劳动者健康损害的继续发展，给予诊断、合理处理和治疗，促进康复，为劳动者的健康提供医学保障。

随着医学科学的发展，人们已经认识到除传统的职业性有害因素外，社会心理因素、个人生活方式等也可影响劳动者的健康和职业生命质量。因此，广义的职业卫生与职业医学应考虑职业性因素和非职业性因素的联合作用，采取综合措施，维护劳动者的健康。

职业卫生与职业医学是我国预防医学专业学生的必修课之一，同时也是一门多学科交叉的课程，除医学知识外，还涉及工程、管理、安全等知识。职业卫生与职业医学在实际工作中的应用也需要多部门的交叉协作，共同构建和谐社会，促进国民经济的快速和可持续发展。

知识链接

我国职业卫生与职业医学的现状与发展

我国对职业卫生工作历来高度重视，职业病防治工作不断加强，相关法律、法规及标准体系日趋完善，特别是《中华人民共和国职业病防治法》颁布实施以来，职业病高发势头得到了一定的遏制，职业卫生条件有了较大改善。近30年以来我国经济高速发展，当前仍面临着诸多职业卫生问题：职业性有害因素分布行业广、职业病新发病例仍处于高发态势、职业卫生突发事件频发、职业病危害流动性大、危害转移严重等。我国职业卫生与职业医学的未来发展，是在探索和解决新问题中将新理念、新理论和新技术应用于加强职业有关疾病的研究与防控，促进和推动职业卫生事业健康发展。

第二节　职业性有害因素与职业性损害

PPT

情境导入

情境： 某矿山的选矿车间有160名工人，主要工艺流程包括粗破碎、中破碎、细破碎、浮选、精选、成品包装等，经测定，该车间作业环境空气中总粉尘中游离二氧化硅含量为15%，工人在破碎作业点的工作时间为4小时，总粉尘8小时时间加权平均浓度为$4.1mg/m^3$，平均噪声97dB（A），作业环境中二氧化硫的短时间接触浓度为$11mg/m^3$。

思考：

1. 该车间作业环境空气中可能存在哪些职业性有害因素？

2. 这些职业性有害因素可能导致哪些职业性损害？

3. 在该车间开展职业流行病学研究可选择哪些指标？

一、职业性有害因素 e微课

在职业活动中产生和（或）存在的，可能对职业人群健康、安全和作业能力造成不良影响的因素或条件，统称职业性有害因素（occupational hazards）。劳动条件由生产工艺过程、劳动过程和生产环境构成，职业性有害因素主要来源于这三方面，据此可分为以下三大类。

（一）生产工艺过程中存在的有害因素

生产工艺过程指用特定的方法使各种原材料变为成品的全过程。此过程产生的有害因素按照性质分为化学性、物理性和生物性有害因素三种。

1. 化学因素　为引起职业病的主要有害因素。来源于工艺流程中的生产物料（原料、辅料、中间产品、成品）及废弃物，常以固态、液态、气态形式存在，通过呼吸道、皮肤、消化道等途径进入人体。化学性有害因素主要包括生产性毒物和生产性粉尘。

（1）生产性毒物　主要类别有金属及准金属（如铅、汞、砷）、有机溶剂（如苯、二硫化碳）、刺激性气体（如氯气、氨气）、窒息性气体（如一氧化碳、氰化氢）、高分子化合物（如氯乙烯、氯丁二烯）、苯的氨基和硝基化合物（如三硝基甲苯及苯胺）、农药（如有机磷农药、有机氯农药）等，可导致相应的职业中毒。

（2）生产性粉尘　包括无机粉尘（如矽尘、石棉尘、煤尘等）、有机粉尘（如皮毛粉尘、棉尘等）和混合粉尘（如电焊烟尘、煤矽尘等），可引起尘肺和其他肺部疾患。

2. 物理因素　是生产环境构成的重要要素之一，也是引起职业病不可忽视的因素，主要有以下几类。

（1）不良气象条件　如高气温、高气湿、低气温、高气压、低气压等，可导致中暑、冻伤、减压病、高山病和航空病。

（2）噪声和振动　可导致噪声性耳聋和局部振动病。

（3）电磁辐射　包括非电离辐射（如紫外线、红外线、射频辐射等）和电离辐射（X 射线、γ 射线、β 粒子等），具有致机体功能紊乱和损伤的作用。

3. 生物因素　职业环境中或生产原料中存在的致病菌、病毒、真菌和寄生虫。比如炭疽芽孢杆菌、森林脑炎病毒、人类免疫缺陷病毒、曲霉菌、血吸虫尾蚴等，可导致职业性传染病或变态反应性疾病。

（二）劳动过程中存在的有害因素

劳动过程是完成某项生产任务的各种操作的总和，有害因素主要来源于针对生产工艺过程的劳动组织、劳动者的操作体位和方式，以及体力和脑力劳动比例等的不合理。这些不合理因素可导致劳动者产生生理性和心理性疲劳，如果职业从事者长期处于疲劳状态，就必然会影响身体健康。

1. 劳动组织和制度不合理　如劳动作息制度不健全、不合理等，引起劳动者作息不规律，损害健康。

2. 精神（心理）性职业紧张　如生产流水线上的操作工，工作压力大，精神紧张，长此以往会造成身心健康损害。

3. 劳动强度过大或生产定额不当　如安排的作业与劳动者生理状况不相适应，经常超负荷工作等。

4. 个别器官或系统过度紧张　如工作场所拥挤、光线过暗，导致人体器官系统处于紧张状态，带来一系列的生理心理反应。

5. 长时间处于不良体位或使用不合理的工具　如工作中不能合理用力、长期处于强迫体位的工作，均可导致机体损伤。

（三）生产环境中存在的有害因素

生产环境可以是大自然的环境，也可以是依据生产工艺过程要求而建立起来的人工环境。生产环境中的有害因素主要包括以下方面。

1. 自然环境中的因素　如强烈的太阳辐射、高原作业的低气压环境、严重的大气污染等。

2. 厂房建筑或布局不合理　如厂房矮小、通风不良、采光不足、有毒工序与无毒工序空间不区分等。

3. 不合理生产过程所致环境污染　如粉尘、生产性毒物、病原生物造成的工作环境污染。

4. 卫生技术设施及安全防护设施缺乏　如缺乏必要的防尘、防毒、防噪声等设施，缺少个人防护用品配置等。

在实际职业环境中，多种有害因素往往同时存在，对劳动者的健康产生联合作用。值得注意的是，除了职业性有害因素外，非职业性有害因素（不良的行为方式、社会心理因素、家庭环境等）可以导致劳动者处于不良的机体状况，同样会影响劳动者的健康及其职业生命质量。

二、职业性损害

职业性损害是指在职业活动中因职业性有害因素所致的各种健康损害，又称职业性病损。职业性损害主要有职业病、工作有关疾病和工伤。

（一）职业病

当职业性有害因素作用于人体的强度与时间超过机体的代偿功能时，造成机体功能性或器质性病理改变，出现相应的临床征象，影响劳动能力，这类疾病通称为职业病（occupational diseases）。这是医学上所称的广义的职业病，是泛指职业性有害因素所引起的一类特定疾病，也可称为职业性疾病。而各国政府行政部门根据国家经济条件和科学技术发展水平，以立法的形式规定了职业病的范畴，将列入职业病目录的疾病称为法定职业病。按照各国家法规，患法定职业病人群可得到相应的赔偿和健康保障，故又可称为需补偿疾病（compensable disease）。

1. 职业病的分类和目录　为便于管理，各国政府根据本国的实际情况会制定一个法定的职业病目录。不同国家的法定职业病范围不同，一个国家在不同的历史时期，法定职业病范围也不同。我国卫生部于1957年首次颁布了《职业病范围和职业病患者处理办法的规定》，规定了一些职业病名单；1987年又颁布了修订后的职业病名单，共9大类99种；2002年、2013年又进行了两次修订和调整，调整后的职业病分类和目录将法定职业病分为10类132种。

当前，《职业病分类和目录》中包括职业性尘肺病（13种）及其他呼吸系统疾病（6种）、职业性皮肤病（9种）、职业性眼病（3种）、职业性耳鼻喉口腔疾病（4种）、职业性化学中毒（60种）、物理因素所致职业病（7种）、职业性放射性疾病（11种）、职业性传染病（5种）、职业性肿瘤（11种）及其他职业病（3种）。职业病目录是需要随着科技证据的研究积累、社会经济的发展而不断完善的。职业病的诊断需要依据国家职业病诊断标准，由省、自治区、直辖市人民政府卫生行政部门批准的职业病诊断医疗机构来承担，并且由取得职业病诊断资格的执业医师集体诊断，共同签署诊断书，并经承担职业病诊断的医疗卫生机构审核盖章。

2. 职业病发生的条件　职业性有害因素对劳动者的健康危害受多种因素和条件制约。有害因素作用于劳动者时是否造成损害、损害的程度及是否导致职业病，主要取决于职业性有害因素的性质、接触水平和接触者个体特征等方面。

（1）职业性有害因素的性质　职业性有害因素的结构和理化特性不同，其在职业环境中的存在状态、作用于人体的方式和靶器官不同，所造成的健康损伤及程度也不同。如有明显脂溶性的毒物，其神经毒性强；电磁辐射的波长决定其对组织的危害程度；结晶型的石英致肺纤维化的能力依次强于隐晶型和无定型。

（2）职业性有害因素的接触水平　职业性有害因素的接触剂量决定其对接触者的健康损害程度，有害因素在体内达到一定的剂量才能导致机体损伤。接触剂量通常是接触浓度（强度）与接触时间（频率）的乘积。在实际工作中，剂量的测算还要考虑职业性有害因素的特性，比如毒物的体内蓄积特性（如铅）和功能损害的累积效应（如噪声），此类有害因素低剂量、长期接触同样会导致职业性损害甚至职业病。接触剂量的估算对职业病的诊断具有重要意义，国家对生产环境中的职业性有害因素颁布有职业接触限值。

（3）接触者的个体特征　在同一生产环境中从事同一种作业的劳动者，个体发生职业性损害的机会和程度可有很大差别，这种差异是由从业者的个体特征决定的。这些个体特征主要包括遗传因素、性别、年龄、健康状态、营养状况、行为习惯等。比如遗传易感性，如果接触者先天缺乏某些代谢酶，影响毒物在体内的代谢，就会对某些毒物的表现高易感性。一些劳动者身体状况较差、抵抗力低，对进入体内的毒物的排毒和解毒能力下降，更易受到损害。对劳动者进行上岗前和在岗期间的定期体检，及时发现职业禁忌证，合理用工，能减少职业病的发生。因此，职业病的诊断也应充分考虑劳动者的个体特征差异。

3. 职业病的特点 职业病涉及临床医学的各个分科，与临床上其他疾病比较，职业病有下述明显特点。

（1）病因明确 职业病的病因即是职业性有害因素，只有接触特定的职业性有害因素后才会患职业病。控制接触职业性有害因素，可以有效减少相应职业病的发生。如矽肺、职业中毒、中暑、森林脑炎等职业病都有特异的、明确的病因，通过控制病源可减少或消除这些职业病的发生。

（2）病因大多可检测和识别 职业性有害因素大部分可以通过样品采集和分析来进行识别和评价。一般存在剂量 – 反应关系，接触水平越高、时间越长，疾病的发生率越高或症状越严重。如随着累积接尘量的增加，尘肺的患病率明显增高。

（3）呈群体发病 在相同职业环境中接触同样因素的人群存在一定的发病率，呈现一定的流行病学特征，仅个别人出现机体损害的现象较少见。如接触化学性有害因素引起的职业中毒，接触的职业人群中总是有多人同时发病。

（4）如能早期诊断、合理处理，则预后较好 大多数职业病发生后，通过健康监护和定期体检，若能早期诊断，脱离接触，对疾病的转归有明显的正面影响。如早期发现中暑，可避免严重中暑的发生。

（5）大多数尚无特效治疗法 大多数职业病只能对症综合处理，发现越晚，疗效越差。要想控制人群中的发病，不能只采用治疗个体的方案，对于大多数职业病来说，实施预防更显重要。如矽肺患者的肺纤维化是不可逆的，但通过预防可以最大限度地减少矽肺的发生。

4. 职业病的诊断原则 职业病的诊断有别于一般疾病，只有具有职业病诊断权的机构才能进行诊断。诊断职业病时，应在全面了解患者职业背景的基础上进行综合分析。

（1）职业史 是职业病诊断的先决条件。职业史包括：患者的工种、工龄、既往工作经历（服役史、务工史、兼职史）；接触有害因素的种类、时间和剂量、接触方式及防护措施使用情况；需排除可引起类似职业病征象的非职业性接触（如家庭使用农药、有机溶剂，服药史等）。

（2）现场调查 是职业病诊断的重要依据。对工作场所进行调查，收集生产环境监测资料，了解患者接触有害因素的情况、生产方式、浓度、时间、有害因素的接触方式及防护设备等情况；根据同一劳动条件下其他作业人员患病情况，结合历年车间有害毒物的浓度、工人健康状况及职业病发病情况等资料进行综合分析，判断患者在该环境条件下发生职业病的可能性。

（3）临床症状与体征 一种职业性有害因素在不同条件下可导致不同的临床表现，同一症状体征也可由不同的职业性有害因素导致。因此要详细采集病史，分析各种症状出现的时间、发展顺序、严重程度与接触有害因素时间先后的关系。特别要注意，体格检查时应选择性地检查一些与接触职业性有害因素有关的项目，需与有类似临床表现的非职业性疾病相鉴别。

（4）实验室检查 根据有害因素毒作用的特点，辅助检查应有针对性地进行毒物代谢物的生物检测、早期毒效应指标及易感性生物标志物的检测。如铅中毒应检查尿铅、血铅、尿中 δ – 氨基 – γ – 酮戊酸（δ – ALA），接触四氯化碳者应检查肝功，接触苯的作业者应检查血常规等。

职业病的诊断要根据以上原则做出综合分析，给出符合实际的诊断。我国于 2002 年 5 月正式开始实施《中华人民共和国职业病防治法》以下简称《职业病防治法》，现行版本为 2018 年全国人民代表大会常务委员会通过的第四次修正版。该法对职业病的诊断及职业病患者的保障做出了规定。依据我国政府规定，确诊为法定职业病后，医疗卫生机构和用人单位必须向主管部门报告，患者也依有关的规定享有劳保待遇和有关补偿。

（二）工作有关疾病

工作有关疾病（work – related disease）是一类与多因素相关的疾病，与工作有关的职业因素在其发生发展中起一定作用，又称职业性多发病。这类疾病往往病因复杂，不仅在职业人群中而且在一般人群中也极为常见。其主要特点包括：①职业因素是该类疾病发生发展的众多因素之一，不是唯一因素；②职业因素使常见病患病率增高、潜在疾病显现或已有疾病病情加重、加速或复发等；③加强防护措施可减少这类疾病的发生或使疾病得到缓解。常见的工作有关疾病举例如下。

1. 慢性非特异性呼吸系统疾病 常见的有慢性支气管炎、肺气肿和支气管哮喘等。其发病除了与吸烟、反复的呼吸道感染等有关外，也与诸多职业环境因素如作业场所空气污染、粉尘作业等因素有关。

2. 行为（精神）和身心疾病 常见的如精神焦虑、忧郁、神经衰弱综合征等。主要的有关职业因素包括工作压力过大、超负荷工作、作业时间不合理、日常生活无规律、人际关系紧张等，这些都可导致出现各种躯体不适症状和精神神经症状。

3. 其他 如高血压、冠心病、消化性溃疡、腰背痛等常与某些工作因素有关。例如不合理轮班、振动、噪声等会导致高血压的发生；接触二硫化碳等会影响血脂代谢，使冠心病的发病率和死亡率增加；高温作业导致消化性溃疡发病率增高；不良的体位加剧建筑、搬运工人的腰背痛。

工作有关疾病不属于我国法定职业病范围，患者也不能享有职业病的劳保待遇。但是，工作有关疾病比职业病更为普遍，应重视该类疾病的控制和防范，从而保护和促进劳动者的健康，促进国民经济健康、可持续发展。

（三）工伤

工伤（occupational injury）又称为工作伤害、职业性外伤、职业伤害，是由工作中的意外引起的伤害。工伤系指在工作时间和工作场所内，因工作原因，由意外事故造成劳动者的健康伤害。导致工伤的主要原因是生产设备本身的质量或设计缺陷，另外还与劳动组织和管理、防护措施以及劳动者个人文化水平、心理状态、生活方式等因素有关。工伤可以致伤、致残，导致劳动能力丧失，我国《工伤保险条例》规定，用人单位必须依法参加工伤保险，用人单位为职工缴纳的工伤保险费是劳动者发生工伤之后治疗、康复的主要资金来源。有关部门应通过安全风险评估来控制和消除潜在危险因素，预防工伤的发生。

三、职业性损害的三级预防

《职业病防治法》中指出，职业病的防治工作坚持预防为主、防治结合的方针，实行分类管理、综合治理。因此，无论职业卫生工作还是职业病的防治工作，都应遵循三级预防原则，以保护和促进职业人群的健康。

第一级预防：又称病因预防，是从根本上控制或消除职业性有害因素的作用所致健康损害，如改革生产工艺和设备，用低毒或无毒原料代替有毒原料，加强职业人群的健康教育和健康促进，配备防护设施，加强劳动者个人防护，减少和消除接触有害因素的机会。

第二级预防：又称临床前期预防，当第一级预防措施未能完全达到要求，职业性有害因素开始损及劳动者健康时，应采取早发现、早诊断、早治疗的预防措施，防止职业性损害的进一步发展。其主要手段是定期进行环境中职业性有害因素的监测和对接触者的定期体检，以便早期检测劳动者受到的健康损伤，并及时预防、处理。

第三级预防：又称临床预防，是在患病后予以积极治疗，控制病情，防止合并症和继发症，进一步防止病残、促进康复、延长寿命。其措施主要包括将已发生健康损害者调离原岗位、改进造成损害的工艺过程、控制病情发展和促进患者康复。

第一级预防针对整个人群或选择人群，对维护职业人群健康具有更加重要的意义，第二级预防和第三级预防是第一级预防的延伸，在职业病的防控中要全面落实三级预防措施，从源头预防到早期检测、处理，再到促进康复、预防并发症和提高生命质量，这三者的有机统一构成职业卫生与职业医学的完整体系。

第三节　职业卫生与职业医学的研究方法

PPT

职业卫生与职业医学的研究方法主要有职业流行病学、职业毒理学、职业卫生学调查等。在研究和解决实际问题的过程中，通过职业卫生学调查积累流行学的研究资料，通过毒理学研究职业性有害因素与职业性损害的量－效关系，为流行病学分析判断提供科学依据，三者是有机统一的，通过调查、分析、判断，最终实现对职业性有害因素的识别、评价、预防和控制。本章主要介绍职业流行病学和职业毒理学的研究方法，职业卫生学调查在本教材后续章节中详细介绍。

一、职业流行病学

职业流行病学（occupation epidemiology）是流行病学的一个分支，是流行病学基本原理和方法在职业卫生与职业医学中的实际应用，主要探讨职业性损害的发生、发展规律及其与职业性有害因素的因果或可能关联，评价干预措施的有效性，其研究结果为职业性损害的防治提供科学依据。

（一）职业流行病学的特点

职业流行病学与一般流行病学相比，有如下特点。

1. 研究对象明确　职业流行病学的研究对象是职业人群（18～65 岁），相对稳定。通过就业和健康体检等，可以收集职业史等资料。

2. 职业接触明确　通过采样监测等手段，可获得准确的职业接触水平资料，有利于确定接触－反应关系。

3. 健康监护信息连贯　通过职业人群的健康监护（上岗前体检、在岗定期体检、离岗体检等），可获得长期的、连续的健康资料，有利于开展职业流行病学分析。

（二）职业流行病学的应用

职业流行病学是职业卫生日常工作和科学研究的重要方法。

1. 研究和发现职业性有害因素对接触人群健康的影响，探索职业性损害的原因。

2. 研究职业性损害在职业人群中的分布、发生和发展的规律，提出相应的预防措施，并合理指导职业卫生工作。

3. 阐明职业性有害因素接触水平－反应关系，为制定、修订相应的职业卫生标准和职业病诊断标准提供科学依据。

4. 评价职业卫生与职业医学工作质量和预防措施效果，并提出改进意见。

（三）职业流行病学的研究设计

开展职业流行病学研究，要在合理设计的基础上，通过调查、统计分析得出比较可靠的科学结论。研究设计的基本要求如下。

1. 明确研究目的　研究设计首先要确定研究目的，比如调查致病原因、阐明致病条件、明确接触水平－反应关系和评价预防措施的效果。

2. 确定研究类型　职业流行病学研究中常采用的研究类型包括横断面研究（横断面调查）、病例对照研究、队列研究和干预研究等，这些研究方法分别应用于不同的研究对象人群；有时也可综合使用，如在研究队列内进行的巢式病例对照研究。从病因学研究看，论证强度最优的是队列研究，其次为病例对照研究，再次为横断面研究。

3. 确定研究对象　研究对象应能够明确界定职业因素的"接触"和"非接触"，最好能估算接触剂量，在设计不同接触组时应确定分组原则，如按工种、有害物质浓度、接触时间等；研究的样本量可根据研究类型参照有关公式进行计算，一般情况下，研究的对象越多，获得的结论越可靠。

4. 选择观察指标　职业流行病学研究结果是通过指标反映的，常用指标有：生产环境因素和生产工艺过程有关的接触指标，如粉尘浓度、噪声职业接触水平等；劳动过程指标，如劳动强度、工龄等；机体状态指标，如血、尿生化检验结果，心电图，X 线胸片等；健康损害及生物暴露水平指标，如肺功能、血铅等；治疗效果指标，如治愈时间、关节活动度等。

5. 建立质量控制系统　质量控制是完成调查设计方案的保证。质量控制系统是用来监督和控制调查过程中各方面工作进展和质量的系统。主要执行过程包括工作记录、工作报告和监督，根据执行结果可以调整调查进度和弥补不足。

（四）职业流行病学调查结果的分析与判断

进行职业流行病学调查结果分析与判断，需要具备流行病学、卫生统计学、职业卫生与职业医学及其他相关知识背景。在结果分析时要考虑研究设计的合理性、方法和数据的可靠性、统计学处理是否恰当等因素，同时要结合理论和实际进行综合分析。职业流行病学调查所得的结果与真实的情形常会存在差异，即研究误差。在研究中应尽可能减少和避免随机误差和系统误差的产生，在研究设计、实施和分析等阶段要排除各类偏倚及混杂效应，比如可通过分层分析或多因素分析来控制混杂因素的影响，确保研究结果的真实性。

知识链接 ....

职业流行病学调查的典型案例

1775 年，英国外科医生珀西瓦尔·波特（Percival Pott）发现扫烟囱的男童阴囊癌的发病率较高，因此提出烟囱内含物与阴囊癌相关的推断。之后一百年，实验研究证明了 Pott 的推断，并进一步证实阴囊癌与接触苯并[a]芘（BaP）有关。该案例是最早的职业流行病学调查的典型案例，反映了职业流行病学在寻找和确定职业性有害因素、分析和评价其对人群健康影响的关系研究中的重要作用。该案例中的流行病学研究是将职业卫生学调查、职业流行病学、职业毒理学研究等方法有机地结合起来，为最终确定多环芳烃（PAH）中苯并[a]芘的致癌作用提供了依据。

....

二、职业毒理学

职业毒理学是研究职业环境中化学、物理和有毒生物因素对接触者机体的有害作用及机体对其作用所致反应的学科，是毒理学的一个重要分支。

（一）职业毒理学的研究内容

1. 职业性环境中毒物的基本特性　有害因素在职业环境中的基本特性（比如基本结构、挥发性、溶解性、杂质、副产品等）决定了职业人群是否发生职业危害以及危害的严重程度。

2. 作业环境对毒物毒性的影响　作业环境条件可影响化学毒物对接触者的损害程度，特别是某些物理气象条件（气温、气湿、气流等）会增加有害因素的危害。如高温环境不仅增强作业者的代谢水平和呼吸频率等，而且会增加苯、二甲苯等有机溶剂吸入性中毒的危险性。

3. 从业者自身因素对毒物毒性的影响　职业性有害因素导致健康损害具有剂量－反应关系。但从业者的个体差异使得相同暴露环境中健康损害结局差异较大，即环境－基因的交互作用，如血清－抗胰蛋白酶缺陷个体接触刺激性气体更易发生中毒。借助分子生物学等技术深入研究职业接触者毒性损伤的个体差异，对于阐明职业人员个体耐受与易感现象具有重要的意义。

（二）职业毒理学的研究方法

职业毒理学的研究方法主要包括体外细胞培养实验（体外实验）、动物实验（体内实验）、职业流行病学调查和志愿受试者的试验研究。

1. 体外细胞培养实验　建立细胞模型，进行体外细胞实验观察，可初步评价与鉴定职业性有害因素的毒性和安全性，具有简单、快速的优点。

2. 动物实验　是对职业环境中新的化学物质进行毒性评价的一个重要的体内实验方法。在此实验条件下，可以灵活地调整剂量、控制混杂因素，从而掌握化学物质的毒性、确定接触阈限值等，这些实验数据也是相关职业卫生标准制定和防护措施提出的重要依据。

3. 职业流行病学调查　通过职业人群调查，可以将动物实验的结果进一步在人群调查中验证，研究毒物对人体产生毒作用的规律，从而取得在动物体内所不能获得的资料，结果更加直接、可靠。

4. 志愿受试者的试验研究　志愿者试验可以减少由动物外推于人的不确定性，特别是人接触毒物的体内过程以及因神经毒物暴露出现的毒效应等。在研究过程中要严格遵守《世界医学协会赫尔辛基宣言》的规定，按照自主、有益、公正、无害的原则开展必要的人体试验。

（三）职业毒理学的实际应用

1. 职业性有害因素的识别　开展职业毒理学研究，有助于识别作业环境中不断涌现的职业性有害因素的毒性、危害程度、人群危险性等。

2. 职业性有害因素的评价、预测与控制　通过职业毒理学研究，可估测毒物引起健康损害的类型和特征，可估算和推断它造成损害的剂量和条件，估算健康损害发生概率及可接受浓度（强度）。

3. 职业性有害因素接触标准的制定　通过职业毒理学研究，制定出有害因素的接触标准，为依照法规进行卫生监督提供重要科学依据。

✎ 练习题

答案解析

1. 简述职业卫生与职业医学的概念和内容。
2. 简述职业性有害因素的概念及其分类。
3. 职业病的特点有哪些？
4. 简述职业性损害的三级预防内容。
5. 简述职业流行病学的特点与应用。

（周　密）

书网融合……

本章小结　　　　微课　　　　题库

第二章　职业生理学、职业心理学与职业工效学

> ◈ **学习目标**

> **知识目标**

> **1. 掌握**　与职业生理学、心理学和工效学相关的术语、基本概念及影响因素（包括氧需、氧债、氧上限、劳动负荷评价、作业能力、职业紧张、人体测量等）。
> **2. 熟悉**　人体生理、心理在不同工作环境下的变化和适应机制。
> **3. 了解**　职业紧张作用模式、紧张反应的表现、身心疾病以及常见工效学相关疾病。

> **能力目标**

> 1. 能运用职业生理、心理学原理，理解并分析在不同职业环境下人体生理功能的变化，提出改善工作条件、促进工人身心健康的方案。
> 2. 能根据生理监测和相关标准制定合理的职业卫生和安全操作规程。
> 3. 能运用职业工效学知识评估劳动负荷、工作安全性，以提高工作效率，减轻工作者的生理和心理负担。

> **素质目标**

> 通过本章的学习，加深对职业健康重要性的认识，树立以人为本的职业安全与健康意识，增强社会责任感和职业道德，培养评估和改善工作条件的能力。

在劳动过程中，机体主要通过神经–体液调节来适应不同的工作条件。然而，当劳动负荷过高、劳动时间过长或工作环境恶劣时，机体可能无法适应或耐受，导致生理、心理过度应激，降低作业能力，甚至损害身心健康。为了保护和促进职业健康，提高劳动生产率，人们逐渐形成了三个既独立又相互关联的学科领域：职业生理学、职业心理学和人类工效学。

第一节　职业生理学

PPT

职业生理学研究特定劳动条件下人体器官和系统的功能及其变化。这些劳动条件包括工作任务、场所、对象、材料、设备以及工作环境等。劳动条件对劳动者的身体器官和生理系统产生一定的影响，而这种影响又会反过来影响人的操作。

一、体力劳动过程的生理变化与适应

（一）体力劳动时的能量代谢

随着人工智能与机械自动化程度的不断提高，劳动模式逐渐由体力劳动向脑力劳动转变，但现阶段某些行业（如农业、建筑、煤矿、冶金等）仍有一些重体力劳动，尤其在一些中低收入国家。劳动能量代谢是基础代谢之外供给劳动所需的能量。体力劳动中的能量代谢受多种因素影响，包括活动强度、类型、持续时间以及个体特征等。

1. 肌肉活动的能量代谢 肌肉收缩为体力劳动提供动力。骨骼肌占成年人体重的 30% ~ 40%，其活动需要消耗大量能量。肌肉活动的能量首先来自肌细胞中的三磷酸腺苷（ATP），它通过迅速分解为二磷酸腺苷（ADP）来释放能量（式 2 - 1），并由磷酸肌酸（CP）及时分解来补充（式 2 - 2）。这种能量供应方式被称为 ATP - CP 系列。然而，肌肉中的 CP 存储量很小，只能供肌肉活动几秒到一分钟之用。因此，长时间的体力劳动需要由食物分解代谢提供能量，主要是糖类和脂肪。

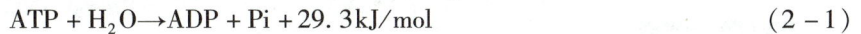

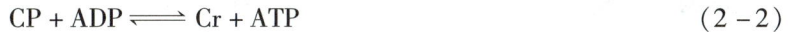

$$ATP + H_2O \rightarrow ADP + Pi + 29.3kJ/mol \qquad (2-1)$$
$$CP + ADP \rightleftharpoons Cr + ATP \qquad (2-2)$$

式中：Pi 为磷酸根，Cr 为肌酸。

肌肉处于中等及以下强度活动时，食物在有氧条件下降解成二氧化碳和水，并通过氧化磷酸化过程合成 ATP（例如：1 分子葡萄糖或脂肪能相应地生成 38 或 130 分子 ATP），使得肌肉活动能经济且持久地进行。该过程需要氧的参与，故称需氧系列，也称有氧代谢。在活动开始阶段，利用糖类较多；但随着时间延长，利用脂肪的比例增大。1L 氧在呼吸链中氧化葡萄糖可产生 6.5mmol ATP，而氧化脂肪则仅产生 5.6mmol ATP，故糖类作为肌肉活动的能源比脂肪更经济。

在较高强度的体力劳动中，机体可能处于缺氧状态，无法维持有氧代谢。此时，机体会通过无氧糖酵解的方式产生乳酸来供能，称乳酸系列，也称无氧代谢。在无氧条件下，淀粉或糖分子降解成乳酸和丙酮酸。1mol 葡萄糖经糖酵解途径只能生成 2mol ATP，但其速率较需氧系列快 32 倍，能迅速提供肌肉活动所需的能量。其缺点是需动用大量的葡萄糖，产生的乳酸有致疲劳性，因此不适合长时间的活动。肌肉活动的能量来源及代谢的特点可概括于表 2 - 1 中。

表 2 - 1 肌肉活动不同能量代谢的特征

	ATP - CP 系列	乳酸系列	需氧系列
氧需情况	无氧	无氧	需氧
速率	非常迅速	迅速	较慢
能量来源	CP，贮量有限	糖原、产生的乳酸有致疲劳性	糖原、脂肪及蛋白质，不产生致疲劳性副产物
是否产生 ATP	很少	有限	几乎不受限制
劳动类型	任何劳动，包括短暂的极重劳动	短期重及很重的劳动	长期轻及中等劳动

2. 作业时氧消耗的动态变化 劳动时，人体所需要的氧量与劳动强度密切相关，强度越大，需氧量也越多。氧需是每分钟劳动所需的氧量，其满足程度取决于循环系统与呼吸系统的协同。同时，血液在 1 分钟内能供应的最大氧量称为最大摄氧量，也称氧上限。它是表示体力活动能力的传统指标，成年人最大摄氧量一般不超过 3L，锻炼者可达 4L 以上。

氧需与实际供氧之差定义为氧债。作业起初 2 ~ 3 分钟，呼吸和循环系统难以满足氧需，肌肉可动用少量肌红蛋白氧储备并充分利用血氧，但能量是在缺氧状态下生成，形成氧债。随后，呼吸和循环系统的活动逐渐加强，对较轻劳动而言，摄氧量可满足氧需，即进入稳定状态，这类作业可持续较长时间。然而，较重劳动时，尤其氧需超过最大摄氧量，机体摄氧量无法稳定，氧债不断积累，导致肌肉糖原等贮能物质迅速耗尽，作业难以持续。

停止劳动后，机体须继续消耗氧以偿还氧债，其中部分可在作业稳态期补偿。非乳酸氧债（即恢复 ATP、CP、血红蛋白、肌红蛋白等所需的氧）可在 2 ~ 3 分钟内得到补偿，而乳酸氧债需较长时间才能得到完全补偿。恢复期一般需数分钟至十余分钟，也可长达 1 小时以上。作业结束后的摄氧量上升，取决于氧债偿还、体温升高、呼吸增强、肌肉结构变化以及机体氧储备补充等因素。氧债的偿还一般超过借用。

3. 劳动强度分级 合理的体力劳动强度分级是劳动者得到合理报酬和身心健康的主要保证，对作业能力动态分析、作业疲劳的测定和改进作业方式都有十分重要的意义。能量代谢率是体力劳动强度分级最常用的指标，其他的指标包括心率、耗氧量、肺通气量等。在我国，砖瓦、建筑和造船在行业平均劳动强度中排位最高，天然橡胶、矿山和冶炼等居中，汽车装配和运输等则较低。从事同一劳动任务，女工的劳动强度指数多低于男工。

知识链接

体力劳动强度分级

我国已颁布体力劳动强度分级标准（见 GBZ 2.2—2007）。它是根据对 262 个工种工人的劳动工时、能量代谢和疲劳感等指标之间的关系进行调查分析后，提出按劳动强度指数来划分体力劳动强度（表 2-2），其测定计算方法见 GBZ/T 189.10—2007。

表 2-2　体力劳动强度分级

体力劳动强度级别	劳动强度指数（n）
I	$n \leqslant 15$
II	$15 < n \leqslant 20$
III	$20 < n \leqslant 25$
IV	$n > 25$

$$n = 10 \cdot R_t \cdot M \cdot S \cdot W$$

式中：n 为体力劳动强度指数；R_t 为劳动时间率，%；M 为 8 小时工作日平均能量代谢率，$kJ/(min \cdot m^2)$；S 为性别系数：男性 =1，女性 =1.3；W 为体力劳动方式系数：搬 =1，扛 =0.40，推/拉 =0.05。

（二）体力劳动时机体的调节与适应

在劳动过程中，机体通过神经–体液调节来实现能量供应与各器官系统之间的协调，以适应不同的劳动强度和环境条件，确保人体能够顺利地完成各项工作任务。

1. 神经系统调节 劳动时的每个有目的动作都受中枢神经系统的调控，尤其是大脑皮层中的意识活动。此外，从机体内、外感受器传入的神经冲动在大脑皮层进行综合分析，形成一时性共济联系，从而实现各器官系统的协调，维持机体与环境的平衡。长期从事同一劳动时，通过复合条件反射可以形成动力定型，使各器官系统相互协调，反应更迅速、能耗更少，提高工作效率。然而，改变已形成的动力定型可能对大脑皮层造成负担，需要逐步、有规律地进行。

2. 心血管系统适应

（1）心率　劳动开始前 1 分钟常稍增加，30~40 秒内迅速增加，4~5 分钟达到与劳动强度相符的稳定水平。作业时心排出量增加，无锻炼的人主要靠心跳频率的增加，有锻炼的人则主要靠每搏排出量的增加。对一般人来说，心率的增加不超过 40 次/分则能胜任该项工作。作业停止后，心率可在几秒至 15 秒后即迅速减少，然后再缓慢降至原水平。恢复期的长短因劳动强度、工间暂歇、环境条件和健康状况而异，可作为心血管系统能否适应该作业的标志。

（2）血压　劳动时，收缩压上升，特别是重劳动能使收缩压上升。舒张压一般不变或稍有上升，造成脉压增大。当脉压逐渐增大或维持不变时，体力劳动可继续有效地进行；但若持续进行紧张劳动，脉压可因收缩压下降或舒张压上升，或两者的联合而下降；当脉压小于其最大值的一半时，则表示疲劳和糖原储备接近耗竭。作业停止后血压迅速下降，一般能在 5 分钟内恢复正常；但大强度作业后，收缩压可降至低于作业前的水平，30 ~ 60 分钟才恢复正常。血压的恢复比心率快。

（3）**血液再分配** 安静时血液流入肾、内脏器官的量最多，其次为肌肉、脑，再次为心脏、皮肤等。体力劳动时，通过神经反射使内脏、皮肤等处的小动脉收缩，而代谢产物乳酸和 CO_2 却使供应肌肉的小动脉扩张，使流入骨骼肌和心肌的血液量大增，脑则维持不变或稍增多，而内脏、肾、皮肤、骨等都有所减少。

（4）**血液成分** 劳动期间，血糖浓度一般很少变动。若劳动强度过大、持续时间过长，则可出现血糖降低，当降至正常含量一半时，即表示糖原储备耗竭而不能继续劳动。劳动时，血乳酸含量变动会很大，它取决于无氧代谢乳酸的产量及其清除速率。

3. 呼吸系统 作业时，呼吸频率随体力劳动强度增加而增加。健康成年人的正常呼吸频率为 12 ~ 20 次/分，重劳动时可达 30 ~ 40 次/分，极大强度劳动时可达 60 次/分。肺通气量可由安静时的 6 ~ 8L/min 增至 40 ~ 120L/min 或更高。有锻炼者主要靠增加肺活量来适应，无锻炼者则靠增加呼吸次数来维持。静力作业时，呼吸浅而少；疲劳时，呼吸变浅且快。停止劳动后，呼吸节奏的恢复较心率、血压快。决定最大摄氧量的主要因素是心血管系统的功能。

4. 排泄系统 体力劳动时由于腹腔的血管收缩、汗液分泌增加及血浆中水分减少等，如果补液不充分，劳动一段时间后尿量可减少 50% ~ 90%；尿液成分也会变化（如乳酸含量可能增加），以维持体内酸碱平衡。排汗具有调节体温与排泄的双重功能。体力劳动时，汗中乳酸含量增多。

5. 体温 劳动过程中体温有所上升，有助于各器官系统的协调运作。然而，体温不应比正常水平高出 1℃（即不能超过中心体温 38℃），以避免因不能适应而导致劳动无法持续进行。

二、脑力劳动过程的生理变化与适应

随着科学技术的发展和社会的进步，工农业生产中大量繁重的体力劳动和职业危害严重的工种逐步被机器取代，体力劳动的比重和强度不断下降，而需要脑力和神经系统紧张的作业越来越多。

（一）脑力劳动的生理特点

脑力劳动是指以智力活动、思维加工、分析判断、创新和信息处理为主要内容的劳动活动。相较于体力劳动，脑力劳动强调运用认知能力和智力来完成任务。脑的氧代谢较其他器官高，安静时约为等量肌肉需氧量的 15 ~ 20 倍，占成年人体总耗氧量的 10%。葡萄糖是脑细胞活动的最重要能源。脑力劳动时，血糖一般变化不大或稍增多；对尿量及成分也影响不大，仅在极度紧张的脑力劳动时，尿中磷酸盐的含量才有所增加；对排汗的量与质以及体温均无明显的影响。在脑力劳动时，个体的生理响应也会有所变化。在紧张情况下，心率和血压可能上升，呼吸略有加快，脑部充血而四肢和腹腔血液则减少；脑电图、心电图可有所变动，但不能用来衡量劳动的性质及其强度。

（二）脑力劳动的职业卫生要求

脑力劳动的主要任务是处理加工信息，提供的信息应明确，量要适中，信号的区分度要高，否则会加重脑力劳动的负荷。还应注意信息的和谐性，信息显示、控制性活动或系统的应答要与操作者所预期的保持一致，否则会导致信息冲突。例如，控制钮向右侧旋转应表明使系统发生反应或反应增强，而不应该是降低或关闭系统。

信息剩余度是表示信号所携带的实际信息量低于它可能携带的最大信息量的程度。例如当动车进站时，驾驶员与调度员的通话有很大的剩余度。驾驶员报告"D168 请求进站"，调度员回答"D168 可以进站"。这两句话都有剩余成分，驾驶员的话中"请求"两字是多余的，调度员的回答中"进站"两字也是多余的。多余的信息使操作者能够交叉地检查和确认信息，保证信息交流的可靠性。另一方面，显示的信息过多可使人分心并增加脑力劳动的负荷。所以应根据作业需求，保持适量的剩余信息。

工作场所应保持安静，噪声不应超过45dB。室内光线应明亮，但须防止阳光直射，光线应从左边来；人工照明应有足够亮度，一般应为500lx，制图等精细工作应为1000lx。室内温度以最适温度为宜，我国相应标准规定为夏季22～28℃，冬季16～24℃（GB/T 18883—2022）。墙壁颜色应明亮柔和，避免使用黑色、深色或刺眼的颜色。工作空间、桌椅应符合国人身体尺寸和工效学的要求。

三、劳动负荷的评价

劳动时需要完成一定的工作任务，这些任务以及环境因素会影响我们的身体器官和功能。劳动负荷过高或过低都不好，过高的负荷会降低工作质量和水平，造成机体疲劳甚至伤害；而过低的负荷会降低工作者的警觉性，使其感到单调、无聊，影响工作效能。劳动负荷评价的目的不在于消除负荷，而是将其保持在适宜水平，也就是可接受的水平或者负荷的安全限值。

（一）劳动和作业类型的划分

1. 劳动类型　要求产生力的活动可归纳为能量性劳动，要求处理信息的劳动则为信息性劳动。这两类劳动之间并不存在明确的界限。从能量性劳动过渡到信息性劳动，涉及的主要器官或功能从肌肉骨骼、呼吸和循环系统逐步转变为注意力、思维和决策能力。根据工作任务和涉及的器官或功能，可进一步将劳动分为肌力式、运动式、反应式、综合式及创造式劳动（表2-3）。

表2-3　劳动分类

劳动形式	能量性劳动（产出和付出体力）			信息性劳动（加工和产生信息）	
	肌力式劳动	运动式劳动	反应式劳动	综合式劳动	创造性劳动
劳动任务的特点	付出体力，常为机械做功意义上的劳动	手和臂精确地活动，体力此时已不重要	吸收和加工信息，有时做出反应	吸收和加工信息，转换为另一种信息并交付出去	产生信息并在一定时候交付出去
劳动任务累及的主要器官	肌肉、肌腱、骨骼、循环、呼吸	肌肉、肌腱、感官	感官（肌肉）	感官、脑力	脑力
举例	搬运、铲砂子	流水线装配、驾驶	警卫、监控	编程序、语言翻译	发明、解决问题

摘自：Laurig 1989年所著《工效学导论》。

2. 作业类型　根据肌肉收缩状况、参与劳动肌肉量的多少以及是否做功等，可将作业分为以下类型。

（1）静力作业　又称静态作业，指主要依靠肌肉等长性收缩来维持体位，使躯体和四肢关节保持不动所进行的作业。静态作业时，人并没有做功。肌肉张力在最大随意收缩至20%以下时，心血管反应能克服肌张力对血管的压力，满足局部能源供应和清除代谢产物的需要，这种静力作业即可维持较长时间。但静力作业时肌张力超过该水平，造成局部肌肉缺氧、乳酸堆积，易引起疼痛和疲劳，故又称致疲劳性等长收缩。静力作业的时间与肌肉收缩力的比例有关，与参与作业的肌群及作业者的性别无关。

（2）动力或动态作业　指在保持肌张力不变（等张性收缩）的情况下，经肌肉交替收缩和舒张，使关节活动来进行的作业。与静力作业相比，动力作业时肌肉交替收缩和舒张，血液流动充分，不容易疲劳。动力作业又可分为重动力作业和反复性作业。参与重动力作业的是大肌群，能量消耗高。反复性作业又称轻动态作业，参与作业的是一组或多组小肌群，其量小于全身肌肉总量的1/7，肌肉收缩频率高于 15 次/分。

静力作业、动力作业或两者混合的不同类型的作业普遍存在于劳动过程中，比如手工搬运重物作业、焊接、紧固螺丝等，但比例各异，这取决于作业要求、劳动姿势和工作者的熟练程度。通过人类工效学的合理设计，可以减少或避免不符合生理要求的静力作业等活动。

（二）劳动负荷基本概念和评价方法

1. 基本概念

（1）劳动系统　包括人、劳动对象（如物质、能源和信息等）、劳动工具、劳动环境以及产品等，这些因素相互作用来完成劳动任务。

（2）负荷与应激　负荷是指劳动系统对人总的需求和压力，负荷强调外界的因素和情形。应激是负荷对机体的影响，强调在负荷作用下机体内部的生物过程和反应。劳动负荷评价一般包括负荷和应激两个方面的指标。劳动负荷评价可从负荷强度和负荷持续时间两个方面来考虑。

（3）适宜水平　劳动负荷的适宜水平可理解为在该负荷下能够连续工作 8 小时，不至于疲劳。可用不同指标来表示劳动负荷的适宜水平。一般认为，劳动负荷的适宜水平约为最大摄氧量的 1/3。适宜负荷被规定可作为劳动负荷评价的依据。目前，这些规定仅适合以动态作业为主的体力劳动，且没有考虑劳动环境因素如高温的影响。

2. 劳动负荷评价方法

（1）客观指标测量法

1）体力劳动评估　劳动能量代谢率是传统的劳动负荷测定指标，适合评价全身性的动态体力劳动，以静力作业和反复性作业为主的劳动如流水线劳动，由于能耗不高，不宜采用这一测定指标。用于体力劳动负荷评估的常用客观指标还包括：①心率，用于评价小肌群参与的劳动，甚至脑力劳动；②肌电术，是将电极置于肌肉内或皮肤表面测得的电位，是直接测定肌肉疲劳的一个指标，适合反映静态作业以及动态作业的劳动负荷；③皮肤温度/中心体温，常用作高温作业时机体热应激的指标；④血乳酸，是体力劳动负荷评价及运动医学的一项经典指标。其他客观指标有肌酸激酶、肌红蛋白、激素和白细胞等。

2）脑力劳动评估　比体力劳动更为复杂，常用的客观指标包括工作成绩测量和生理学测量。工作成绩测量是通过操作者完成作业或系统功能的成绩来评价劳动负荷，如完成作业的负荷量、作业速度、时间和成绩、错误率等。生理测量指标包括瞳孔直径、心率变异性、脑诱发电位、磁共振脑血流成像、脑正电子发射断层扫描、脑磁图等。

（2）主观调查法

1）体力劳动　把调查的内容列表，最好分成几个级别，以调查形式（如 Borg 量表）来询问和评价劳动负荷。这种传统方法主观性强，但比较简单，不需要仪器，便于流行病学调查使用。

2）脑力劳动　将脑力上的负荷和应激划分成若干等级，靠作业人员的判断来评价工作负荷。目前常用的有美国宇航局 TLX 作业负荷指数（NASA task load index）、改良的 Cooper - Harper 量表、SWAT（subjective workload assessment technique）主观负荷评价量表、全工作负荷量表等。

（3）观察方法　介于客观和主观方法之间，该法多且应用广泛，可用于整个劳动系统或个别具体项目的评价。例如 AET（Arbeitswissenschaftliche Erhebungsverfahren zur Tätigkeits analyse）工作分析法，有 216 项观察项目，内容涉及劳动系统的各个方面。OWAS（Ovako working posture analysis system）则专门用于观察分析劳动姿势负荷。多瞬间点调查法在于通过多个瞬间的随机观察来了解某个事件发生的频率。观察法不需要昂贵的仪器，也可以获得准确、量化的结果。

四、作业能力

（一）作业能力的动态变化

作业能力是指劳动者在从事某项劳动的过程中完成该项工作的能力，其高低是不断变动的，且有一定规律。体力劳动初始阶段，工作效率较低，但随着工作的进行，劳动者逐渐适应，作业速度加快，准确度提高，工作效率增加，被称为工作入门期。当作业能力达到最高水平时，即进入稳定期，维持1小时左右，此期各项指标变动不大。随后，即转入疲劳期，出现劳累感，操作活动的速度和准确性下降，产量减少且废次品增多。午餐后，又重复午前的三个阶段。但第一、二阶段较短，第三阶段则出现得较早。有时在工作日快结束时，可见到工作效率一度增高，这与情绪激发有关，称终末激发，但不持久。相比于体力劳动，脑力劳动的作业能力更容易受环境因素的干扰和个人情绪的影响，较难找出其规律性。

（二）作业能力的影响因素

影响劳动者作业能力的因素较多（图2-1），包括如下。①社会心理因素：如劳动者地位、医疗和养老等社会保障制度、人际关系、工作态度等。②个体因素：如年龄、性别、身材、教育程度、健康和营养状况等。一般认为，女性从事体力劳动的能力约为男性的1/2或1/3。脑力作业能力与性别和身材关系不大。③环境因素：包括空气污染、噪声、严寒、高温、不良照明等。④工作条件和性质：包括生产设备工具、劳动强度与劳动时间、劳动组织安排等。⑤疲劳与休息制度的合理安排。⑥培训与锻炼：新工人经过锻炼和练习可以明显提高作业能力，已熟练的工人也需要坚持锻炼和练习，稍有中断，劳动能力和效率则明显下降。

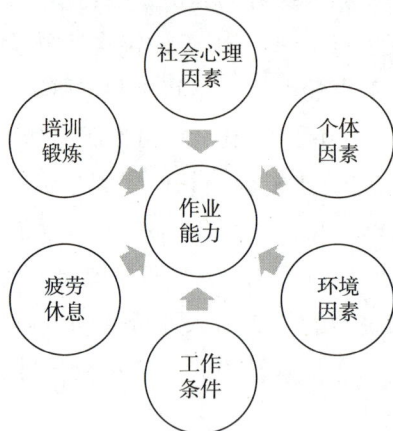

图2-1　作业能力的影响因素

第二节　职业心理学 ⓔ微课1

职业心理学是研究人与职业环境之间相互关系的学科，主要探索人们在职业过程中的心理活动特点和规律。其主要任务是运用心理学原理和方法，剖析劳动中的心理状态，评估各种主观和客观因素对心理情感的影响，包括但不限于人机交互、工作环境、社会氛围、管理层面和个体差异。职业心理学的关键领域之一是职业紧张（也称工作压力），它是指在特定职业条件下，由于需求与个体适应能力之间的失衡而引发的生理和心理压力。它是个体对内外因素（或需求）刺激的一种反应，当需求和反应失衡时，就会产生明显可感觉到的后果。

一、与职业有关的心理因素

（一）职业性有害因素

生产过程与生产环境中的职业性有害因素与劳动者心理压力有一定关系。

1. 物理因素 包括噪声、振动、高低气压、高低气温以及辐射等，对劳动者的心理有不同程度的影响。

（1）噪声 能妨碍注意力集中，影响休息、睡眠或某些活动所需的宁静环境，导致烦躁情绪。烦躁程度受噪声强度、频谱和持续时间的影响，但并非总是与噪声的强度成正比。噪声对于需要思考、解决问题和记忆的复杂认知工作会产生不利影响。高强度噪声，尤其是突然发生或停止的噪声，会导致错误率上升和增加意外事故风险。

（2）高温 高温环境下作业，人容易产生困倦感、厌烦情绪、无力与嗜睡等症状，导致作业能力下降、错误率上升。当体温升至38℃以上时，对神经心理活动的影响更加明显。如及时采取降温措施，使体温下降到37℃、主观感觉舒适，错误率也会随之降低，反之会导致热相关疾病和工伤意外风险。

2. 生产性毒物 从事接触毒物作业的个体可表现出以下心理状态：①缺乏对毒物的基本认识，忽视毒物的危险性，不遵循操作规程，导致严重生产安全事故；②了解毒物并遵循操作规程，能采取有效的预防措施，保持积极的心态；③对毒物的危害产生过高的估计，感到害怕，影响正常工作、学习和生活，可能导致一系列心理问题。

3. 生产性粉尘 研究显示，约1/3的粉尘作业者有不同程度的心理健康问题。由于粉尘作业环境一般较差，粉尘在感官上给人以不愉快的情绪体验，如果防护措施不到位，部分工人会有"喉咙哽塞感"，工人们对粉尘所致疾病如尘肺的恐惧可能引起情绪低落、强迫、焦虑、抑郁等症状，导致躯体不适及睡眠饮食障碍。

（二）特殊作业组织方式

1. 单调作业 是指千篇一律、平淡无奇、重复、刻板的劳动过程。单调作业能导致不同程度的单调状态，其主观感觉为不同程度的倦怠感、瞌睡、情绪不佳、无聊感、中立态度等。长期从事单调作业而不适应的劳动者，还可能发生身心健康水平下降、劳动与生产能力下降、工伤事故增多、因病缺勤率增高、创造精神受到抑制、下班后不想参加社会活动等。

2. 夜班作业 神经行为测试表明，夜班作业者各项心理指标的得分在夜间都下降。劳动者在几次轮值夜班作业后，会因睡眠不足引起心理障碍。夜班作业对社会和家庭生活也有明显影响。长期值夜班的劳动者，白天需要休息，不宜参加社会活动，减少了社会信息，常常使他们产生孤独感。

3. 倒班作业 倒班制是指在工作场所中，由于生产或工作的需要，将工作人员分成若干个小组，每个小组按照一定的时间顺序轮流工作。例如"两班两倒"，每隔一个星期或两个星期进行一次员工上班时间的倒换，即上批上白班的这回轮到上夜班，同理，上批上夜班的这回上白班。倒班会引起生物节律紊乱，导致倒班相关睡眠障碍、失眠症、焦虑、情感障碍等。

二、职业紧张

情境导入

情境：小李是一名年轻而有抱负的软件工程师。他在一家快节奏的科技公司工作，每天都面临着严格的项目期限、客户的需求和技术挑战。虽然他喜欢编程和解决问题，但最近几个月，他开始感到身体和心理上的不适。他每天工作 12 小时以上，几乎没有时间休息，常常加班到深夜。他感到焦虑，晚上难以入睡，白天也感到疲倦。有时候，他感到头痛，甚至开始出现腰痛和颈痛的症状。

思考：

1. 为什么小李在工作中会感到如此大的压力和焦虑？

2. 小李的身体和心理症状是否与他的工作环境和工作负荷有关？

3. 有什么方法可以帮助小李减轻工作压力，保持身心健康？

（一）概述

职业紧张是指在某种职业条件下，客观需求与个人适应能力之间的失衡所带来的生理和（或）心理的压力。根据紧张发生的时间特点的不同，通常将其分为三类：急性紧张反应、创伤后紧张反应和慢性紧张反应。

1. 急性紧张反应　是由突然的、单一的、容易识别的原因引发的一种快速反应，比如着手一项新工作、引入一种新的工作程序等。急性紧张反应主要表现为应激感增加，出现口干、腹泻、心悸等生理反应，或者出现短时的认知障碍。急性紧张反应通常会在较短的时间内恢复。

2. 创伤后紧张反应　是在工作场所遭遇到可能危及生命的紧张事件后，出现的一种持续时间更长的反应；常见于执行战斗任务的士兵、消防员、警察等。这种紧张反应可以持续或长或短的时间，通常表现出迟发性或延迟性特点，即事件发生后一段时间（比如 6 个月以后）才发生反应。紧张发生者普遍表现出沮丧、焦虑、抑郁、自杀念头，一些人还会出现惊恐、病态人格、药物滥用和旷野恐怖症等。

3. 慢性紧张反应　是对在一段较长时间内不断增加的压力（紧张源）所表现出的一种累积性的反应。这种紧张反应的发生和发展是逐渐、缓慢的。通常出现各种持续性的生理和心理症状，如高血压、睡眠障碍、冠心病、脑卒中、注意力降低、抑郁等，长期慢性紧张还会造成免疫系统功能的降低。

（二）职业紧张模式

职业紧张模式是理解和应对工作场所压力的重要理论框架，可帮助我们认识到工作环境、个体特征以及外部支持等因素是如何相互作用而导致职业紧张产生以及对个体健康和生活质量的影响。比较有代表性的职业紧张模式有以下几种。

1. NIOSH（美国国家职业安全与卫生研究所）**职业紧张模式**　关注作业环境、个体特征以及应激反应因素之间的交互作用。它将职业紧张视为作业条件与个体特征相互作用，导致心理生理平衡失调的过程（图 2 - 2）。环境因素、人格特征、个体的情绪调节能力、社会支持网络等因素在该模式中的作用也逐渐受到重视。

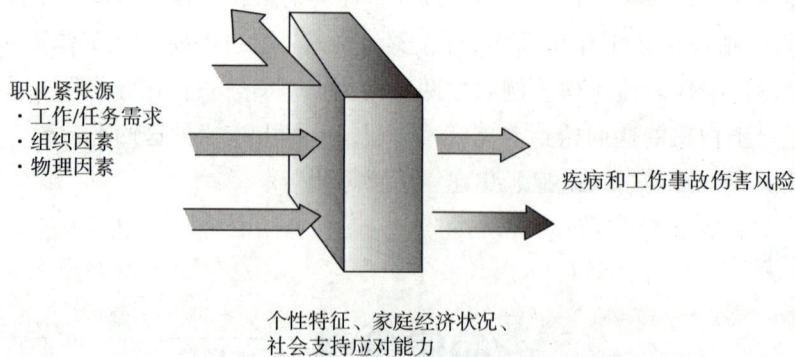

职业紧张源
· 工作/任务需求
· 组织因素
· 物理因素

疾病和工伤事故伤害风险

个性特征、家庭经济状况、
社会支持应对能力

图 2 - 2　NIOSH 职业紧张与健康模式

2. 职业紧张生态学模式　着眼于人类发展所需要的微观和宏观环境，运用"人类生态学"理论，探讨个体或群体对作业环境生态学的生理、心理、人文和社会政治条件的需求与适应，来阐明职业紧张构成的生态学模式（图2-3）。

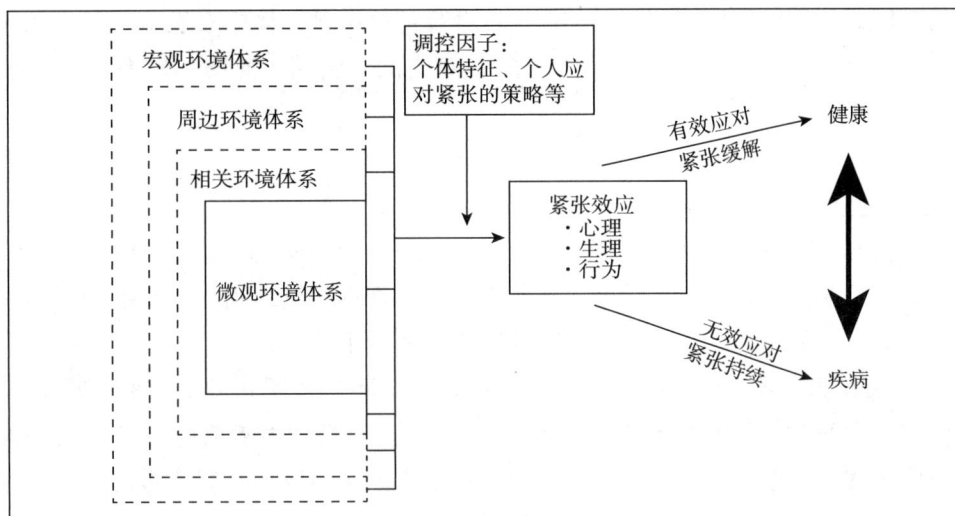

图 2-3　职业紧张生态学模式

3. 付出-回报失衡模式　认为工作的意义在于人们付出自己的劳动获得相应的报酬，并满足其自尊和自我归属需要，获得自我效能感，从而有利于实现成功的自我调节（图2-4）。高付出低回报代表成本和获利间的互惠缺失，容易导致消极情绪。短期内的付出-回报失衡可能不会直接影响健康，但长期持续存在将危及个体的身心健康。

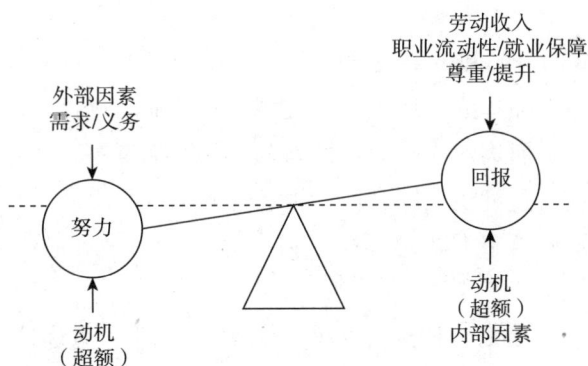

图 2-4　付出-回报失衡模式

（三）劳动过程中的职业紧张因素

劳动过程中的职业紧张因素错综复杂，涉及个体特征、职业环境及宏观社会因素。以下因素与职业紧张相关联。①个体特征：包括性格、性别、年龄、学历、支配感等。②职业因素：包括角色特征、工作特征（如工作进度、工作重复和工作换班）、组织关系、人际关系、人力资源管理、劳动条件等。当代工作节奏快、重复性高以及轮班制度不合理等，可能加剧员工的压力感受。③宏观环境因素：包括支持性环境、人际关系、地域性经济和人文环境（如失业率、社区服务）等。金融危机、流行病暴发、自然灾害等宏观事件也会对员工心理健康产生显著影响。

此外，随着科技的发展，数字化工作环境如远程工作、虚拟团队合作等模式引发了新的职业紧张因素。工作与生活之间的界限模糊，信息超载以及与他人的虚拟互动等都可能增加员工的压力。

（四）职业紧张反应的表现

职业紧张反应主要表现在心理、生理和行为的变化及精疲力竭症几个方面。

1. 心理反应 长期过度紧张可能导致工作满意度下降，抑郁、焦虑、疲倦感、情感淡漠、注意力不集中、记忆力下降以及易怒等情绪和认知问题。这些反应会降低个体应对能力，影响其在职场中的表现。职业紧张与心理健康问题之间的因果关系可能是双向的。例如，抑郁和焦虑不仅是职业紧张的结果，还可能是其驱动因素之一。

2. 生理反应 主要是躯体不适，血压升高，心率加快，血流加速，皮肤生理电反应增强，尿酸增加；对免疫功能可能有抑制作用。

3. 行为表现 个体可能表现出逃避工作、怠工、滥用药物、酗酒、频繁就医、食欲减退、敌对行为等行为异常。这些反应可能是应对紧张的方式，但也可能加剧问题的恶化。在组织层面，职业紧张会导致员工旷工、缺勤、事故倾向、生产能力下降和工作效率低下等问题。

4. 精疲力竭 指在职业环境中，因对长期的情绪紧张源和人际紧张源的应激反应而表现出的一系列心理、生理症状，是职业紧张的一种特殊类型。Maslach 提出精疲力竭症的三维模式，将其表现分为情绪耗竭、人格解体和职业效能下降。该模式倾向于从社会学的角度来解释和探讨职业紧张，不仅强调精疲力竭的个体因素，更强调外界职业环境因素的作用。

三、心身疾病

心身疾病是指一组与心理和社会因素密切相关但以躯体症状表现为主的疾病。狭义心身疾病涉及那些心理社会因素在疾病的发病和进展中起关键作用的躯体器官性疾病，如原发性高血压和溃疡病。广义心身疾病是指心理社会因素在疾病的发病、发展过程中起重要作用的躯体器官性疾病和躯体功能性障碍。

以下为不同系统心身疾病的分类和主要表现。

1. 皮肤系统 神经性皮炎、瘙痒症、斑秃、牛皮癣、多汗症、慢性荨麻疹、湿疹等。

2. 肌肉骨骼系统 腰背痛、肌肉疼痛、痉挛性斜颈、书写痉挛等。

3. 呼吸系统 支气管哮喘、过度换气综合征、神经性咳嗽等。

4. 心血管系统 冠状动脉粥样硬化性心脏病、阵发性心动过速、心律不齐、高血压、偏头痛、低血压和雷诺病等。

5. 消化系统 胃及十二指肠溃疡、神经性厌食、神经性呕吐、溃疡性结肠炎、幽门痉挛、过敏性结肠炎等。

6. 泌尿生殖系统 月经紊乱、经前期紧张症、功能性子宫出血、性功能障碍、功能性不孕症等。

7. 内分泌系统 甲状腺功能亢进、糖尿病、低血糖等。

8. 神经系统 痉挛性疾病、紧张性头痛、睡眠障碍、自主神经功能失调等。

心身疾病往往在心理应激事件后发病，并且情绪状态可以影响疾病的恶化。因此，心理治疗在缓解症状和康复过程中起关键作用，对于这些疾病的整体治疗观念已经成为临床实践的一部分。

第三节　职业工效学 微课2

职业工效学是人类工效学应用的重要分支，以解剖学、心理学、生理学、人体测量学、工程学、社会学等多学科的理论知识为基础，以职业人员为中心，研究人–机器–设备环境之间的相互关系，旨在实现人在工作中的健康、安全、舒适，同时保持最佳工作效率。

一、职业生物力学

生物力学是将力学与生物学的原理和方法有机地结合起来，研究生命过程中不断发生的力学现象及其规律的科学，其研究内容十分广泛。其中，研究人在生产劳动中肌肉骨骼力学的内容称为职业生物力学。它关注工作过程中人与机器设备（包括工具）间的力学关系，目的在于提高工作效率并减少肌肉骨骼损伤的发生。

（一）肌肉骨骼的力学特性

人体运动系统主要由肌肉、骨骼和关节构成。肌肉是主要的活动组织，骨骼则为被动支持。在神经系统的调控下，肌肉通过收缩来推动骨骼，从而实现各种运动。包括关节在内的某些解剖结构结合在一起可以完成以关节为轴的运动，称动力单元。一个动力单元可以完成简单的动作，两个以上的动力单元组合在一起称为动力链，可以在较大范围内完成复杂的动作。

肌肉在负荷作用下的工作效率与负荷大小密切相关。负荷过大时，肌肉不能有效缩短，导致能量大部分转化为热能，工作效率下降，同时也增加肌肉和骨骼的受伤风险。负荷过小同样导致工作效率低下。

骨骼是人体的支撑和保护结构，具有强大的承载能力。不同部位的骨骼对于不同类型的力（如压缩、拉伸和剪切）具有不同的抗力能力。年龄、性别等因素也会对骨骼强度产生影响。软骨在关节中起着重要作用，它对于吸收冲击和平衡负荷分布至关重要。

（二）工作姿势与负荷

劳动中最常见的姿势是坐姿和站姿两种，其他还有跪姿、卧姿等。久坐的工作方式可能导致腰部不适和脊柱压力分布不均。长时间站立可能导致下肢负荷增加和血液循环不畅。长时间保持任何一种工作姿势都会使某些特定肌肉处于持续静态收缩状态，容易引起疲劳。在可能的情况下，应让操作者在劳动过程中适当变换姿势。

姿势负荷是因保持特定姿势而产生的负载，它与体部段的质量以及质心到支点的垂直距离有关，每一部分力矩的大小取决于该体段（即人体的各个部分，如头、手、前臂、上臂、躯干等）的空间位置与相应关节（支点）之间的垂直距离。距离越大，力矩越大，机体的能量消耗也随之增加。为了方便操作和减少姿势负荷及外加负荷的影响，在采用工作姿势时需注意：①尽可能使操作者的身体保持自然的状态；②避免头部、躯干、四肢长时间处于倾斜状态或强迫体位；③使操作者不必改变姿势即可清楚地观察到需要观察的区域；④操作者的手和前臂避免长时间位于高出肘部；⑤如果操作者的手和脚需要长时间处于正常高度以上，应提供合适的支撑物。

（三）合理用力

合理用力是指基于生物力学原理，尽可能减少能量消耗，减轻疲劳，降低肌肉骨骼慢性损伤的风险，并提高工作效率。在工作中，除姿势负荷外，劳动者还需克服搬运重物或手持工具时物体的重力，这种作用力也称为工作负荷。它以一定的力矩作用于人体，其中力臂是物体重心至人体支点（关节）的垂直距离。在物体重量固定的情况下，人体承受的负荷与物体重心到支点的垂直距离直接相关。生产劳动中尽可能使物体的重心靠近人体，可以使力矩变小，减轻劳动负荷，减少用力。

在工作中，用力应保持对称，维持身体的平衡和稳定，减少肌肉的静态收缩，降低姿势负荷，减少能量消耗。根据任务的性质，不同工作方式需要采取不同的用力方法。例如，当需要向下施加力时，可以降低工作台，充分利用身体重力，从而提高工作效率。使用工具时，还可以通过合理运动关节，利用冲击力，从而提高工作效率。生产劳动中多数操作是通过动力链来完成的，但是一个动力链包括的动力单元越多，出现障碍的机会也就越多。在组织生产劳动时，尽可能选用较简单的动力链。

二、人体工效学基础数据测量及应用

人体测量学是通过对人体的整体和局部测量，探讨人体的类型、特征、变异和发展规律。工效学基础测量数据的应用几乎涉及人类活动的所有领域，所有供人使用的工具、设备、产品和环境都应考虑"人"的生理特点和能力限制。因此，工效学基础数据不仅是工效学研究的基础，也是一个国家的基础性数据资源，对国家的科技进步、经济与社会发展具有重要的支撑作用。

知识链接

我国成年人工效学基础参数调查

中国标准化研究院于 1986 年组织完成我国第一次全国成年人（18~60岁）人体尺寸测量工作，于 2007 年组织完成我国第一次未成年人（4~17岁）人体尺寸测量工作，建立了中国人体尺寸数据库；制定了 GB/T 10000—1988《中国成年人人体尺寸》和 GB/T 26158—2010《中国未成年人人体尺寸》等系列国家标准。2019 年底我国完成最新的成年人工效学基础参数调查和数据分析工作，采用分层多阶整群抽样，涵盖 6 个区域 32 个城市 2.6 万余人，建立了中国成年人人体形态、人体操作力参数和关节活动度参数、视觉工效学参数、指端触觉空间阈值和字符感知辨识能力数据库等。

（一）人体测量参数

人体测量的各种参数主要包括人体静态尺寸、动态尺寸、力量、比例、角度、重心、功能范围以及描述人体三维形态的特征点坐标数据等，其中人体尺寸是人机系统设计的基本资料。在工效学实际应用中，人体测量的类型通常分为静态测量和动态测量两种。

1. 静态测量 也称静态人体尺寸测量，是在被测者处于静止状态下进行的测量，通常采用站立或坐姿。这种测量方法用于获取人体各部分的静态尺寸，如身高、眼高、上臂长和前臂长等。表 2-4 是我国于 2024 年 3 月 1 日实施的《中国成年人人体尺寸》（GB/T 10000—2023）的部分数据。此外，有特殊需求时还可以添加额外的测量参数，例如设计航空供氧面罩时需要测量口鼻周围的 20 多个测点。

表 2-4　我国 18~70 岁成年人部分静态人体尺寸数据（中位数，cm）

项目	男	女	项目	男	女
身高	168.7	157.2	腰围	84.9	78.1
眼高	156.6	145.5	大腿围	53.7	53.6
肩高	137.3	127.6	坐高	92.1	86.3
肘高	103.7	96.3	头宽	15.8	15.1
手功能高	75.0	70.5	头长	18.7	17.8
会阴高	72.9	69.9	形态面长	11.9	11.0
胫骨点高	44.5	40.9	瞳孔间距	61.0	58.0
上臂长	31.8	29.2	头围	57.0	55.2
前臂长	23.5	21.9	头矢状弧	35.0	33.5
大腿长	46.9	44.1	头高	23.1	22.7
小腿长	37.4	34.5	手长	18.4	17.0

续表

项目	男	女	项目	男	女
肩最大宽	44.9	40.9	手宽	8.8	80.0
胸宽	29.9	21.2	食指长	7.2	68.0
臀宽	33.4	32.3	掌围	20.6	18.5
胸厚	21.8	21.2	足长	25.0	23.0
上臂围	29.5	29.0	足宽	9.8	90.0
胸围	92.7	89.5	足围	24.7	22.5

摘自《中国成年人人体尺寸》（GB/T 10000—2023）。

2. 动态测量　也称动态人体尺寸测量，是在被测者处于规定的运动状态下进行的测量。这种方法用于测量人体或某一部分在特定运动状态下的尺寸，包括空间运动尺寸和活动范围，也称功能人体尺寸测量。动态测量的数据在生产环境设计、机器设备制造和工作流程规划中具有重要应用价值。例如，在设计工作场所布局时，需要考虑机器的安装密度、操作台的高度以及机动车或飞机上操纵杆和控制键的位置，这些设计尺寸必须符合使用者的动态尺寸。

（二）人体测量方法

1. 人体形态参数的测量　人体形态参数测量的方法可以分为直接测量法和间接测量法，同时也可以根据测量工具与受测对象的关系划分为接触测量法和非接触测量法。

（1）直接测量法（接触测量法）　按测量结果的形式可分为两种。

1）传统工具测量　人体测量目前常用的仪器有 20 多种，包括马丁氏人体测量仪、直角规、弯角规、软卷尺、附着式量角器、摩立逊定颅器、测腭器、马丁描骨器、持骨器等传统工具。通过这些工具，可以直接测量人体各个部位的尺寸和围度等数据。

2）数字化测量　现代技术已引入数字化测量方法，包括对体表特征点的三维坐标数据进行数字化测量。这种方法在计算机辅助设计造型软件中广泛应用，特别适用于人体三维造型和人机环境系统的仿真设计。

（2）间接测量法（非接触测量法）

1）激光扫描和摄影　使用激光、全息摄影等方法，从不同角度对受试者的身体不同部位进行扫描或摄录。然后，通过计算机软件处理这些数据，间接计算出所需的测量数据。这种方法在医学影像学和生物力学研究中广泛应用。

2）光栅测量法　是利用光栅相互重叠时产生的光线几何干涉现象来进行测量的方法，常应用于数控机床的闭环伺服系统中，可用于直线位移或角位移的检测。

2. 人体力学参数的测量　方法有多种，比如测量人体重心（包括各个体段重心）的方法有尸体解剖法、重心板法、水浸法、数学物理模型法、γ 射线测量法、CT 法和三维立体摄影方法等。每一种方法各有其长处和不足，需根据具体情况选用。

（三）人体测量数据的应用

人体测量数据的用途非常广泛，是工作场所设计、机器设备制造的重要参考数据。随着人工智能和机器学习的发展，人体测量数据的分析和应用变得更加智能化。这些技术可以用于医疗诊断、人体运动分析、虚拟试衣间等领域，为人体测量带来了更多创新和便捷性。

1. 人体测量数据的百分位数应用　人体测量数据通常呈正态分布，最常见的设计是使产品适合90%的人。所谓90%的人，并非是指从低到高或由高到低90%的人群，而是要求适合第 5 百分位数至第95百分位数的人。比如机器或中央控制室内的控制柜的设计，这种情况下通常有若干个需要用手操纵的控制器。按照上述要求进行设计时，如果是站姿操作，控制器安放的最低位置应当使第95百分位数（较高的人群）的人不需弯腰就可以用手抓握，这样较矮的人自然也不用弯腰即可操作；对于较高部位的控制器，安放位置应使第5百分位数（较矮的人群）的人在正常情况下伸手即可抓握到，对于高于第5百分位数的人来说，操作更加容易。

有些设计采用第50百分位数的值作为设计依据，适合多数人使用。例如，门把手的高度、电灯开关的位置等通常按照这种方式设计，因为它们需要适合大多数人的需求，要求不高且普适性强。

2. 单限值设计应用　在某些情况下，设计只需要考虑一个人体尺寸的上限或下限，称单限值设计。例如，门的高度可以设计为适合高身材的人，因为矮身材的人可以轻松通过而不会有问题。

（四）人体测量数据的影响因素

人体测量数据受多种复杂因素的影响，这些因素在工程设计、产品制造和人机界面设计中必须考虑。

1. 年龄因素　人体尺寸随着年龄的增长而变化。通常情况下，男性在约20岁时停止生长，而女性在约18岁时停止生长。然而，某些尺寸，如手和脚的尺寸，在较小年龄时就已经达到最大值。此外，成年后，随着年龄的增长，身高可能略有减少，但其他尺寸如肩宽、腹围、胸围和臀围等可能会增大。

2. 性别因素　每一个国家或地区的人群，男性和女性的人体尺寸数据均存在明显差别。大多数人体尺寸在男性比女性大，但胸厚、臀宽、臂及大腿周长在女性一般比男性大。在身高相同的情况下，男、女身体各部分的比例也不相同。

3. 种族因素　不同种族的人体尺寸可以有较大差别，即使是在同一国家（地区）的不同区域也有差异。一般高加索人比较高大，如果一个国家主要由该人种组成，则人体尺寸的值就较大。不同的种族之间不仅身高有差别，其他参数（如身体各部分之间的比例）也不完全一致。20世纪50—60年代，一些亚洲国家进口了按照欧洲人的人体尺寸设计的机器，除了操作困难以外，还引起了工人的多种不适和疾患。

4. 地区因素　由于各种原因，长期生活在不同地区的人，即使是同一种族，人体尺寸也会有所不同，如表2-5所列为我国不同地区的人体身高尺寸，可见有较大差别。人体尺寸不仅在不同国家和地区存在差异，还因营养等因素而在同一国家的不同时间段内而发生变化。举例来说，1992—2002年间，我国20～70岁城市成年男性平均身高增加了0.9cm，农村成年男性平均身高增加了1.1cm。因此，即使在同一国家或地区，人体测量工作也需要定期进行，以跟踪这种变化。

表2-5　我国18～70岁不同地区人体身高尺寸（均值，cm）

地区	男	女
东北、华北区	170.2	158.4
中西部区	168.8	157.7
长江中游区	167.3	156.4
长江下游区	169.4	158.2
两广福建区	168.4	156.4
云贵川区	166.3	154.8

摘自《中国成年人人体尺寸》（GB/T 10000—2023）。

三、机器和工作环境

（一）人机系统

1. 定义　在生产劳动过程中，人与机器、设备、工具等构成一个复杂而紧密的整体，共同完成生产任务，称人机系统（图2-5）。人机系统的复杂程度可以从简单的家用电器到高度自动化的工业生产线不等。随着人工智能和机器学习技术的不断发展，人机系统将变得更加智能化和自适应。这将促使人与机器之间更深层次的合作，以应对复杂和多变的工作环境。同时，人机系统的设计和研究也需要跨学科的合作，将工程学、心理学、计算机科学和人体工程学等领域的知识融合起来，以满足未来工作的需求。

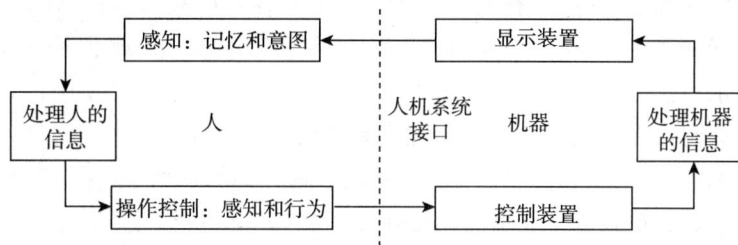

图2-5 人机系统构成

2. 人机界面 在人机系统中，人类操作者与机器之间的信息交流至关重要。这种信息传递通过人机界面实现，包括各种形式的显示器、触摸屏、键盘、鼠标等。最新的研究关注于改善人机界面的用户友好性，包括增加语音识别、手势控制和虚拟现实等新技术，以提高用户体验和工作效率。随着计算机的普及以及生产的机械智能化，坐姿工作人员逐渐增多，尤其是视频终端工作人员，需要注意保持合适的人-机界面（图2-6）。

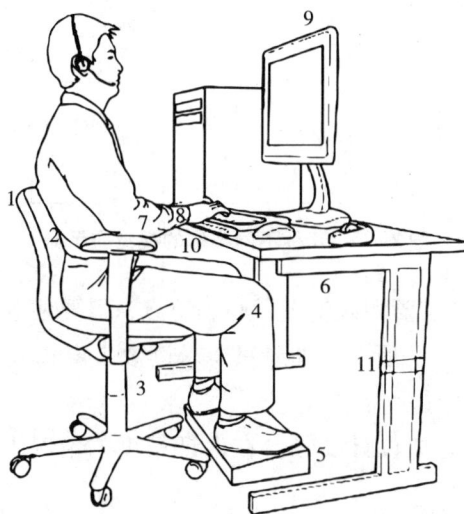

图2-6 办公室工作人员的座椅和姿势

1. 可调整座椅；2. 良好的背部支持；3. 座椅高度可调；4. 大腿、膝盖无额外的压力；5. 垫脚；

6. 桌下无障碍，有可以改变姿势的空间；7. 前臂基本保持水平；8. 腕部伸、屈、移位尽可能小；

9. 显示器的高度和角度使头部保持舒适的姿势；10. 键盘前有一定空间，在打字间歇可支持手、腕；

11. 桌子高度可调整

3. 信息传递 人机系统中的信息传递不仅涉及从机器到人类的信息传递，还包括人类对机器的监督和反馈。近年来，机器学习和人工智能的应用已经改变了信息传递的方式，使得机器能够更好地理解和响应人类的需求。

4. 人机分工与融合 在人机系统中，人类操作者和机器有着不同的特点和能力。合理的分工是确保工作高效和人体健康的关键。以自然交互、智能交互、人工融合为导向的人机交互过程正成为新的交互追求，通过自动化和智能化技术来实现更好的分工，机器和人承担各自擅长的工作，提升工作的舒适度和效率。

（二）显示器

在人机系统中，显示器是一种重要的输出装置，用来向人传达机器的性能和状态信息。根据信息接收器官的不同，显示器可以分为多种类型，包括视觉显示器、听觉显示器、触觉显示器、动觉显示器等。在工作环境中，最广泛使用的是视觉显示器和听觉显示器。

1. 视觉显示器　按照功能划分主要有三种。①查对显示器：用来指示机器运转是否正常，如电源是否接通。在设计和选择这些显示器时，需要考虑其可见度和明显度，以确保操作者能够快速识别状态。②警戒显示器：用来显示机器是否处于正常工作状态。在现代工厂和生产环境中，高级的警戒显示器可以采用图形化界面和颜色编码，以帮助操作者更容易理解信息。③读数显示器：用具体数值显示机器有关参数或状态，如温度计、速度计等。在设计时，需要平衡精确度和易读性，确保数字排列符合阅读习惯，并避免信息过载。如果只读数，窗式数字显示器比较好（图2-7）。此外，还有调节和追踪用的显示器。

显示器	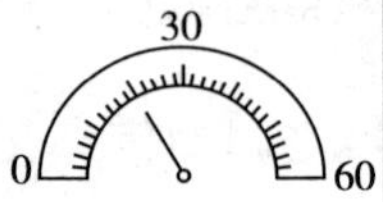 30 0　60	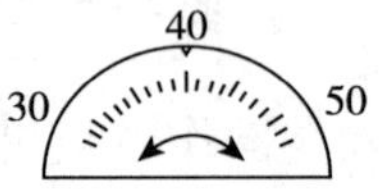 40 30　50	678
容易读数	一般	一般	很好
变化显示	很好	一般	很差
变化过程控制	很好	一般	一般

图2-7　几种不同类型的视觉显示器

显示器设计、选用要符合生产需要和人生理、心理特点，需要注意以下几点。

（1）工作性质和要求：如图2-7所示，如果只要求读数，窗式数字显示器比较好；如果需要观察变化情况，则宜选用可移动指针的显示器。

（2）精确程度应符合机器的总体设计要求，在保证精度的情况下，尽可能使显示方式简单明了，容易判读。

（3）一个显示器传递的信息不宜过多，太多容易引起混淆。

（4）数字显示器应易于判读和换算，一般不超过3位数。

（5）数字排列符合阅读习惯，如从左至右或从上向下。有研究表明，反方向的设计可使读数错误率明显上升。

（6）显示器的指针不应遮住数字或刻度，指针粗细要适当。

此外，视觉显示器还应具有可见度和明显度高、阐明能力强等特点，并确保使用安全。

2. 听觉显示器　是靠声音传递信息的装置，常见的有铃、哨、汽笛、喇叭等，在生产劳动中常用于指示或报警。听觉显示的特点是信息可以向周围各个方向传播，可以通过改变声音的频率和强度来改变传送距离。采用听觉显示器需注意下述原则。

（1）在可能的情况下，选用人耳最敏感的频率范围。

（2）需要传输很远的信号时，使用低频声音。

（3）报警用的信号频率要在背景噪声掩蔽效应最小的范围内。

（4）紧急报警宜采用间断的声音信号或改变频率和强度，以便引起人们的注意。

（5）信号持续时间适当，持续时间太短不利于分辨，持续时间过长则容易令人产生烦恼。

（三）控制器

控制器在人机系统中扮演着至关重要的角色，它是操作者用来改变机械运动状态的关键装置。常见的控制器包括开关、按钮、旋钮、驾驶盘、操纵杆、闸把等。随着科技的发展，更加智能化和人性化的新型控制方式也应运而生，包括：手势识别技术，允许操作者使用手势来控制设备；脑–机接口，通过大脑信号来控制机器；声音控制器等。介绍两种最常用的控制器。

1. 手控制器

（1）按压式控制器　指各式各样的按钮、按键等。按压式控制器装置简单，使用方便、快速，是最常用的手动控制器。同一个区域如果有多个按钮，需要用颜色、形状或指示灯加以区别，功能相反的按钮（如开、关按钮）除了使用不同的颜色（如绿或红）加以区别外，最好设计成大小不同的形状，排列位置隔开一定距离，以免在出现紧急情况时操作失误。

（2）旋转式控制器　主要指各类手轮、旋钮、摇柄、十字把手等。它们适用于需要进行连续变化的过程控制。在设计时，需要考虑手的尺寸和功能特点，以确定旋钮的直径、高度和旋转阻力等参数。此外，对于多层旋钮，应确保它们之间不会相互干扰而影响操作。

（3）移动式控制器　主要有操纵杆、手柄和手闸等，是需要一定力量强度的控制装置，通常只具有开和关的功能并设有明显标志。有的搬动开关在开和关之间还具有过渡位置。

（4）轮盘　用于力度较大或角度较大的旋转，如驾驶盘和气体或液体输送管道的开关轮盘等，其边缘一般设计成波纹状，便于抓握和用力。

2. 脚控制器　外形多为长方形，大小与脚掌相适应，表面有齿纹，以便用力和防止滑脱。脚控制器多用于精度要求不高或需要用力较大的场合。在有些情况下，操作人员需要同时操纵多个控制器（如汽车驾驶员），为了减轻上肢负担和节约时间，也采用脚控制器。对于用力较大、速度快和准确性高的操作，宜用右脚；对于操作频繁、易疲劳且不非常重要的操作，应考虑两脚交替进行。

（四）工具

工具在生产劳动中扮演着重要的角色，包括各种各样的设备，如钳子、锤子、刀具、钻头、斧头等。合理选择和设计工具不仅可以提高劳动效率，还可以减少劳动者的健康风险。随着职业工效学的发展，工具设计的重要性越来越凸显，因为不合理的工具设计可能导致劳动者患病或受伤，降低工作效率（图2–8）。因此，为了更好地发挥工具的作用、提高工作效率并保护劳动者的健康，工具的设计和选择必须考虑人体尺寸和解剖生理特点。

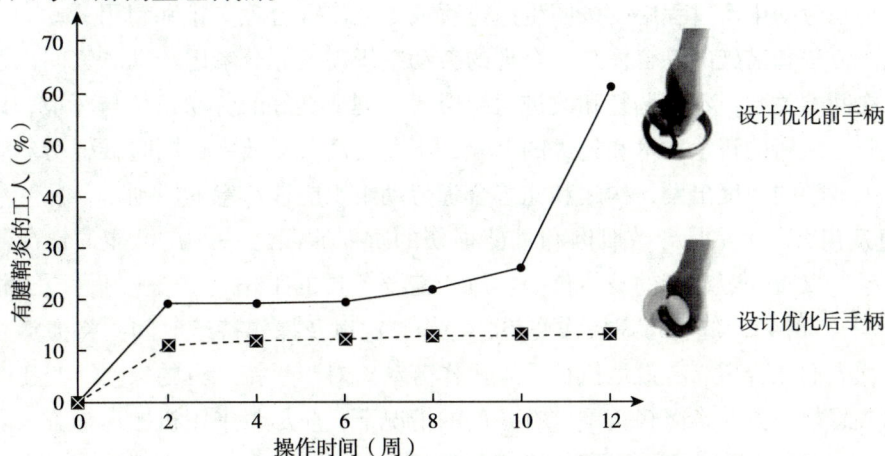

图2–8　使用不同设计操作手柄后患腱鞘炎人数比较

持握优化前的操作手柄时，四指屈度较大；持握优化后的手柄时，四指内屈角度接近自然持握时的弯曲度

劳动工具的设计需要注意下述原则。

1. 手用工具的把柄多设计成圆柱体，尺寸大小符合手的测量尺寸，手握处宜有合适的波纹以促进抓握的稳固。

2. 把柄的直径需考虑使用时用力的大小和使用时间长短，一般用力大或使用时间长的工具，手握处把柄的直径大一些。

3. 如果在使用过程中需要利用工具的重力（如锤子），则工具的重心宜远离手部；反之，应尽可能使工具的重心靠近手部，以减少手部负荷。工具的重量越大（如电钻），重心设计要求越高。

4. 使用工具时应使操作者的手和上肢保持自然状态，如果需要变换角度，应在工具设计中加以解决。这样既便于操作，又可以减少人体相应部位的静态紧张。

工具的外观应当美观，设计要坚固耐用，以确保工具在长期使用中不容易损坏。同时，工具必须符合安全标准，以降低意外伤害的风险。新材料和制造技术的应用也将为工具设计带来更多创新。

（五）作业环境

作业环境对于劳动者的身心健康和工作效率有着深远的影响，可以分为社会环境因素和自然环境因素两大类。社会环境因素包括社会分工、劳动报酬、职位晋升、人际关系等，这些因素的影响范围广泛，会对劳动者的生活和工作产生复杂的影响。在自然环境因素方面，职业工效学着重于研究各种物理和化学因素（如气温、噪音、照明、颜色等）对工作中健康、安全、舒适和效率的影响，以及如何创造出良好的工作环境。

知识链接

我国工效学相关法规和标准

GBZ 1—2002《工业企业的设计卫生标准》是我国第一部与劳动卫生有关的国家卫生标准，也是重要的基础性、强制性职业卫生标准，其中涉及工效学内容的仅有车间布局、采光、照明等，在劳动者工作空间、工作台和组织设计等方面存在系统性空缺。我国人因/工效学相关的现行国家卫生标准有112项，其中自行研制的标准48项（29%），79项标准（71%）等同采用国际标准化组织的相关标准。此外，90项标准（80%）标龄超过10年，且大多数为推荐性标准，较难满足我国工作场所设计、生产与评价对中国人群工效学的适用性要求。

（六）劳动组织

劳动组织是指在劳动生产过程中，按照生产过程或工艺流程合理安排和利用劳动力，以提高劳动效率为目标的形式、方法和措施的综合体系。合理的劳动组织需要充分考虑劳动者之间以及劳动者与劳动工具、劳动对象之间的关系，不断调整和改进组织形式，创造良好的劳动条件与环境，以发挥劳动者的技能与积极性，应用最新的科学技术和先进的经验，不断提高劳动效率，同时减轻劳动者的生理和心理负担。以下是从工效学的角度出发，构建和完善合理劳动组织应该注意的原则。

1. 减少负重及用力 负重是导致肌肉和骨骼损伤的重要原因之一。在可能的情况下，应尽量减少工作过程中的负重，以减轻劳动者的身体负担。对于需要负重的工作（如搬运），应当根据相关标准限值（GB/T 31002.1—2014），综合考虑操作姿势、操作频次以及操作持续时间，将搬运物体的重量限制在安全范围内，使人们能合理、有效地执行手工操作劳动。对于手持工具的操作，当工具超过一定重量时，应采用支撑或悬吊的方式来减轻负重。有条件的情况下，应尽量采用机械运输方式。

2. 轮班工作 一些特殊职业需要采用轮班工作制度，如冶金、化工、医生和警察等。然而，轮班工作不符合人体的生物节律，可能对健康产生不利影响。研究表明，轮班频率越高，适应的难度越大，对健康的影响越大。因此，应合理安排轮班时间和顺序，以减轻疲劳、提高出勤率、减少工伤事故的发生。

3. 工间休息　劳动过程中，随着时间延长，人们会逐渐感到疲劳，工作能力下降。适当安排工间休息，可以有效地减轻疲劳程度。工间休息时间长短和次数，视劳动强度、工作性质和工作环境等方面的因素确定。例如，重体力劳动休息次数相对多一些，如果在高温环境中从事重体力劳动，更需要多一些工间休息，以免机体蓄热过多。精神紧张的工作，休息次数也要适当多些，如脑力劳动。轻体力劳动一般上、下午各安排一次工间休息即可。工间休息方式应根据工作特点确定，如重体力劳动可以采取安静的休息方式；对于脑力劳动和轻体力劳动，适当安排工间操或娱乐活动，更有利于解除疲劳。

4. 其他　组织生产劳动时，工作人员的劳动定额要适当。定额太低，影响劳动效率；定额太高，则容易引起过劳，危害人体健康。劳动过程中需要保持一定的节奏，节奏过快会造成紧张，节奏太慢也容易使人感觉疲劳。应制定职工在组织生产、技术和工作时间方面遵守的准则，加强劳动纪律的教育和管理，保证集体劳动有秩序地进行。

四、工效学相关疾病

情境导入

情境：护士是患腰背痛的高危人群，护士和护工患腰背痛的风险是其他女性职业人群的 2.6 倍。对某市 5 所不同等级医院工龄 2 年以上的 500 名女性护理人员进行横断面问卷调查，平均年龄 33 岁，平均工龄 13 年。结果显示：女性护理人员下背痛的年患病率为 61.6%。

思考：
1. 为什么护士易患下背痛？
2. 如何进行预防？

在生产过程中，一些职业要求劳动者长时间维持特定的姿势或处于强迫体位，长期保持不自然的姿势以及面对高强度的劳动负荷和快速的工作节奏，都可能导致机体某些部位的损伤或疾病，甚至影响个别器官的功能。

（一）强制体位及负荷过重有关疾患

强制体位及负荷过重可以造成身体某些特定部位损伤，从而引发一系列疾患，其中最常见的是肌肉骨骼疾患。肌肉骨骼疾病的流行病学研究目前大多数为横断面研究，病例对照研究较少，基本没有队列研究。工作相关肌肉骨骼疾病、下肢静脉曲张尚未列入职业病目录。

知识链接

工作相关肌肉骨骼疾病（MSK）呈下降趋势

1990—2019 年间，全国工作相关肌肉骨骼疾病 DALY（伤残调整寿命年）率从 310/10 万下降到 155/10 万，腰痛在 MSK 疾病中占比最大且下降最明显。随着我国经济高速发展，社会生产模式向工业化转变，许多重体力劳动被机器替代，腰痛中归因于职业工效学因素的疾病负担下降，说明我国对职业性腰背痛的防治取得了一定效果。

1. 下背痛　是患病率最高的一种肌肉骨骼疾患，一般表现为腰部间歇性疼痛，间歇期为数月至数年不等，不发作时无症状或症状轻微，严重发作时可丧失劳动力。站姿工作和坐姿工作均可导致下背痛，其中以站立负重工作发病率最高。症状主要包括背部及与背部有关的疼痛（坐骨神经痛），半数以上的劳动者在工作年龄中曾患过下背痛。

职业性下背痛的发病原因主要有：①抬举或用力搬移重物；②弯腰和扭转（姿势不当）；③身体受震动；④气候因素（冷、潮湿、受风）；⑤重体力劳动；⑥工作相关的心理社会因素（如紧张、寂寞、缺乏社会支持、工作满意度低）。

2. 颈、肩、腕损伤　主要见于坐姿工作，表现为疼痛、肌张力减弱、感觉过敏或麻木、活动受限等，严重者只要工作就可立即产生剧烈疼痛，以至于不能坚持工作。腕部损伤可以引起腱鞘炎、腱鞘囊肿或腕小管病，主要见于工作时腕部反复屈、伸的人员。颈、肩、腕损伤可以单独发生，也可以两种或三种损伤共同出现。这类疾病多发于键盘操作者（如打字员、计算机操作人员）、流水线工人（如电子元件生产、仪表组装、食品包装）、手工工人（如缝纫、制鞋、刺绣）、音乐工作者（如钢琴师、手风琴演奏者）等。

知识链接

腕管综合征："鼠标手"

近年来，腕管综合征的高危人群趋向于电脑操作者。经常反复机械地点击鼠标，会使右手示指及连带的肌肉、神经、韧带处于一种不间歇的疲劳状态，使腕管神经受到损伤或压迫，导致神经传导被阻断，从而造成手部的感觉与运动发生障碍。另外，由于不停地在键盘上打字，肘部经常低于手腕，而手高高地抬着，神经和肌腱经常被压迫，手会出现发麻，手指失去灵活性。这种病症已成为一种现代文明病，即"鼠标手"。

3. 下肢静脉曲张　劳动引起的下肢静脉曲张多见于长期站立或行走的工作，例如护士、警察、纺织工等，如果站立的同时还需要负重，则发生这种疾患的风险就更高。这种疾病随工龄延长而增加，女性比男性更容易患病，常见部位在小腿内上部。出现下肢静脉曲张后，感到下肢及脚部疲劳、坠胀或疼痛，严重者可出现水肿、溃疡、化脓性血栓静脉炎等。

4. 扁平足　通常发生在需要长时间负重和踩踏的工作中，例如立姿工作、搬运工作等。它导致趾部肌肉疲劳、足底疼痛和步态改变，严重时会限制活动。

5. 腹疝　多见于长期从事重体力劳动者，由于负重或用力，使腹肌紧张，腹内压升高，久之可形成腹疝，青少年从事重体力劳动更容易发生这种疾病。其中，脐疝和腹股沟疝比较常见，其次是股疝。一般无疼痛，对身体影响不大。劳动中突然发生的称为创伤性疝，疼痛剧烈，但很快可缓解或转为钝痛。

（二）个别器官紧张

一些特殊的职业主要涉及个别器官的高强度使用，如果不注意合理休息调整，会造成这些器官的过度使用，比较典型的是眼和声带紧张造成的病患。

1. 视觉器官　现代化生产中有许多工种需要视觉器官长时间处于紧张调节状态，如计算机录入、文字校对、钟表工、细小零件装配工等。微小电子元件的生产以及有些科研和医务工作者需要在显微镜下工作，视觉紧张也很明显。长期视觉紧张可以导致眼干、眼痛、视物模糊、复视等一系列症状，并可出现眼睛流泪、充血、眼睑浮肿、视力下降等临床改变，严重者可发生黄斑性脉络视网膜炎甚至视网膜剥离。

2. 发音器官　有些职业，如歌唱演员、教师、讲解员等，发音器官使用多，在使用过程中发音器官紧张度很高，可以引起发音器官的变化或疾病。一类为功能性发音障碍，开始发音后不久即出现声音嘶哑、失调或失声。另一类为器质性损害，表现为发音器官炎症、声带出血、声带不全麻痹，甚至出现"歌唱家小结节"。这种小结节位于声带之上，不超过别针头大小，可引起发音障碍。

（三）压迫及摩擦引起的疾患

1. 胼胝　身体与生产工具或其他物体经常接触，因为摩擦和压迫，使局部皮肤反复充血，表皮增生及角化，形成胼胝或胼胝化。胼胝范围小且厚，界限清楚；反之则为胼胝化。胼胝和胼胝化最常见的部位是手部，其次是脚。这种病变一般不影响作业，甚至还具有一定的保护作用；但如果数量多或面积大，会使活动受限，感觉灵敏度降低，影响正常功能。

2. 滑囊炎　是一种常见疾患，很多工种都可以引起滑囊炎，尤其多见于快速、重复性操作。滑囊炎可以发生于不同的部位，如包装工的腕部、跪姿工作者的膝部等。滑囊炎发生的原因主要是局部长期受到压迫和摩擦，这种压迫可以是来自外部的力，也可以是机体内部的力。职业性滑囊炎呈慢性或亚急性过程，一般症状较轻，表现为局部疼痛、肿胀，对功能影响不大。

3. 掌挛缩病　长期使用手控制器如手柄、轮盘等，由于持续压迫和摩擦，可引起掌挛缩病。掌挛缩病发生缓慢，一般要工作 20～30 年才发生。其发生过程先是由于手掌腱鞘因反复刺激而充血，形成炎性小结节，在此基础上，出现腱膜纤维性增生及皱襞化，进一步发展，腱膜可与皮肤粘连，使手掌及指的掌面形成线状瘢痕，皮肤变厚，活动受限，严重者失去活动功能。掌挛缩病以右手多见，常发生于尺侧，累及无名指和小指，病程进展缓慢。

✎ 练习题

答案解析

1. 比较肌肉活动的不同能量代谢途径及其特征。
2. 简述职业紧张的定义、类型及主要作用模式。
3. 简述体力劳动负荷评价方法。
4. 简述作业能力的主要影响因素。
5. 从职业工效学角度简述劳动工具设计的原则。
6. 简述姿势负荷的定义及如何减少姿势负荷。

（向建军）

书网融合……

本章小结　　　　微课1　　　　微课2　　　　题库

第三章 生产性毒物与职业中毒

◇ 学习目标

知识目标

1. 掌握 生产性毒物与职业中毒的基本概念；常见生产性毒物接触机会及临床表现；常见生产性毒物的急救及预防。

2. 熟悉 常见生产性毒物中毒途径与诊断。

3. 了解 影响职业中毒的因素；常见生产性毒物的中毒机制。

能力目标

1. 具备初步识别各种职业中毒的能力。

2. 能运用相关知识帮助从业者预防职业中毒。

素质目标

通过本章的学习，培养对职业场所潜在风险的防控意识，深化对职业中毒预防策略的理解，特别是一级预防的关键作用。养成遵循国家法律法规和标准进行工作的良好习惯，并激发对环境保护和人群健康保护的责任感。

第一节 概 述

PPT

毒物（toxicant）是指在一定条件下，以较小剂量进入机体后，即可引起（暂时或永久性）功能或器质性损害，甚至危及生命的化学物质。中毒（poisoning）是指机体受毒物作用后引起一定程度损害而出现的疾病状态。

一、生产性毒物的来源和存在形态

生产性毒物是指生产过程中产生并存在于工作场所环境中的毒物。

（一）毒物的来源与接触环节

生产过程中可以出现多种毒物，而同一毒物可能在不同行业或不同生产环节中出现。如甲苯是许多化学反应的重要原料和中间体，是合成苯甲酸的原料；同时也是一种强效有机溶剂，常用于清洗机械零件、塑料制品和电子元件等。

毒物接触有以下环节：原料处理与准备环节，如原料的开采、提炼、运输与贮存，如矿石中可能含有铅（Pb）、汞（Hg）、镉（Cd）、砷（As）等金属和准金属；加工与反应环节，包括辅助产品、中间产品、成品、副产品或废弃物、夹杂物，值得注意的是，在生产过程中还可能存在分解产物或反应，如脲醛树脂在176℃加热能分解释放出甲醛，四氯化碳与明火或灼热金属物体接触时氧化生成光气；成品的处理、包装、贮存与运输环节，如甲苯是挥发性溶剂，常用于溶解和稀释；废物处理环节，如发电厂煤燃烧过程中高温使空气中的氮气和氧气反应形成的氮氧化物；清洁与维护环节，如清洁反应釜时釜壁和空气均含有氯乙烯单体。

（二）毒物在生产环境中存在的形态

在生产环境中，生产性毒物可以固体、液体、气体或气溶胶多种形态存在，即使是同一种生产性毒物，其存在的形态也可能有多种。毒物在生产过程中存在的形态，对于确定毒物进入人体的途径、样品采集方法、毒物浓度测定方法以及制定合理的防护策略均有重要意义。

气态毒物是以气体形式存在的有毒化合物，如一氧化碳、硫化氢、光气等。除了常温常压下为气体的化合物外，固体可以通过升华形成蒸气，如萘在145℃形成萘蒸气；沸点低、蒸气压大的液体也能形成气态毒物，如溴可在常温下蒸发或挥发形成溴蒸气；对易挥发液态物质进行增加暴露面积、加热、搅拌、喷雾、通气及超声处理可加速蒸气的形成。

雾一般指悬浮于空气中的液滴，多由蒸气冷凝或液体喷洒而形成，如硫酸雾、农药雾等。烟是指悬浮在空气中的固体微粒，直径小于 $0.1\mu m$，形成原因为某些金属如铅、铝等在高温下熔融时产生的蒸气在空气中迅速冷凝、氧化。粉尘为较长时间悬浮在空气中的固体微粒，其粒子大小多在 $0.1 \sim 10\mu m$，一般是主要由以下两个原因形成：固体物质经机械粉碎或碾磨；粉状原料、半成品或成品在混合、筛分、运送或包装过程中产生。悬浮在空气中的粉尘、烟和雾统称为气溶胶。

二、生产性毒物进入机体的途径和代谢

在生产条件下，毒物主要经呼吸道、皮肤进入人体。在个人卫生情况不良、食物受毒物污染、呼吸道毒物清除至咽部等情况下，毒物亦可经消化道进入体内，但在职业暴露中较为少见。

（一）毒物进入途径

1. 呼吸道吸入　气体、蒸气及气溶胶形式的毒物均可经呼吸道进入人体，毒作用发挥迅速，主要原因为一般成年人肺泡壁的呼吸膜面积约为 $70m^2$，血供丰富且极薄有利于吸收；此外，毒物未经过肝脏的生物转化过程，可直接通过肺泡进入循环系统并分布到全身。大部分职业中毒是由这种途径进入体内引起的。

气态毒物经呼吸道吸收受多种因素的影响。首先，与毒物在空气中的浓度或分压有关，浓度越高，则毒物在呼吸膜内、外的分压差越大，进入机体的速率就越快。其次，与血气分配系数有关，血/气分配系数是指气体或挥发性液体在血液中的分压与肺泡气中的分压达到平衡时在两相中的浓度之比，该数值越大，表示毒物吸收越快。例如乙醇和二硫化碳的血/气分配系数分别为1600和5，表明乙醇比二硫化碳更易被吸收。第三，与毒物的粒径大小有关，毒物粒径越小，则其吸收量也越多。此外，劳动强度、肺通气量、肺血流量以及劳动环境的气象条件如温度等因素也会影响毒物的吸收。

气态毒物进入呼吸道的深度与其水溶性有关。水溶性较大的毒物如氨，易在上呼吸道被吸收，除非浓度较高，一般不易到达肺泡；水溶性较小的毒物如光气、氮氧化物等，因其水溶性较小，对上呼吸道的刺激较小，易进入呼吸道深部，往往会引起肺水肿。

2. 皮肤吸收　人类皮肤从外到内分为表皮、真皮和皮下组织三层，其中表皮和真皮与毒物的吸收关系较大。表皮是皮肤最外层，它的主要功能是保护内部组织免受外界环境的伤害、调节体温和控制水分流失。表皮主要由角质层、透明层、颗粒层、棘层、基底层组成，其中分子量大于300的物质一般不易透过角质层，脂溶性物质易透过颗粒层，但水溶性物质难以通过该层。真皮位于表皮下方，主要作用为提供支持、感知刺激、供给血液，主要由结缔组织构成，还包含血管、神经末梢、腺体和毛发根等。真皮由乳头层、网状层组成，水溶性毒物到真皮层可以吸收入血。因此，经皮易吸收的毒物常是脂、水两溶性物质，了解毒物的脂/水分配系数有助于初步判断经皮吸收的可能性。

在生产环境中，毒物经皮肤吸收而致中毒的现象也较为常见，如苯的氨基和硝基化合物、有机磷农

药、金属有机化合物（甲基汞）以及有机溶剂等可透过完整皮肤而进入体内。另外，毒物的浓度和黏稠度越高、接触皮肤越薄、接触面积越大、生产环境的温度和湿度越高，毒物经皮吸收的速率越快。

（二）毒物的体内过程

毒物的体内过程主要指毒物在体内的吸收、分布、代谢和排出，也称毒物代谢动力学。

1. 分布 毒物被吸收后，会通过血液循环分布到全身。大部分毒物在体内的分布是不均匀的，更倾向于集中在某些组织器官中，主要取决于其进入细胞的能力以及与器官组织的亲和力。例如，镉集中在肝脏和肾脏中，而一氧化碳则主要集中在红细胞中。在相对集中的组织器官内，毒物的分布还会随着时间的推移而发生动态变化。起初，毒物常分布在血液循环充足且细胞膜通透性较高的组织器官，然后逐渐向血液循环较差的部位移动。

2. 代谢 多数毒物被吸收后，在体内酶特别是肝、肾酶系的作用下发生转化，导致其化学结构发生一定的改变，称毒物的代谢，又称生物转化。毒物在体内的生物转化可分为氧化、还原、水解和结合四类反应。一般而言，生物转化有降低毒性的作用，原因在于它能将亲脂毒物最终变为更具极性和水溶性的物质，进而更容易排出体外，同时降低其通过生物膜的能力。如肝脏中的细胞色素 P_{450} 酶系统可以将许多有机化合物转化为水溶性较高的代谢产物，后者更容易从体内排泄。但也有不少毒物在生物转化过程中反而毒性增强，如联苯胺在体内代谢生成强致癌物 N-羟基芳香胺。

3. 排出与蓄积 毒物可以原形或代谢物的形式从体内排出。一般而言，排出是机体对毒物的一种解毒方式。排出速率对其毒性产生重要影响，如果排出速率较慢，潜在的毒性效应会相对较大。在排出过程中，毒物也可损害排出器官和组织，如镉可引起肾近曲小管损害，汞可导致口腔炎。毒物蓄积系指进入机体的毒物或其代谢产物在一段时间内未能完全排出，逐渐在体内积累的现象。当毒物的蓄积部位与其毒作用部位一致时，易发生慢性中毒。例如，镉在卵巢组织蓄积时，可能导致雌性长期生殖损害；如果蓄积部位与毒作用部位不同，那么这个部位称为该毒物的"储存库"，比如铅在骨骼内蓄积。在储存库中，毒物处于相对无活性状态，在一定程度上可以起到临时保护作用，缓冲毒性危害。然而，在某些生理条件下，如感染或服用酸性药物等，体内的毒物可释放到血液中，成为潜在的危害。

（1）肾脏 是排泄毒物及其代谢物的最有效器官，许多毒物均由此排出。尿中排出的毒物或代谢物的浓度常与血液中的浓度密切相关，所以测定尿中毒物或代谢物水平可间接衡量体内负荷情况，结合临床征象和其他检查，有助于诊断。

（2）呼吸道 气态毒物可从呼吸道以原形排出，例如乙醇、甲苯蒸气等。排出的速率主要与有毒气体的分压差和通气量有关。

（3）消化道 肝脏也是排泄外源物质的重要器官，许多金属毒物可与胆汁结合随粪便排出，因此粪便也可作为测量体内毒物水平的生物材料之一。有些毒物，如铅以胆汁为载体排入肠腔后可被肠腔壁再吸收，形成肝肠循环，增加其在体内的停留时间和蓄积量，可能增加其潜在的毒性。

（4）其他排出途径 一些毒物如汞可以通过唾液腺排出体外；铅、汞、苯、二硫化碳、三硝基甲苯等毒物可以通过乳汁排出；此外，某些毒物如铅还可以穿透胎盘屏障进入胎儿体内。虽然头发和指甲不是排出毒物的主要器官或组织，但一些毒物如铅和砷等可以在其中富集。

三、影响毒物对机体毒作用的因素

接触生产性毒物并非必然导致机体损害，职业中毒的发生是有条件的。毒物对机体造成损害的程度和特点取决于多种因素和条件。

（一）毒物的特性

1. 化学结构 通常，结构类似的毒物毒性相近，如不饱和碳氢化合物，不饱和程度越大，其急性毒性越大，如乙烯毒性高于乙烷。但也存在毒物的化学结构相似但毒性差异较大的情况，如聚乙烯的急性毒性远低于乙烯单体。

2. 理化特性 通常，分散度高、挥发性大、水溶性强的毒物吸入引起全身中毒的危险性大。但对于呼吸系统局部而言，不同有害气体的水溶性差异会导致其在呼吸道中的作用部位与毒性效应不同。

（二）剂量、浓度、作用时间

一般而言，劳动者暴露于生产性毒物的剂量越大、浓度越高、作用时间越长，发生职业中毒的可能性就越大。但任何毒物都必须在体内达到一定量才会引起中毒，这也是制定职业卫生标准的依据之一。

（三）联合作用

1. 毒物间的交互作用 生产环境情况复杂，存在多种毒物暴露的可能，多种毒物的作用可能表现为独立作用、相加作用、增强作用或者拮抗作用。同时，还需要注意生产性毒物与其他来源的毒物之间的联合作用，例如，饮酒者接触苯胺和硝基苯后更容易发生职业中毒。

2. 与其他因素的交互作用 主要是生产环境的气象条件与劳动强度。如在高温环境下，毒物的作用一般会比在常温下更强，这是由于毒物的挥发性增加，机体的呼吸、循环加快，出汗量增加等因素会促进毒物的吸收。当体力劳动强度增大时，机体的氧需也会相应增加，因此对毒物的吸收也会更多。

（四）个体敏感性

相同剂量的毒物对不同个体的作用存在差异，这种差异的影响因素包括但不限于性别、年龄、生理变动期、健康状况、营养状况、内分泌以及免疫状态。个体是否中毒也与某些遗传性缺陷有关，例如，蚕豆病患者缺乏葡萄糖 – 6 – 磷酸脱氢酶，因此对氧化性化学物如苯胺和萘非常敏感，易出现以溶血性贫血为主要表现的职业中毒。

四、职业中毒

职业中毒（occupational poisoning）是指劳动者在生产过程中由于接触生产性毒物而引起的中毒。

（一）主要临床类型

1. 急性中毒 是指毒物一次或短时间内（几分钟至数小时）大量进入人体后引起的中毒，如急性一氧化碳中毒，往往以突发公共卫生事件的形式呈现。

2. 慢性中毒 是指少量毒物长期进入人体而引起的中毒，一般这种毒物有蓄积性，如慢性铅、汞、镉中毒，多以慢性职业病的形式出现。

3. 观察对象（接触反应者） 毒物或其代谢产物在体内超过正常范围，但无该毒物特有的临床表现时，一般被纳为职业中毒的观察对象，如尿汞增加但无症状的劳动者。

（二）主要临床表现

职业中毒可累及全身各个系统，临床表现是发现职业中毒的初步线索与重要依据。大多数毒物职业中毒均有特征性表现，毒性大的毒物一般表现为急性中毒，蓄积性强的小剂量毒物一般表现为慢性中毒。值得注意的是，同一毒物的急性毒性与慢性毒性表现可能有所不同，如急性苯中毒主要影响中枢神经系统，而慢性苯中毒则主要引起造血系统损害。

1. 神经系统 引起神经系统损害的常见生产性毒物有金属、准金属及其化合物、窒息性气体、有机溶剂和农药等。根据一般症状，引起认知障碍的一般毒物有铅、铝、汞，引起感觉和运动障碍的有铅、汞、正己烷、有机磷农药，引起帕金森样症状的有一氧化碳、锰，引起中毒性脑病与脑水肿的有铅、汞、窒息性气体、有机磷农药。

2. 呼吸系统　引起损害的常见毒物主要为刺激性气体和致敏物。会引起呼吸道炎症的毒物有氯气、光气、氮氧化物、二氧化硫、硫酸二甲酯等，可进一步导致化学性肺炎、化学性肺水肿及成人呼吸窘迫综合征（ARDS）；引发过敏性哮喘的有甲醛、镍、二异氰酸甲苯酯（TDI）；引起呼吸道肿瘤的有砷、氯甲醚类、铬。

3. 血液系统　血液是重要的中毒生物监测样本。血细胞是机体内更新较快的细胞，因此许多毒物前期中毒能体现在血细胞的变化上，可以为职业中毒提供早期警示。如低色素性贫血多见于铅中毒，溶血性贫血多见于砷化氢、萘、锑化氢、甲硫醇等中毒，高铁血红蛋白血症多见于苯的氨基和硝基化合物、亚硝酸盐、氯酸盐、苯肼等中毒；骨髓造血功能损伤多见于苯、三硝基甲苯中毒。

4. 消化系统　消化系统功能是作为外来化学物吸收、生物转化、排出和肝肠循环的场所。引起口腔炎或牙齿酸蚀症的毒物有汞、酸雾，引起胃肠炎与腹绞痛的毒物有铅、汞、三氧化二砷、有机磷农药，引起急性或慢性中毒性肝病的毒物有四氯化碳、氯仿、砷化氢、三硝基甲苯等。

5. 泌尿系统　职业中毒引起的泌尿系统损害大致有以下三种，即中毒性肾病、中毒性泌尿道损害及泌尿道肿瘤，其中以第一种类型较多见。尿中的生物标志物如碱性磷酸酶、γ-谷氨酰转移酶、N-乙酰-β-氨基葡萄糖苷酶、尿金属硫蛋白、尿β_2-微球蛋白等，常作为检测肾脏损害的重要指标。

6. 循环系统　引起损害的常见毒物为金属毒物和有机溶剂。例如，镍会导致心功能降低和房室传导阻滞；亚硝酸盐会引起血管扩张，从而导致血压下降；一氧化碳和二硫化碳能增加冠心病的发病风险。

7. 皮肤　职业性皮肤病占职业病总数的 40%～50%。其致病因素种类繁多，其中化学因素占 90%以上。如职业性刺激性皮炎可由酸、碱、有机溶剂、石油产品引起，光敏性皮炎可由沥青、煤焦油、油漆等引起，职业性痤疮可由矿物油类、卤代芳烃化合物、沥青、多氯联苯等引起，职业性皮肤溃疡可由铬、砷、铍盐、强酸、强碱引起，职业性疣赘可由沥青、焦油、页岩油、石棉等引起，职业性皮肤癌可由砷、煤焦油等引起。部分生产性毒物具有特征性的皮肤损害，可以作为诊断的参考。

8. 其他　刺激性气体可引起角膜、结膜炎，腐蚀性化合物可使角膜和结膜坏死、糜烂，三硝基甲苯、二硝基酚可致白内障，甲醇可致视神经炎、视网膜水肿、视神经萎缩甚至失明；氟可引起氟骨症，黄磷可以引起下颌骨破坏、坏死，吸入氧化锌、氧化镉等金属烟尘可引起金属烟热。

（三）职业中毒的诊断

职业中毒是我国最常见的法定职业病种类，根据《中华人民共和国职业病防治法》综合分析下列因素：患者的职业史、职业病危害接触史和工作场所职业病危害因素情况、临床表现以及辅助检查结果等。诊断证明书应当由参与诊断并取得职业病诊断资格的执业医师签署，最后经承担职业病诊断的医疗卫生机构审核盖章。下列四个因素应重点关注。

1. 职业史与职业病危害接触史　目的是准确诊断和评估患者是否接触毒物、毒物种类以及程度。首先需要仔细询问患者的职业史，包括目前从事的工作岗位、工作年限、接触的毒物种类、所用的生产工艺、使用的操作方法以及采取的防护措施。同时还要了解患者过去的工作经历，包括曾在部队服役、再就业情况、打工经历以及兼职史等。

2. 危害因素现场调查　是职业病诊断的重要参考依据，目的是确认患者是因为工作环境受到生产性毒物作用而产生健康损害。内容主要包括患者所在岗位的生产工艺过程、可能存在的职业性有害因素、生产环境空气中有害物质的浓度、个体防护和个人卫生情况等。

3. 临床表现　职业中毒一般都具有特征性的症状与体征，但要注意临床症状的出现应该在毒物接触之后，同时要排除生活毒物与非职业性疾病所导致的症状和体征。

4. 实验室检测　是职业中毒诊断的主要客观依据。因此，生物标志物的选取极为重要。目前我国职业卫生标准中主要为接触性生物标志物，如血铅、尿酚、发汞等；其次为效应性生物标志物，反映毒作用效应，如有机磷农药中毒的全血胆碱酯酶水平、血常规、肝功能以及某些酶活力的改变。

（四）职业中毒的应急处置和临床治疗原则

急性职业中毒的应急处置是突发公共卫生事件控制的重要环节，可参考以下步骤。

1. 及时报告 第一时间拨打属地的急救电话和职业卫生管理部门电话。

2. 做好防护 急性职业中毒的现场可能有很多有害物质，应充分保证处置者的安全，如戴手套、呼吸防护器以及穿合适的防护服等。

3. 转移患者 将患者迅速转移到远离危险区域的安全地点，避免进一步接触有害物质，如对氯气中毒患者应尽快将其移至上风向或空气新鲜的场所。

4. 保持生命体征 首先应确保患者的呼吸道通畅，如果患者有呼吸困难或窒息的症状，应进行急救呼吸支持，如人工呼吸或使用呼吸器。应重点维持保护中毒者的心、肺、脑、眼的功能。对重症患者，应严密注意其意识状态、瞳孔、呼吸、脉率、血压。若发现呼吸、循环有障碍，应及时进行复苏急救，具体措施与内科急救原则相同。

5. 清除污染 如果有害物质接触患者的眼睛或皮肤，应立即进行紧急冲洗。用大量清水冲洗眼睛或受污染的皮肤区域，可使用应急喷淋和洗眼器等设备。若污染物遇水能发生化学反应，应先用干布抹去污染物后，再用水冲洗。若患者衣服、皮肤被毒物污染，应立即脱去污染的衣物。

6. 院内处理 患者到达医院后，如发现现场紧急清洗不够彻底，则应进一步清洗。对气体或蒸气吸入中毒者，可给予吸氧；对经口中毒者，应立即催吐、洗胃或导泻，阻断毒物的进一步吸收；对症处理，保护体内重要器官的功能。

7. 针对性的解毒排毒 解毒剂主要分为以下五类：①螯合剂，主要有依地酸二钠钙（$CaNa_2$ – EDTA）、二乙烯三胺五乙酸（DTPA）、二巯基丙醇（BAL）、二巯基丁二酸钠（Na – DMSA）等，主要用于治疗金属类（如铅、汞、砷、锰等）毒物中毒；②氰化物中毒解毒剂，如亚硝酸钠 – 硫代硫酸钠，主要用于救治氰化物、丙烯腈等急性中毒；③还原剂，常用的有美蓝（亚甲蓝），用于治疗急性苯胺、硝基苯类中毒；④有机磷农药中毒解毒剂，主要有阿托品、氯解磷定、碘解磷定等；⑤氟乙酰胺中毒解毒剂，常用的有乙酰胺等。关于何处可获得急救药品，可查询中国疾病预防控制中心职业卫生与中毒控制所相关网址。

若为慢性中毒，应注意职业中毒的早期发现、诊断和处理，中毒患者应尽早脱离接触有害物质。可以使用特效解毒剂，根据慢性中毒的常见症状，如神经类症状、精神症状、周围神经损害、白细胞减少、接触性皮炎及慢性肝、肾病变等，进行对症治疗。此外，适当的营养和休息也有助于患者的康复。治疗后，对患者应进行劳动能力鉴定，并做出合理的工作安排。

（五）职业中毒的预防

1. 根除毒物 通过从生产工艺中消除毒物，使用无毒或低毒物质替代有毒物质，从根本上预防职业中毒。

2. 降低毒物浓度 采取措施降低空气中的毒物浓度，使其达到或低于卫生限值。可通过技术革新、工艺改造、通风排毒以及合理的建筑布局来改善作业环境。

知识链接

PC – TWA、PC – STEL、MAC 的含义

生产性毒物的职业接触限值中，常用的如下。

1. 时间加权平均容许浓度（permissible concentration – time weighted average，PC – TWA） 以时间为权数规定的 8 小时工作日、40 小时工作周的平均容许接触浓度。

2. 短时间接触容许浓度（permissible concentration – short term exposure limit，PC – STEL） 在实际测得的 8 小时工作日、40 小时工作周平均接触浓度遵守 PC – TWA 的前提下，容许劳动者短时间（15 分钟）接触的加权平均浓度。

3. 最高容许浓度（maximum allowable concentration，MAC） 在一个工作日内、任何时间、工作地点的化学有害因素均不应超过的浓度。

- -

3. 加强个体防护与个人卫生 个体防护是预防职业中毒的最后一道防线。根据不同的作业要求，提供适当的防护服、防护手套、防护眼镜和呼吸防护器。车间内应设立个人卫生设施。同时，应实施有毒作业保健措施和合理的作业制度，增强作业者的身体素质，提高抵抗疾病的能力。

4. 严格安全卫生管理 要及时维护和管理生产设备，防止跑、冒、滴、漏。各种防毒措施必须与必要的规章制度相辅相成，职业卫生的健康宣传教育也必不可少。

5. 落实职业卫生服务 定期监测作业场所空气中的毒物浓度。为接触有毒物质的职工进行上岗前、在岗中、离岗后体检，排除存在职业禁忌证的人员。及早发现职业中毒并及时处理。

第二节　金属和准金属中毒

PPT

一、概述

（一）定义及一般特性

重金属指密度大于 $4.5g/cm^3$ 的金属，如铅、汞、镉、铊、锰等，广泛应用于传统工业生产。一般而言，重金属容易在人体内蓄积，对健康的远期影响较大。轻金属指相对密度小于 $4.5g/cm^3$ 的金属，如铝、镁、钙、钛等，广泛用于汽车制造、航空航天、电子设备、建筑材料等。准金属指具有部分金属特性的元素，位于元素周期表中金属与非金属之间的过渡区域，同时具有金属和非金属的性质，包括硼、硒、锗、砷等，是制造光电设备、半导体材料的关键元素。

生产环境中的金属和准金属可以纯元素或合金形式存在，这时金属以纯原子形式存在，如镍铬合金；也可以金属化合物形式存在，如金属和准金属无机化合物（盐类、氧化物、碳化物、氢化物）、金属络合物以及有机金属化合物等。在生产过程中，上述金属和准金属可以固态、液态和气态形式存在。

（二）体内过程

以气溶胶形式经呼吸道进入人体是金属或准金属职业中毒的主要途径，空气动力学直径低于 $5\mu m$ 的气溶胶还可穿过肺泡，经肺淋巴管进入血液循环，呼吸道对金属的吸收率与金属的溶解性有关。有机金属化合物如四乙基铅、有机汞、有机锡等，因具有脂溶性，也可通过皮肤吸收，这也是职业中毒的重要原因之一。金属与准金属在体内不易降解，容易转变为其原价态或形成化合物，增加其毒性，如汞在体内能被氧化为二价汞，毒性提升。金属与准金属多经肾脏排出，如铅、汞、镉、砷等，有些还可经唾液、汗液、乳汁、毛发等排出体外。

（三）生物标志物及特殊解毒剂

多数重金属容易在体内蓄积，同一金属在体内不同组织中的存留时间可能差异较大，如铅在血液中存留时间约为 30 天，而在骨骼内却长达 20 年。因此，上述组织的重金属以及它的体内化合物也可以作为接触生物标志物，且不同组织浓度之间的差异大小可以反映接触毒物时间的长短。一般情况下，金属和准金属可与体内的巯基结合形成稳定复合物而发挥生物学作用。如金属硫蛋白富含巯基，一方面能起到一定程度的解毒作用，另一方面体内金属硫蛋白活性可以作为效应生物标志物来判断中毒的程度。络合剂可与金属和准金属离子以配位键结合形成无毒的络合物而排出体外，在体内也可与敏感的配体竞争结合金属和准金属，因此常作为金属中毒的特效解毒剂。常用的络合剂有两种，分别为氨羧络合剂和巯基络合剂。氨羧络合剂含氨基多羧酸基团，能与多种金属离子络合，如依地酸二钠钙、二乙烯三胺五乙酸。巯基络合剂可与金属结合进而保护人体的巯基酶系统，如二巯基丙醇（用于砷、汞、锑中毒）、二巯基丙磺酸钠（用于汞、砷、铜、锑中毒）、二巯基丁二酸钠（用于锑、铅、汞、砷、铜中毒）、β-巯乙胺（用于治疗铅、铊中毒）。

二、铅 🅔 微课1

（一）理化特性

铅（lead，Pb）为灰白色重金属，熔点327℃，沸点1620℃。加热至400～500℃时有大量铅蒸气逸出，在空气中迅速氧化成氧化亚铅（Pb_2O），并凝集成铅烟。随着熔铅温度升高，可逐步生成多种铅的氧化物。各种铅化合物在水中的溶解度不同，金属铅不溶于水，但铅遇水和CO_2可生成碳酸铅；铅氧化物都以粉末状态存在，并易溶于酸。铅的原子量高，阻挡电离辐射的能力较强。

（二）接触机会

铅为人类最早使用的金属之一，在工业中的用途广，接触人数众多，因此铅中毒曾为最常见的职业中毒。生产过程中，铅及其化合物主要以粉尘、烟或蒸气的形式污染生产环境，所以呼吸道吸入是主要中毒途径，其次是消化道。铅的职业接触机会主要如下。

1. 铅矿开采及冶炼 主要存在于含铅矿石开采，如方铅矿（硫化铅）、碳酸铅矿（白铅矿）、硫酸铅矿的开采过程中；铅冶炼，包括混料、烧结、还原和精炼等环节。

2. 熔铅作业 铅蓄电池的电极制造与焊接，废弃电子产品回收，制造含铅耐腐蚀化工设备、管道、构件等，火车轴承挂瓦、桥梁工程、船舶制造与拆修等。

3. 含铅化合物使用 铅蓄电池液；制药、化工工业，油漆、颜料、搪瓷原料；塑料稳定剂，杀虫剂、除草剂等。

（三）中毒表现

在工业生产中，急性铅中毒的情况已经十分罕见。急性铅中毒主要表现为胃肠道症状，如恶心、呕吐和腹痛等，少数病例可能出现中毒性脑病。目前，职业性铅中毒大多数为慢性中毒，主要以神经系统、消化系统、血液和造血系统渐进性损害为主要临床特征。

1. 神经系统 类神经症是铅中毒的早期和常见症状，表现为头晕、头痛、乏力、失眠、多梦、记忆力减退等，严重者可出现中毒性脑病，表现为头痛、谵妄、抽搐、嗜睡、昏迷等症状，可导致死亡。铅可导致周围神经病，该病分为运动型、感觉型和混合型，肌电图检查可见运动和感觉神经传导速度减慢。运动神经损伤表现为四肢伸肌瘫痪，产生"腕下垂"与"足下垂"；感觉神经障碍表现为肢端感觉异常，四肢末端呈手套、袜套样感觉障碍。

2. 消化系统 口内有金属味、食欲缺乏、恶心、腹隐痛、腹胀、腹泻或便秘等症状。中等及重症病例可发生腹绞痛，此为铅中毒的典型症状之一，多在便秘后发生，表现为突发性剧烈绞痛，每次持续数分钟以上，常发生在脐周围，固定压痛点不明显，发作者多伴有呕吐、面色苍白、烦躁、多汗，以手按腹可稍缓解，肠鸣减弱。

3. 血液和造血系统 铅会引起卟啉代谢障碍，外周血常规呈低色素性正常细胞型贫血，嗜碱性点彩红细胞、网织红细胞增多。

4. 泌尿系统 铅会导致肾脏受损，伴有氨基酸尿、糖尿和磷酸盐尿，少数较重患者可出现蛋白尿，尿中有红细胞、管型及肾功能减退。

5. 其他 铅中毒患者因贫血，面部一般呈灰白色；口腔卫生不佳者，在齿龈与牙齿交界边缘可出现由硫化铅颗粒沉淀形成的暗蓝色线，即铅线，现在已少见；铅还可致男性和女性的生殖能力下降。

知识链接

铅对血红素合成的作用

血红素的合成过程是在体内一系列酶的作用下完成的。铅能抑制 δ - 氨基 - γ - 酮戊酸脱水酶（ALAD）和血红素合成酶。ALAD 受抑制后，δ - 氨基 - γ - 酮戊酸（ALA）形成胆色素原的过程受阻，使血 ALA 增加，由尿排出。血红素合成酶受抑制后，二价铁离子无法与原卟啉结合，血红素生成障碍，同时红细胞游离原卟啉（FEP）增加，体内的锌离子被络合于原卟啉区，体内锌原卟啉（ZPP）数量上升。因此，低血红素性贫血、尿 ALA 水平上升、ZPP 水平上升是铅中毒的重要特征。

（四）诊断

按照我国现行《职业性铅及其无机化合物中毒诊断标准》（GBZ 37—2015），在调查清楚确切的铅职业接触史，以神经、消化、造血系统损害为主的临床表现以及有关实验室检查结果的基础之上，排除其他原因引起的类似疾病后，可进行慢性铅中毒的诊断分级。

1. 慢性轻度中毒 见于以下情况。

（1）血铅或尿铅指标达到表 3-1 中的诊断下限值，且具有下列一项表现者：①红细胞锌原卟啉指标达到表 3-1 中的诊断下限值；②尿 δ - 氨基 - γ - 酮戊酸达到表 3-1 中的诊断下限值；③有腹部隐痛、腹胀、便秘等症状。

（2）络合剂驱排后尿铅≥3.86μmol/L（800μg/L）或 4.82μmol/24h（1000μg/24h）者，可诊断为轻度铅中毒。

2. 慢性中度中毒 在轻度中毒的基础上，具有下列一项表现者：①腹绞痛；②贫血；③轻度中毒性周围神经病。

3. 慢性重度中毒 在中度中毒的基础上，具有下列一项表现者：①铅麻痹；②中毒性脑病。

表 3-1 慢性铅中毒诊断参考值

检测指标	正常参考值	诊断下限值
血铅 μmol/L（μg/L）	0.97（200）	2.90（600）
尿铅 μmol/L（μg/L）	0.12（25）	0.58（120）
血锌原卟啉 μmol/L（μg/g Hb）	1.34（6）	2.91（13）
血原卟啉 μmol/L（μg/L）	1.34（750）	3.56（2000）
尿 δ - 氨基 - γ - 酮戊酸 μmol/L（μg/L）	22.9（3000）	61.0（8000）

（五）处理与治疗

1. 急救 急性经口中毒者，立即清水洗胃或用1%硫酸镁或硫酸钠洗胃，以形成难溶性化合物抑制铅吸收。洗胃后给予50%硫酸镁溶液40ml导泻。也可给予牛奶或蛋清以保护胃黏膜。

2. 对症及支持治疗 腹绞痛发作时，可静脉注射葡萄糖酸钙或皮下注射阿托品；适当休息，合理营养、补充维生素等。

3. 驱铅治疗 推荐血铅超过800μg/L且有明显铅中毒临床表现的患者才使用络合剂进行驱铅治疗。

驱铅治疗常用依地酸二钠钙、二巯基丁二酸钠注射及二巯基丁二酸（DMSA）胶囊口服。一般 3~4 天为一疗程，两疗程间隔停药 3~4 天，以防止体内血钙降低及其他元素排出过多。所用剂量及疗程应根据患者临床表现、用药后尿铅的排出量等具体情况并结合药物的品种而定。轻度铅中毒治疗一般不超过 3~5 个疗程。

劳动能力鉴定按《劳动能力鉴定 职工工伤与职业病致残等级》（GB/T 16180—2014）处理。应注意，若仅表现以感觉障碍为主的周围神经病，有深感觉障碍的定为七级伤残，出现运动障碍者最低为八级伤残，只有浅感觉障碍的定为九级伤残。

（六）预防

1. 有中度贫血、卟啉病或多发性周围神经病等职业禁忌证者，不得参加接触铅作业。妊娠和哺乳期妇女应暂时调离铅作业。

2. 以无害化原料替代铅是防止铅中毒的根本措施，如用锌钡白、钛钡白代替铅白制造油漆，用铁红代替铅丹制造防锈漆，用硬脂酸锌代替硬脂酸铅作为塑料的添加剂。

3. 如果无法完全消除铅的存在，可针对生产过程采取以下措施。

（1）开采、爆破、粉碎、筛选等过程应尽量采用湿式作业，生产过程机械化、自动化、密闭化。如铅熔炼用机械浇铸代替手工操作，蓄电池制造采用铸造机、涂膏机、切边机等，以减少铅尘飞扬；加强通风，如熔铅设备可设置吸尘排气罩，抽出烟尘需净化后再排出；控制熔铅温度，减少铅蒸气逸出。

（2）加强个体防护和卫生操作制度。铅作业工人应穿工作服，戴滤过式防尘、防烟口罩。严禁在车间内吸烟、进食，注意饭前洗手，下班后淋浴。对铅作业人员进行定期的职业卫生健康教育。

（3）定期监测车间空气和及时进行设备检修。根据国家职业接触限值《工作场所有害因素职业接触限值 第 1 部分：化学有害因素》（GBZ 2.1—2019）规定：车间铅烟的 PC-TWA 为 $0.03\,mg/m^3$，铅尘的 PC-TWA 为 $0.05\,mg/m^3$。

4. 对铅作业工人进行定期体检，对血和尿中的生物标志物进行监测。铅接触 3 周以上就可以测定血铅作为生物接触限值，铅作业工人血铅上限为 $2.0\,\mu mol/L$（$400\,\mu g/L$），一旦超过该限值，应引起关注。

三、汞

情境导入

情境：18—19 世纪，英国制帽工人通常都会出现口齿不清、浑身颤动、易怒、多疑、沮丧等各种奇怪症状，那时甚至还有一句人尽皆知的谚语——"as mad as a hatter"（疯如帽匠）。除了精神紊乱外，他们还会不由自主地全身颤动，称"疯帽颤"（hatter's shakes）。这一切的原因在于，在那个年代想要获得一顶溜光水滑的帽子，就需要用硝酸汞来处理皮毛。这种橙色液体能使皮子和软毛分离，并使软毛变得平滑光亮。在封闭的工厂内，工人因常年近距离接触挥发出的汞蒸气，出现慢性汞中毒。

思考：

1. 慢性汞中毒的典型症状有哪些？

2. 制帽工人是如何中毒的？

3. 如何预防这种中毒？

（一）理化特性

汞（mercury，Hg）呈现银白色，为常温、常压下唯一以液态形式存在的金属，熔点 -38.9℃，沸点 356.6℃，易溶于类脂质，不溶于水，在常温下即能蒸发，蒸气相对密度 6.9，多沉积在空气下方。

表面张力大，易流动，散落后易形成大量小汞珠，增加蒸发的表面积，汞蒸气易被墙壁或衣服吸附，形成持续污染车间空气的二次来源。汞可与金、银等重金属生成汞合金（汞齐）。汞易与人体内蛋白特别是含巯基的酶结合，从而改变其结构和功能。

（二）接触机会

汞的使用可以追溯到三千多年前，辰砂（硫化汞）被古人用作装饰、涂料及药材。在生产过程中，金属汞主要以蒸气形式经呼吸道进入人体。汞蒸气具有高度弥散性和脂溶性，易于透过肺泡壁吸收，吸收率达75%～85%。汞的化合物如甲基汞、二甲基汞、氯化汞可以经皮肤吸收。汞的职业接触机会主要如下。

1. 汞矿的开采和金属冶炼　如含汞金属矿石的提炼和精炼，汞齐法提炼金、银等贵重金属，含汞电子设备的回收处理。

2. 仪器设备应用　如高温温度计、热电偶、血压计、气压表、节能灯、水银灯，军工生产用雷汞作起爆剂，原子能工业中用汞作为钚反应堆冷却剂。

3. 化学工业　目前占我国汞应用的一半以上，主要将汞用作阴极电解食盐，生产氯气和烧碱；塑料、染料工业中用硫酸汞作催化剂。

4. 医药行业　口腔科以银汞合金为重要牙科材料，氧化汞、氯化汞、硫化汞、硝酸汞等用于医疗和药物制造，铬酸汞用于杀虫、杀菌和防腐剂。

（三）中毒表现

汞中毒分为急性汞中毒和慢性汞中毒，在生产过程中均可能发生，一般来说，急性汞中毒多由于短时间吸入高浓度汞蒸气而发生，也可由误服可溶性汞盐造成，多属意外。慢性汞中毒则有多种可能。

1. 急性汞中毒　急性呼吸道汞中毒以肺部症状为主，主要表现为发热、咳嗽、胸闷、气短，可随严重程度进展为化学性肺炎、肺水肿、急性呼吸窘迫综合征；较多中毒者出现牙龈红肿、酸痛、糜烂、出血、牙根松动等症状；也有头痛、头晕、乏力、失眠、发热等中枢神经系统症状；部分病例存在肾损害、后期肝损害；皮肤接触一般症状较轻，皮肤多呈现泛发性红斑、丘疹或斑丘疹，可融合成片。

2. 慢性汞中毒　易兴奋症、震颤、口腔－牙龈炎为慢性汞中毒的三大典型临床症状。

（1）神经系统损伤　中枢神经方面，汞中毒的最早期表现为类神经症，如易兴奋、激动、焦虑和情绪波动，也伴有头晕、乏力、头痛、记忆力减退、多梦等神经衰弱综合征，甚至出现中毒性精神病。运动神经方面，意向性震颤是汞中毒的典型症状，开始时表现为小肌群如手指、舌尖、眼睑的细小震颤，多在休息时发生；进一步发展成前臂、上臂粗大震颤，也可伴有头部震颤和运动失调，严重时发展为粗大的震颤并波及全身。此种震颤为意向性震颤，其特点为震颤于动作开始时发作，并在动作过程中加重，动作完成后停止，特别是有意识去控制时，震颤程度通常更加明显；随着病情进展，中毒者会出现类似于帕金森病震颤、共济失调、动作迟缓等症候群，后期可出现幻觉和痴呆。感觉神经方面，部分患者会出现双下肢沉重、四肢麻木烧灼感、四肢呈手套、袜套样感觉等异常症状。

（2）口腔－牙龈炎　慢性汞中毒最初表现为流涎、糜烂、溃疡、牙龈肿胀、酸痛和易出血。随着病情进展，牙龈会出现萎缩，牙齿变得松动甚至脱落。若口腔卫生不良，牙龈可能出现暗黑色的汞线。

（3）其他损害　汞中毒的视力损害，为双侧向心性视野缩小，而中心视力可保持正常，重者可呈管状视野；肾脏损害，表现为低分子蛋白尿、氨基酸尿、尿液中出现管型和红细胞等异常，最终引起肾衰竭；胃肠功能紊乱，主要表现为恶心、呕吐、腹痛、腹泻；精子畸形与月经紊乱；脱发和皮肤炎症。

（四）诊断

按照我国现行《职业性汞中毒诊断标准》（GBZ 89—2007），调查清楚确切的汞职业接触史、相应的临床表现及实验室检查结果，参考职业卫生学调查资料，进行综合分析，排除其他病因所致类似疾病后，可诊断。

1. 观察对象　长期接触（一般6个月）汞后，尿汞超过职业接触限值（20μmol/mol肌酐，35μg/g肌酐），无慢性汞中毒临床表现者。

2. 急性中毒

（1）轻度中毒　短期内接触大量汞蒸气，尿汞增高，出现发热、头晕、头痛、震颤等全身症状，并具有下列一项者：①口腔–牙龈炎和（或）胃肠炎；②急性支气管炎。

（2）中度中毒　在轻度中毒的基础上，具有下列一项者：①间质性肺炎；②明显蛋白尿（尿蛋白"＋＋"以上）。

（3）重度中毒　在中度中毒的基础上，具有下列一项者：①急性肾功能衰竭；②急性中度或重度中毒性脑病，表现为小脑病变或癫痫大发作或类精神分裂症。

3. 慢性中毒

（1）轻度中毒　在长期接触汞作业的情况下，具备以下五项表现之三项即可判断：①神经衰弱综合征；②口腔–牙龈炎；③手指震颤，可伴眼睑、舌或手指震颤；④近端肾小管功能障碍，如尿低分子蛋白含量增高；⑤尿汞增高。

（2）中度中毒　在轻度中毒的基础上，具备下列一项者：①性格情绪改变；②上肢粗大震颤；③明显肾脏损害。

（3）重度中毒　慢性中毒性脑病，主要表现为小脑共济失调或中毒性精神病。

如需劳动能力鉴定，按GB/T 16180—2014处理。

（五）处理与治疗

1. 急性中毒处理治疗原则　包括如下。①迅速脱离现场，脱去污染衣服，静卧，保暖。②驱汞治疗：二巯基丙磺酸钠125~250mg，肌内注射，每4~6小时一次，2天后125mg，每天一次；也可用二巯基丁二酸钠驱汞。③对症处理：营养神经，支持疗法。

2. 慢性中毒处理治疗原则　包括如下。①脱离汞接触。②进行驱汞治疗和对症处理：驱汞治疗的首选药物是二巯基丙磺酸钠和二巯基丁二酸钠。当诊断为肾损害后，尿量在≤400ml/d以下者不宜使用二巯基丙磺酸钠、二巯基丁二酸钠和二巯基丁二酸，但可用青霉胺治疗。③对症处理：同急性中毒。

（六）预防

1. 职业禁忌证　患有明显口腔疾病，肝、肾疾病，胃肠道器质性疾患，精神神经性疾病等应列为职业禁忌证，均不宜从事接触汞的作业。妊娠和哺乳期女工应暂时脱离汞作业。

2. 以无毒或低毒原料替换汞　如电解食盐采用离子膜电解代替汞作阴极的电解，用硅整流器代替汞整流器，用电子仪表、气动仪表代替汞仪表。

3. 改进工艺和生产过程

（1）接触汞作业的生产过程自动化、密闭化，减少劳动者的直接接触机会。

（2）加强通风排毒措施：涉及汞的灌注和分装等的操作，应在通风柜内进行，以确保汞蒸气能够及时被抽走。

（3）改善车间环境：为了防止汞的污染和沉积，应使用不吸附汞的光滑材料来铺设车间的地面、墙壁、天花板和操作台等表面。此外，操作台和地面应具备一定的倾斜度，以方便清扫和冲洗，底部也应设置贮水的汞吸收槽，可用$1g/m^3$的碘加乙醇点燃熏蒸除汞。对车间内的含汞蒸气，可以使用碘化或氯化活性炭等吸附剂进行净化处理，以降低汞蒸气的浓度。

4. 定时进行车间空气汞浓度监测，做好工人的健康宣教　根据国家职业接触限值《工作场所有害

因素职业接触限值 第1部分：化学有害因素》（GBZ 2.1—2019）规定：车间金属汞蒸气 PC – TWA 为 0.02mg/m³，PC – STEL 为 0.04mg/m³；有机汞化合物 PC – TWA 为 0.01mg/m³，PC – STEL 为 0.03mg/m³。

5. 加强个人防护，建立卫生操作制度 进行接触汞的操作时，应穿戴适当的工作服，并佩戴防毒口罩或使用经过 2.5% ~ 10.0% 碘处理的活性炭口罩。工作服应定期更换、清洗除去汞，严禁将工作服带出车间。下班后和饭前应洗手和漱口，严禁在车间内进食、饮水或吸烟。汞作业工人每年应坚持健康体检，查出汞中毒的患者应尽早调离接汞作业岗位并进行驱汞治疗。

四、其他金属和准金属

（一）锰

锰（manganese，Mn）为浅灰色金属，熔点1246℃，溶于低浓度酸。在生产环境中，锰及其化合物主要以粉尘、烟的形式经呼吸道吸入。

锰的职业接触机会主要包括：矿石冶金行业，包括锰矿石开采、粉碎、运输、加工、炼钢及锰合金制备；制造与使用电焊条，使用含有锰或锰铁的焊条进行电焊，电焊过程中产生的锰烟尘吸入；动力电池、普通锌 – 锰电池的制造；医学领域，用作消毒剂、制药氧化剂；化工行业的催化剂；印染行业的色料、氧化剂等。

急性锰中毒罕见，主要因吸入高浓度氧化锰烟雾引起，表现为急性腐蚀性胃肠炎或刺激性支气管炎、肺炎。中毒后，可立即用温水洗胃，口服牛奶和氢氧化铝凝胶保护消化道，对锰烟雾引起的"金属烟热"可给予抗炎药物，使用氧疗缓解呼吸困难，适当服用止咳药物来缓解咳嗽症状。

慢性锰中毒多见，一般在接触锰烟尘 3 ~ 5 年或更长时间发病，主要表现为类神经症、锥体外系症状与精神障碍。按照我国现行《职业性慢性锰中毒诊断标准》（GBZ 3—2006），慢性锰中毒观察对象一般具有以下症状表现：类神经症症状，表现为头晕、头痛、疲乏、睡眠障碍、健忘等；自主神经紊乱，表现为食欲减退、流涎、多汗、心悸、性欲减退；感觉运动异常，表现为肢体疼痛，下肢无力和沉重感。轻度中毒在观察对象的症状基础之上，表现为不稳定性肌张力增高，手指明显震颤，并有对周围事物缺乏兴趣或易激动、多语、欣快感等兴奋症状表现。中度中毒在轻度中毒的基础之上出现恒定的四肢肌张力增加，常伴有静止性震颤。重度中毒在中度中毒的基础之上表现为锥体外系明显损害或严重精神障碍。

慢性锰中毒患者可用依地酸二钠钙或二巯基丁二酸进行驱锰治疗，出现震颤性麻痹可用左旋多巴及金刚烷胺治疗。正常人尿锰上限为 0.18 ~ 0.55μmol/L，血锰正常上限为 0.15 ~ 1.22μmol/L。

凡诊断为慢性锰中毒患者，不宜继续从事锰作业。需要进行劳动能力鉴定者，按 GB/T 16180 处理。

锰中毒的预防途径与铅中毒的预防途径类似。锰及其无机化合物的车间空气 PC – TWA 为 0.15mg/m³，PC – STEL 为 0.45mg/m³。

（二）砷

砷（arsenic，As）是一种广泛存在的准金属元素，自然界中单纯形态砷罕见，多以砷的氧化物（如三氧化二砷，俗称砒霜）和盐类形式伴生于各种黑色或有色金属矿中。单体砷熔点817℃，613℃升华，其蒸气具有大蒜臭味，不溶于水，溶于硝酸和硝基盐酸（王水），在潮湿空气中易氧化。含砷矿石、炉渣遇酸或受潮及含砷金属用酸处理时可产生剧毒砷化氢。职业性砷中毒主要由呼吸道吸入所致，吸收入血的砷化合物可以分布到全身各组织和器官，主要沉积于肝、肾、肌肉、骨、皮肤、指甲和毛发。

砷的职业接触涉及行业广泛，除了含砷矿石的开采、冶炼、提纯外，历史上用于木材防腐处理（铬酸铜砷）及制造杀虫剂（甲基砷酸钠与甲基砷酸二钠）、除草剂、颜料（如醋酸亚砷酸铜）等，因其毒性较大，近年来已陆续禁用。目前主要用于合金材料（砷铅合金子弹头）、半导体材料（砷化镓、砷化铟）、医药等领域。

砷中毒可分为急性砷化氢中毒、急性砷及其化合物中毒、慢性砷及其化合物中毒。

1. 急性砷化氢中毒 根据《职业性急性砷化氢中毒的诊断》（GBZ 44—2016），中毒者具有短期内吸入较高浓度砷化氢气体的职业接触史，以急性血管内溶血为主要发病机制，一般具有腹痛、黄疸和少尿的三联征临床表现。轻度中毒以类神经症状及全身一般症状为主，会出现巩膜皮肤黄染、茶色或酱油色尿等体征，实验室检查出现外周血红细胞及血红蛋白降低、网织红细胞计数增高、血清间接胆红素增高和尿血红蛋白阳性等急性轻度血管内溶血的表现。中度中毒是在轻度中毒的基础之上，出现轻中度中毒性肝病或肾病。重度中毒是在中度中毒的基础之上出现以下两种情况之一：①寒战、高热、巩膜深度黄染、重度贫血、尿血红蛋白强阳性等急性重度溶血性贫血表现；②急性重度中毒性肾病或急性重度中毒性肝病或中毒性多器官功能障碍综合征表现。主要处理措施为：脱离现场；早期、足量、短程应用糖皮质激素控制溶血反应；碱化尿液，补液利尿；尽早采用血液净化透析；保护肝脏，维持水和电解质平衡及其他对症支持治疗；一般观察 2 天。

2. 急性砷中毒 急性职业性砷中毒较为少见，一般仅见于生产事故、设备检修或进入收尘收砒系统进行清扫时引起。临床表现以呼吸、消化和神经系统损伤为主，实验室检查表现为尿砷等升高。根据《职业性砷中毒的诊断》（GBZ 83 - 2013），短时间接触大量砷及其化合物后，出现以下三项之一，可判断为急性中毒：①急性气管 - 支气管炎、支气管肺炎；②急性胃肠炎表现，如恶心、呕吐、腹痛、腹泻；③类神经症状，头晕、头痛、乏力、失眠、烦躁不安等症状。急性中毒者立即脱离现场，皮肤或眼受污染者应立即用清水彻底冲洗，尽早给予巯基络合剂如二巯基丙磺酸钠等药物进行驱砷治疗，注意对症支持治疗，较重者可使用糖皮质激素治疗。

3. 慢性砷中毒 多见。根据《职业性砷中毒的诊断》（GBZ 83—2013），患者具备长期接触砷及其化合物的职业史，临床表现以皮肤、肝脏和神经系统损害为主，实验室检查能检测出尿砷或发砷升高，现场职业卫生学调查证据充分，可分为轻度、中度、重度中毒。

（1）轻度中毒 主要表现为类神经症状和消化系统症状，尿砷或发砷超过当地正常参考值，并具有下列情况之一者：①手、脚掌跖部位皮肤角化过度，疣状增生，或躯干部及四肢皮肤出现弥漫的黑色或棕褐色的色素沉着，可同时伴有色素脱失斑；②慢性轻度中毒性肝病；③慢性轻度中毒性周围神经病。

（2）中度中毒 是在轻度中毒的基础之上，出现以下三种情况之一者：①全身泛发性皮肤过度角化、疣状增生或皮肤角化物脱落形成溃疡，长期不愈合；②慢性中度中毒性肝病；③慢性中度中毒性周围神经病。

（3）重度中毒 是在中度中毒的基础上，并具有下列情况之一者：①肝硬化；②慢性重度中毒性周围神经病；③皮肤癌。

慢性砷中毒应及时脱离砷及其化合物的接触，给予巯基络合剂如二巯基丙磺酸钠等进行驱砷治疗，还可辅以护肝、营养神经、抗氧化剂等对症支持治疗。

砷中毒的预防途径基本与铅中毒的预防途径类似，但应注意砷还具有皮肤毒性，应注意皮肤的防护。砷化氢车间空气 MAC 为 $0.03mg/m^3$；砷及其无机化合物，PC - TWA 为 $0.01mg/m^3$，PC - STEL 为 $0.02mg/m^3$。

PPT

第三节 刺激性气体中毒

一、概述

刺激性气体（irritant gases）是指对眼、呼吸道黏膜和皮肤具有刺激作用，引起以急性炎症、肺水肿为主的病理改变的一类气态物质，包括常态下的气体以及能通过蒸发、升华或挥发形成气态的液体或固体。刺激性气体中毒（irritative gases poisoning）是指人体接触到刺激性气体所产生的一系列病理生理改变及中毒表现，严重者出现呼吸衰竭、多脏器功能损害甚至死亡。

当前，世界范围内刺激性气体中毒事件仍时有发生，主要见于工业事故、设备故障、违规操作等。此外，不通风的阴沟、下水道、地窖、污水池、人工沼气池等环境也是引发中毒的常见场所。据统计，2004—2021 年国家"突发公共卫生事件管理信息系统"记录的急性职业中毒事件中，刺激性气体中毒居第二位，占 15.7%；中毒人数和死亡人数均居急性职业中毒前 3 位，分别占 20.3% 和 10.7%。每年的 7、8 月份为发病高峰。其中，氯气、无机酸、氨气、光气等中毒最为多见。

（一）分类

根据刺激性气体的化学结构和理化性质等特性，刺激性气体主要分为酸类（硫酸、硝酸、盐酸等）、成酸化合物（氟化氢、溴化氢、硫化氢等）、卤族及含卤化合物（氟、氯、溴、光气等）、氨/胺类（氨、乙胺、乙二胺等）和军用气体（氮芥气）等。

（二）毒理 📱微课2

刺激性气体通常以局部损害为主，其损害作用的共同特点是引起眼、呼吸道黏膜及皮肤不同程度的炎性病理反应，刺激作用过强时可引起喉头水肿、肺水肿以及全身反应。病变的部位与其水溶性有关，水溶性高的毒物易溶解附着在湿润的眼和上呼吸道黏膜局部，立即产生刺激作用，出现流泪、流涕、咽痒、呛咳等症状，如氯化氢、氨；中等水溶性的毒物，其作用部位与浓度有关，低浓度时只侵犯眼和上呼吸道，如氯、二氧化硫，而高浓度时则可侵犯全呼吸道；水溶性低的毒物，通过上呼吸道时溶解少，易进入呼吸道深部，故对上呼吸道刺激性较小，易对肺组织产生刺激和腐蚀，常引起化学性肺炎或肺水肿，如二氧化氮、光气。刺激性气体呈液态时，直接接触皮肤黏膜或溅入眼内可引起皮肤灼伤及眼角膜损伤。

（三）临床表现

常见刺激性气体中毒临床表现可概括为局部刺激、呼吸损害、全身毒性和远期影响等。高浓度刺激性气体的直接刺激作用或由其诱发的过敏反应可导致喉头水肿和上呼吸道梗阻，常危及生命。而急性呼吸窘迫综合征（ARDS）或肺部并发症是刺激性气体中毒患者的主要死亡原因。

1. 局部刺激　主要为眼、皮肤和呼吸道的流泪、畏光、结膜充血、皮肤损伤、流涕、喷嚏、咽痛、呛咳等刺激症状。在脱离暴露环境后，局部刺激症状大多可逐渐缓解。但高浓度、水溶性大的刺激性气体可直接腐蚀角膜、气道黏膜或引起过敏反应，严重时发生黏膜坏死脱落、喉头水肿，导致上呼吸道梗阻或气道痉挛，迅速危及生命。水溶性低的刺激性气体，往往局部刺激症状较轻或不明显。

2. 呼吸损害　呼吸道局部刺激症状消失后，自觉症状可减轻或消失，但部分患者中毒后的潜在病理变化仍在进展，即为潜伏期。因此，潜伏期是临床救治的关键期，不可掉以轻心。潜伏期长短与刺激性气体的水溶性和浓度有关。若暴露于水溶性大、浓度高的刺激性气体，则潜伏期短，一般为 0.5 ~ 6 小时；而暴露于水溶性小的刺激性气体，则潜伏期较长，可达 36 ~ 72 小时。潜伏期之后，若出现剧烈咳嗽、咳稀薄泡沫样痰，进行性呼吸困难伴两肺干、湿性啰音，则进入肺水肿期，严重者发展为 ARDS。

3. 全身毒性 除了局部刺激和呼吸损害等表现外，部分中毒者可出现全身毒性表现，如中枢抑制、心血管损害、低血压等。例如，高浓度硫化氢中毒可导致心搏骤停、中枢性呼吸衰竭而"闪电样死亡"。吸入氯气也可引起心肌抑制和心力衰竭，甚至引起强烈的迷走反射而导致心脏骤停。

4. 远期影响 高浓度刺激性气体中毒后，少数患者可遗留不同程度的气道狭窄、肺纤维化等，如硫芥导致声门及声门下、左主支气管狭窄等。同时，随着气道免疫功能受损、机体防御能力降低，易发生反复的哮喘与肺部感染，最终导致肺通气、换气功能障碍，多见于臭氧、二氧化硫、氯气、氨气、氢氟酸等中毒。

总之，刺激性气体中毒主要以不同程度的呼吸损害为突出特征，应警惕上呼吸道梗阻及 ARDS 的发生。

（四）辅助检查

刺激性气体中毒患者应及早进行血气分析、血常规、血生化等检测，有呼吸道症状的患者应常规进行胸部影像评估，首选 CT 检查。

（五）诊断

1. 诊断原则 依据《职业性急性化学物中毒性呼吸系统疾病诊断标准》（GBZ 73—2009），根据短期内接触较大量化学物的职业史，出现局部刺激症状、呼吸系统受累、全身毒性等临床表现，结合血气分析、胸部影像学等改变，参考现场劳动卫生学调查资料，综合分析，排除其他病因所致类似疾病后，方可诊断。

2. 刺激反应 仅出现一过性眼、上呼吸道黏膜刺激症状，肺部无阳性体征及异常影像学表现者。

3. 诊断及分级标准

（1）轻度中毒 符合急性气管 – 支气管炎或支气管周围炎。

（2）中度中毒 凡具有下列情况之一者，可诊断为中度中毒：①急性支气管肺炎；②急性间质性肺水肿；③急性局限性肺泡性肺水肿。

（3）重度中毒 凡有下列情况之一者，可诊断为重度中毒：①弥漫性肺泡性肺水肿或中央性肺泡性肺水肿；②急性呼吸窘迫综合征；③窒息；④并发严重气胸、纵隔气肿或严重心肌损害等；⑤猝死。

（六）处理原则

1. 现场处理

（1）现场急救：患者应迅速脱离有毒作业场所，移至通风良好的地方，脱去被污染的衣裤，注意保暖。用水彻底冲洗污染处及双眼，吸氧、静卧。研究表明，指脉氧饱和度（SpO_2）对刺激性气体中毒患者的病情程度分级具有重要意义：$SpO_2 \leqslant 91\%$ 提示病情严重，为高危患者，易进展为多器官功能不全，因此应立即进行紧急评估与处理；$SpO_2 \geqslant 92\%$ 患者仍有病情加重风险，需进行二次评估。

对高危患者应立即进行意识、气道、呼吸、循环的紧急评估与处置，尤其注意上气道梗阻的识别及有效人工气道的快速建立。对评估为Ⅱ度及以上喉梗阻的患者，视情况行气管切开或环甲膜穿刺后再行气管切开，尽早建立有效人工气道。对循环不稳定的患者给予补液、血管活性药物维持血压和组织灌注，出现心搏呼吸骤停应立即予以心肺复苏。凡中毒严重者，采取上述抢救措施后应及时送往医院抢救。

（2）保护和控制现场，消除中毒因素。

（3）按规定进行事故报告，组织事故调查。

（4）对健康工人进行预防健康筛检。

2. 治疗原则

（1）轻症患者　以对症支持治疗为主，主要给予止咳、化痰、解痉药物，适当给予抗菌治疗。同时监测病情变化，严密观察 36～48 小时。期间，应尤其关注患者气道梗阻、迟发性肺水肿等，监测动脉血气。

（2）重症患者　应尽快入监护室如急诊重症监护室（EICU）治疗。积极防治肺水肿和 ARDS 是抢救刺激性气体中毒的关键。①迅速纠正缺氧，合理氧疗：早期轻症患者可用鼻导管或鼻塞给氧，氧浓度为 50%。肺水肿或 ARDS 出现严重缺氧时，机械通气治疗是纠正缺氧的主要措施。②降低肺毛细血管通透性，改善微循环：应尽早、足量、短期应用肾上腺皮质激素。同时合理限制静脉补液量，ARDS 应严格控制输入液体量，保持体液负平衡。为减轻肺水肿，可酌情使用少量利尿剂等。③保持呼吸道通畅，改善和维持通气功能：可吸入去泡沫剂二甲硅酮，以清除呼吸道中水泡；还可适当加入支气管解痉药氢溴酸东莨菪碱，以解除支气管痉挛；可根据毒物酸碱性的不同，尽早雾化吸入弱碱（4% 碳酸氢钠）或弱酸（2% 硼酸或醋酸），以中和毒物；必要时施行气管切开、吸痰。

（3）积极预防与治疗并发症　根据病情可采取相应的治疗方法，并给予良好的护理及营养支持等。

（4）尽早应用解毒剂治疗　如硫化氢中毒应用高铁血红蛋白形成剂如 4－二甲基氨基苯酚（4－DMAP）、3% 亚硝酸钠、亚甲蓝解毒。笑气（即一氧化二氮）吸入造成神经损伤，可用维生素 B$_{12}$ 500～1000μg/d，4 周后口服 3～6 个月，严重者需 1～2 年。

3. 其他处理　一般情况下，轻、中度中毒治愈后，可恢复原工作；重度中毒治愈后，原则上应调离刺激性气体作业岗位；急性中毒后如有后遗症，结合实际情况，需妥善处理。

（七）预防

大部分刺激性气体中毒为意外事故所致。因此，需建立经常性的设备检查、维修制度和严格执行安全操作规程，防止生产过程中的跑、冒、滴、漏，杜绝意外事故发生。预防与控制原则主要包括两方面：管理防控和操作防控。

1. 管理防控　按照国家法律、法规和标准建立管理制度、程序和措施，是预防和控制作业场所中刺激性气体危害的一个重要方面。

（1）职业安全管理防控　加强刺激性气体在生产、贮存、运输、使用中的安全管理，严格按照有关规章制度执行。所有盛装刺激性物质的容器应防腐蚀、防渗漏、密封，同时加贴安全标签；贮运过程应符合防爆、防火、防漏气的要求；做好废气的回收利用等。

（2）职业卫生管理防控　在健康监护方面，执行工人就业前和定期体格检查制度，发现明显的呼吸系统疾病、肝肾疾病或心血管疾病，应禁止从事刺激性气体作业；在应急救援方面，设置报警装置，易发生事故的场所应配备必要的现场急救设备，如防毒面具、冲洗器及冲洗液、应急撤离通道和必要的泄险区等；在环境监测方面，对作业场所空气进行定期刺激性气体浓度监测，及时发现问题，采取相应维修或改革措施，确保工人的作业场所安全。

（3）职业安全与卫生培训教育　培训教育工人应正确使用安全标签和安全技术说明书，了解所使用化学品的易爆危害、健康危害和环境危害；掌握相应个体防护用品的选择、使用、维护和保养等；掌握特定设备和材料如急救、消防、溅出和泄漏控制设备的使用，掌握必要的自救、互救措施和应急处理方法。应根据岗位的变动或生产工艺的变化，及时对工人进行重新培训。

2. 操作防控　通过采取适当的措施，消除或降低作业场所正常操作过程中的刺激性气体危害。

（1）技术措施　采用耐腐蚀材料制造生产设备并经常维修，防止生产工艺流程的跑、冒、滴、漏；生产和使用刺激性气体的工艺流程应进行密闭抽风；物料输送、搅拌采用自动化设备操作。

（2）个人防护措施　选用针对性的耐腐蚀防护用品。另外，接触二氧化硫、氯化氢、酸雾等，应佩戴碳酸钠饱和溶液及10%甘油浸渍的纱布夹层口罩；接触氯气、光气时，用碱石灰、活性炭作吸附剂的防毒口罩；接触氨气时，可佩戴硫酸铜或硫酸锌防毒口罩；接触氟化氢时，使用碳酸钙或乳酸钙溶液浸过的纱布夹层口罩；对防毒口罩应定期进行性能检查，以防失效。选用适宜的防护油膏来防护皮肤和鼻黏膜污染，3%氧化锌油膏防酸性物质污染，5%硼酸油膏防碱性物质污染；防止牙齿酸蚀症可用1%小苏打或白陶土溶液漱口。

二、氯气

情境导入

情境： 某公司氯磺化车间预氯、反应工序操作工和凝胶工序操作工共6人上夜班。液氯储罐下方的云母式电加热圈开关未按操作要求处于关闭状态。第二天下午13时左右，液氯储罐下方加装电加热圈位置的管道突然破裂，伴有火花和瞬间燃烧，在管道上部形成大约18cm×7cm的缺口，造成液氯喷出、泄漏。工人闻到刺鼻性气味，向楼顶逃生并电话通知相关负责人，负责人立即赶到现场，组织抢救伤员，并随即向有关部门报告。有关部门接报后，立即启动应急预案，迅速组织人员赶赴事故现场，并紧急成立现场处置领导小组，周边群众1000余人被紧急疏散，处置领导小组经与专家讨论，研究确定了泄漏管道拆除、阀门盲板封堵、物料置换、现场残留物洗消等分步处置方案，并进行了相关处置。尽管后续处理得当，该事故仍造成2人死亡、20余人入院治疗。

思考：

1. 到达现场后，应立即采取哪些措施？

2. 造成该事故的主要原因有哪些？给我们的启示是什么？

3. 为防止此类事件的再次发生，应该从哪些方面加强预防措施？

（一）理化特性

氯气（chlorine，Cl_2）为黄绿色、具有异臭和强烈刺激性的气体。分子量70.91，相对密度2.488，沸点−34.6℃；易溶于水和碱性溶液以及有机溶液；遇水可生成次氯酸和盐酸，次氯酸再分解为氯化氢和新生态氧。氯气在高热条件下与一氧化碳作用，产生毒性更大的光气；在日光下与易燃气体混合时，会发生燃烧爆炸。

（二）接触机会

1. 电解食盐产生氯气。

2. 使用氯气制造各种含氯化合物，如四氯化碳、漂白粉、聚氯乙烯、环氧树脂等。

3. 应用氯气作为强氧化剂和漂白剂，如制药业、皮革业、造纸业、印染业、油脂及兽骨加工过程中的漂白，医院、游泳池、自来水的消毒等。

（三）临床表现

1. 急性中毒 常见于突发事故。短时间低浓度接触氯气可出现一过性眼和上呼吸道黏膜刺激症状，表现为畏光、流泪、咽痛、呛咳，肺部无阳性体征或偶有散在性干啰音。随着接触浓度的增加和接触时间的延长，病变可累及气管、支气管甚至肺泡，表现为咳嗽、气急、胸闷，甚至出现胸骨后疼痛、咯粉红色泡沫痰或痰中带血、呼吸困难等，两肺可有干、湿性啰音或弥漫性哮鸣音。吸入极高浓度氯气还可引起声门痉挛或水肿、支气管痉挛或反射性呼吸中枢抑制而致迅速窒息死亡；严重者可合并气胸或纵隔气肿等。皮肤和眼睛接触液氯或高浓度氯气可发生急性皮炎或皮肤及眼的灼伤，并发症主要有肺部感染、心肌损伤、上消化道出血以及气胸、纵隔气肿等。

2. 慢性作用 长期接触低浓度氯气可引起上呼吸道、结膜及皮肤刺激症状、慢性支气管炎、支气管哮喘、肺气肿等慢性非特异性呼吸系统疾病的发病率增高。患者可有乏力、头晕等神经衰弱症状和胃肠功能紊乱，皮肤可发生痤疮样皮疹和疱疹，还可引起牙齿酸蚀症。

（四）诊断

按照我国现行《职业性急性氯气中毒诊断标准》（GBZ 65—2002），患者在短期内吸入较大量氯气后迅速发病，结合临床症状、体征、胸部 X 线表现，参考现场劳动卫生学调查结果，综合分析，排除其他原因引起的呼吸系统疾病后，可进行以下诊断分级。

1. 刺激反应 出现一过性眼和上呼吸道黏膜刺激症状，肺部无阳性体征或偶有散在性干啰音，胸部 X 线无异常表现。

2. 轻度中毒 临床表现符合急性气管－支气管炎或支气管周围炎。如出现呛咳、可有少量痰、胸闷，两肺有散在性干、湿啰音或哮鸣音，胸部 X 线表现可无异常或可见下肺野有肺纹理增多、增粗、延伸、边缘模糊。

3. 中度中毒 凡临床表现符合下列诊断之一者。

（1）急性化学性支气管肺炎 呛咳、咯痰、气急、胸闷等，可伴有轻度发绀，两肺有干、湿性啰音。胸部 X 线表现：常见两肺下部内带沿肺纹理分布，呈不规则点状或小斑片状，边界模糊、部分密集或相互融合的致密阴影。

（2）局限性肺泡性肺水肿 除上述症状、体征外，胸部 X 线显示单个或多个局限性轮廓清楚、密度较高的片状阴影。

（3）间质性肺水肿 胸闷、气急较明显。除肺部呼吸音略减低外，可无明显啰音。胸部 X 线表现：肺纹理增多模糊，肺门阴影增宽、境界不清，两肺散在点状阴影和网状阴影，肺野透亮度减低，常可见水平增厚，有时可见支气管袖口征及克氏 B 线。

📎 知识链接

支气管袖口征和克氏 B 线

1. 支气管袖口征 是指支气管和周围结缔组织有液体积存，导致支气管周围投影可见管壁环形厚度增宽、边缘模糊的现象。

2. 克氏 B 线 是指由于肺间质水肿引起小叶间隔增宽，在两肺下野外侧形成的水平线状影；常位于两下肺野的外带，以肋膈角区较常见，与胸膜相连并与之垂直，长 2～3cm，宽 1～3mm。

（4）哮喘样发作 症状以哮喘为主，呼气尤为困难，有发绀、胸闷；两肺弥漫性哮鸣音。胸部 X 线可无异常发现。

4. 重度中毒 符合下列表现之一者：①弥漫性肺泡性肺水肿或中央性肺水肿；②急性呼吸窘迫综合征（ARDS）；③严重窒息；④出现气胸、纵隔气肿等严重并发症。

（五）处理和治疗

1. 治疗原则

（1）脱离现场，立即给氧 首先立即脱离接触，置空气新鲜处，脱去被污染的衣服和鞋袜，静卧休息，保持安静及保暖。出现刺激反应者，严密观察至少 12 小时，并予以对症处理。其次要立即给氧，可选择适当方法给氧，使动脉血氧分压维持在 8～10kPa，吸入氧浓度不应超过 60%。

（2）解痉消泡，保持呼吸道通畅 清理呼吸道分泌物，保持呼吸道通畅。若呼吸道痉挛，可雾化吸入支气管解痉剂。若肺水肿导致大量泡沫阻塞气道，可给予消泡剂如二甲基硅油。必要时，应及时施行气管切开术。

（3）控制液体入量，防治肺水肿　需合理掌握输液量和输液速度，避免因输液量过多、过快等诱发肺水肿。还应早期、足量、短程使用糖皮质激素，以防治肺水肿。

（4）预防发生继发性感染　中、重度者应积极防治肺部感染，合理使用抗生素。

（5）处理眼和皮肤损伤　眼有刺激症状时，应彻底冲洗，可用弱碱性溶液如2%碳酸氢钠进行结膜下注射；皮肤灼伤，按酸灼伤常规处理；氯痤疮，可用4%碳酸氢钠软膏或地塞米松软膏涂患处。

此外，支持和对症治疗也相当重要，如：维持血压稳定，纠正酸碱和电解质紊乱；给予高热量、高蛋白、多维生素、易消化的饮食，提高中毒者的抵抗力等。

2. 其他处理

（1）治愈标准：由于急性中毒所引起的症状、体征、胸部 X 线异常等基本恢复，患者健康状况达到中毒前水平。

（2）中毒患者治愈后，可恢复原工作。

（3）中毒后如常有哮喘样发作，应调离刺激性气体作业岗位。

（六）预防

严格遵守安全操作规程，防止设备跑、冒、滴、漏，保持管道负压；加强局部通风和密闭操作；对易跑、冒氯气的岗位，可设氨水储槽和喷雾器用于中和氯气；含氯废气需经石灰净化处理后再排放，检修时或现场抢救时必须戴滤毒罐式或供气式防毒面具。工作场所空气中氯的 MAC 为 $1mg/m^3$。

三、其他刺激性气体

（一）氮氧化物

氮氧化物（nitrogen oxide，NO_x），俗称硝烟，是氮氧化合物的总称，主要有氧化亚氮（N_2O），俗称笑气、一氧化氮（NO）、二氧化氮（NO_2）、三氧化二氮（N_2O_3）、四氧化二氮（N_2O_4）、五氧化二氮（N_2O_5）等。除 NO_2 外，其他氮氧化物均不稳定，遇光、湿、热变成 NO_2。生产中接触到的氮氧化物主要是 NO_2，系红棕色气体，较难溶于水，具有刺激性气味。

氮氧化物多见于以下情况：制造硝酸、用硝酸浸洗金属时，可释放大量硝烟；制造硝基化合物，如硝基炸药、硝化纤维、苦味酸等；苯胺染料的重氮化过程；爆破行业和焊接行业；另外，存放于谷仓中的青饲料或谷物因含有硝酸钾，当仓内温度升高时，可产生氮氧化物，造成"谷仓气体中毒"。

氮氧化物若以 NO_2 为主，主要引起肺损害；以 NO 为主时，高铁血红蛋白血症和中枢神经系统损害明显。氮氧化物急性吸入可致化学性气管炎、化学性肺炎及化学性肺水肿。肺水肿恢复期还可出现迟发性阻塞性毛细血管支气管炎。因此，防治重点是防治肺水肿和迟发性阻塞性毛细支气管炎。

依据《职业性急性氮氧化物中毒诊断标准》（GBZ 15—2002），急性轻、中度中毒治愈后可恢复原工作；重度中毒患者视其恢复情况，一般应调离刺激性气体作业岗位。

工作场所空气中二氧化氮 PC – TWA 为 $5mg/m^3$，PC – STEL 为 $10mg/m^3$。

（二）氨

氨（ammonia，NH_3）常温常压下为无色、具有强烈辛辣刺激性臭味的气体；比空气轻，易逸出；极易溶于水而形成氨水，呈强碱性；易燃，能与空气混合形成爆炸性混合气体。

多见于氮肥工业和以氨为原料的各种化学工业。

氨气在低浓度时，可对眼及上呼吸道具有明显的刺激和腐蚀作用；浓度增高时，可致严重的眼及呼吸道灼伤、化学性肺炎及中毒性肺水肿，造成呼吸功能障碍，出现低氧血症乃至急性呼吸窘迫综合征（ARDS）、心脑缺氧。高浓度氨气吸入后，脑氨增高，可致中枢神经系统兴奋性增强，出现兴奋、惊厥等，继而转入抑制，以至昏迷、死亡。

防治肺水肿和肺部感染是治疗的关键，同时应积极处理眼灼伤，防止失明。治疗中强调"早"字，及早吸氧、及早雾化吸入中和剂、早期应用糖皮质激素、早期使用抗生素预防感染。值得注意的是，氨气遇到水形成"强氨水"，可灼伤面部皮肤，故现场抢救时忌用湿毛巾捂面。对于皮肤灼伤和眼灼伤，应迅速用3%硼酸溶液冲洗。

依据《职业性急性氨中毒的诊断》（GBZ 14—2015），轻度中毒治愈后可恢复原工作；中、重度中毒患者视恢复情况，一般应调离刺激性气体作业岗位。氨气的PC – TWA为20mg/m³。

（三）光气

光气（phosgene，$COCl_2$），即碳酰氯，常温下为无色气体，具有霉变干草或腐烂水果气味；分子量98.91，相对密度3.41，熔点 –118℃，沸点8.3℃；易溶于有机溶剂，微溶于水，化学性质不稳定，遇水缓慢水解成二氧化碳和氯化氢。

光气是含氯塑料高温热解产物之一，用作有机合成、农药、药物、染料及其他化工制品的中间体。脂肪族氯烃类（如三氯甲烷、三氯乙烯等）燃烧时可产生光气。环境中的光气主要来自染料、农药、制药等的生产工艺。

短时间少量接触光气，可出现一过性眼及上呼吸道黏膜刺激症状等刺激反应。随着接触时间的延长和接触量的增加，病变可累及气管、支气管甚至肺部。当达到中、重度中毒时，往往会引起肺水肿、中毒性肺炎甚至ARDS。值得注意的是，在此之前患者往往会经历一段"假愈期"，需密切观察，以免延误治疗。重度中毒者还可出现气胸、纵隔及皮下气肿等并发症。无慢性中毒报道。

光气中毒的急救应首先让患者迅速脱离现场到空气新鲜处，并立即脱去污染的衣物，体表沾有液态光气的部位用清水冲洗至少15分钟直至洗净；让患者保持安静，绝对卧床休息，注意保暖。凡吸入光气者应密切观察24～72小时，注意病情变化。治疗原则以积极防治肺水肿为关键。

依据《职业性急性光气中毒的诊断》（GBZ 29—2011），急性中毒患者治愈后可恢复原工作；重度中毒患者，如血气分析或肺功能测定等仍有异常表现者，应调离刺激性气体作业岗位。需劳动能力鉴定者，参照GB/T 16180—2014。

光气的制造和生产必须密闭，合成装置应安装自动控制系统，反应器和管道均应保持负压。光气作业区应安装自动连续监测和报警设备。产品采用密封包装，贮存在干燥、阴凉、通风处。接触本产品时，操作者应穿防护服，戴橡胶手套，佩戴氧气呼吸器或供氧式防毒面具，或者佩戴内装2/3石灰颗粒和1/3活性炭的过滤式防毒面具。人员也尽可能在上风口。含有光气的废气应用氨水或碱液喷淋，废水可用碱性物质如干石灰或苏打灰等覆盖处理。工作场所空气中最高容许浓度控制在0.5mg/m³以下。

第四节　窒息性气体中毒

PPT

一、概述

窒息性气体（asphyxiating gases）是指被机体吸入后，可使氧（O_2）的供给、摄取、运输和利用发生障碍，使全身组织细胞得不到或不能利用氧，进而导致组织细胞缺氧窒息的一类有害气体的总称。窒息性气体中毒常发生于局限空间作业场所。常见的窒息性气体有一氧化碳（CO）、硫化氢（H_2S）、氰化氢（HCN）和甲烷（CH₄）。据统计，2004—2021 年国家"突发公共卫生事件管理信息系统"记录的急性职业中毒事件中，窒息性气体中毒无论在事件发生数、中毒人数还是死亡人数上均居首位。

（一）分类

窒息性气体按其作用机制的不同分为两大类。

1. 单纯窒息性气体　本身毒性很低，或属惰性气体，但因其在空气中含量高，使氧的相对含量明显降低，致动脉血氧分压下降，导致机体缺氧、窒息。如氮气（N_2）、氢气（H_2）、烷类、乙烯（C_2H_4）、乙炔（C_2H_2）、二氧化碳（CO_2）、水蒸气以及氦（He）、氖（Ne）等惰性气体。

单纯窒息性气体所致危害与氧分压降低程度成正比，仅在高浓度时，尤其在局限空间内，才有危险性。在 101.3kPa（760mmHg）大气压下，空气中氧含量为 20.96%。若空气中氧含量低于 16%，即可致机体缺氧、呼吸困难；若低于 6%，可迅速导致惊厥、昏迷甚至死亡。

2. 化学窒息性气体　指进入机体后可对血液或组织产生特殊化学作用，使血液对氧的运送、释放或组织利用氧的能力发生障碍，引起组织细胞缺氧窒息的气体。根据毒作用环节的不同，化学窒息性气体又分为以下两类。

（1）血液窒息性气体　指阻碍血红蛋白（Hb）与氧气结合或妨碍 Hb 向组织释放氧气，影响血液运输氧气的能力，造成组织供氧障碍而窒息的气体。如一氧化碳、一氧化氮以及苯的氨基和硝基化合物蒸气等。

（2）细胞窒息性气体　主要指抑制细胞内呼吸酶活性，阻碍细胞对氧的摄取和利用，致生物氧化不能进行，发生细胞"内窒息"的气体。如硫化氢、氰化氢等。

（二）接触机会

窒息性气体不仅在生产环境中常见，也是家庭生活中常见的有毒气体之一。

1. 一氧化碳　含碳物质不完全燃烧均可产生 CO，接触 CO 的作业存在于冶金等 70 余种工业生产过程中。

2. 硫化氢　主要来源于含硫矿物或硫化物的还原过程及与动植物蛋白质腐败等有关的环境，如石油提炼的过程。

3. 氰化氢　主要来源于氰化物，包括无机氰酸盐类和有机氰类化合物。化学反应过程，尤其在高温或与酸性物质作用时，能释放出氰化氢气体。常见于电镀、采矿、冶金和染料工业等，农业如熏蒸灭虫剂、灭鼠剂等，在军事上曾用作战争毒剂。

4. 甲烷　见于腐殖化环境和矿井。在化学工业生产过程中，甲烷常被用作制造三氯甲烷等多种有机化合物的原料；在日常生活中，天然气、煤气、油田气和沼气中也存在大量的甲烷。

5. 二氧化碳　广泛应用于工业生产中，可以用作生产纯碱、化肥、无机盐及甲醇的原料，可以作为食品添加剂和防腐剂，也可以用于制造灭火剂；酒池、地窖、矿井尾部和深井中含有大量的 CO_2。

（三）毒理

正常情况下，空气中的氧气经呼吸道吸入到达肺泡，经过血气交换进入血液，与红细胞中的 Hb 结合形成氧合血红蛋白（HbO_2），再经血液循环输送至全身各组织器官，以满足组织细胞对氧气的需求，维持机体的生理活动。上述过程中的任何一个环节被窒息性气体阻断，都会引起机体缺氧窒息。

（四）中毒表现

1. 缺氧症状　任何一种窒息性气体的主要致病环节都是引起机体缺氧。但不同的窒息性气体，缺氧的临床表现并非完全相同。比如急性一氧化碳中毒时面颊部呈樱桃红色，色泽鲜艳而无明显青紫；急性氰化物中毒表现为无发绀性缺氧及末梢性呼吸困难，缺氧性心肌损害和肺水肿。

2. 中枢神经症状 大脑对缺氧最为敏感。轻度缺氧时，表现为注意力不集中、定向能力障碍等；较重时，可有头痛、头晕、耳鸣、呕吐、嗜睡甚至昏迷；进一步可发展为脑水肿。因此，治疗时除坚持有效的解毒治疗外，关键是脑缺氧和脑水肿的预防与处理。

（五）治疗

窒息性气体中毒病情危急，应分秒必争进行抢救。窒息性气体中毒的基本病理生理过程是组织缺氧，因此，有效的解毒剂治疗、及时纠正缺氧和积极防治脑水肿是治疗窒息性气体中毒的关键措施。

1. 现场急救 窒息性气体中毒有明显的剂量-效应关系，故特别强调尽快阻止毒物继续吸收，解除体内毒物毒性。抢救要重在现场，关键是及时。具体包括如下。

（1）尽快脱离中毒现场，立即吸入新鲜空气，彻底清洗被污染的皮肤。

（2）严密观察生命体征，一旦发现患者出现呼吸、心跳停止，立即给予心肺复苏。

（3）对并发肺水肿者，给予足量、短程糖皮质激素。

2. 合理氧疗 改善缺氧是治疗窒息性气体中毒的关键所在，生命体征稳定者尽快给予高压氧（40%~60%）治疗，其他给氧方法包括鼻导管给氧、高频通气等。

3. 尽快给予解毒剂

（1）单纯窒息性气体中毒 无特殊解毒剂，但对二氧化碳中毒可给予呼吸兴奋剂，严重者采用机械过度通气以促进二氧化碳排出。

（2）一氧化碳中毒 无特殊解毒药物，但高浓度氧吸入可加速HbCO解离。

（3）硫化氢中毒 可应用小剂量亚甲蓝（20~120mg）。

（4）急性氰化物中毒 可采用注射硫代硫酸钠或使用亚硝酸钠-硫代硫酸钠联合解毒疗法进行驱排。近年来有人采用高铁血红蛋白形成剂——10%的4-二甲氨基苯酚（4-DMAP），效果良好且副作用小；重症者可同时静脉注射15%硫代硫酸钠50ml，以加强解毒效果。

（5）苯的氨基或硝基化合物中毒 可致高铁血红蛋白血症，应用小剂量亚甲蓝还原目前仍为最佳解毒治疗。

4. 积极防治脑水肿 脑水肿是缺氧引起的最严重后果，也是窒息性气体中毒致死的最主要原因。因此，防治脑水肿是急性窒息性气体中毒抢救成败的关键。应早期防治，力求脑水肿不发生或程度较轻。限水利尿一直是缺氧性脑水肿的经典治疗原则，可给予20%甘露醇250ml静脉滴注，呋塞米20mg静脉推注，每天数次交替使用。

5. 对症支持疗法

（1）抗氧化治疗 缺氧可以诱发大量自由基生成，大量的自由基可导致细胞脂质过氧化损伤。常用的抗氧化剂有维生素E、大剂量维生素C、β-胡萝卜素及小剂量微量元素硒、谷胱甘肽等。

（2）改善脑组织灌流 ①维持充足的脑灌注压，使血压维持于正常或稍高水平，紧急情况下可用4~10℃生理盐水或低分子右旋糖酐（300~500ml/0.5h）经颈动脉直接快速灌注。②纠正颅内"盗血"，可采用中度机械过度换气法，一般将$PaCO_2$维持在4kPa（30mmHg）即可。③改善微循环状况：使用低分子（20000~40000）右旋糖酐，一般24小时内可投用1000~1500ml。

（3）保护脑组织 ①低温与冬眠疗法：可减少脑耗氧量，以保护脑细胞，减轻缺氧所致脑损害。②神经元保护剂：常用药为纳洛酮。③苏醒药：常用的有乙胺硫脲（克脑迷）、甲氯芬酯（氯酯醒）、胞二磷胆碱、吡拉西坦（脑复康）等，配合其他脑代谢复活药物，常可取得较好效果。

（4）对抗血栓素的损伤作用 钙通道阻滞剂可直接阻断血栓素的损伤作用，广泛用于各种缺血缺氧性疾病。常用药物有普尼拉明（心可定）、维拉帕米（异搏定）、硝苯地平等。

（5）控制并发症　①早期、足量、短程应用激素，预防硫化氢中毒性肺水肿的发生发展。②高压氧治疗或面罩加压给氧，预防一氧化碳中毒迟发性神经精神后发症。

（6）其他对症处理　如应用二联抗生素预防感染，对角膜溃疡等进行处理。

（六）预防措施

由于化学窒息性气体中毒事故的突发性、隐匿性和高致死性，全面强化劳动者的安全意识，提升有限空间作业的安全性，增加预警措施、提高应急救援能力、完善和落实职业卫生管理制度、加强职业卫生培训，是防止事故再发的重要手段。

1. 严格管理制度，制订并严格执行安全操作规程。

2. 定期检修设备，防止跑、冒、滴、漏。

3. 加强中毒预防的卫生宣教，做好上岗前安全与健康教育，普及个人防护、自救、互救知识和技能训练，增强自我保护意识。高浓度或通风不良的窒息性气体环境作业或抢救，应先进行有效的通风换气，通风量不少于环境容量的三倍，佩戴防护面具，并设置专人接应保护。高浓度硫化氢、氰化氢环境短期作业，可口服 4 - 二甲氨基苯酚（4 - DMAP）180mg 和对氨基苯丙酮（PAPP）90mg 进行预防，20 分钟即显效。4 - DMAP 作用快，药效短；PAPP 作用慢，药效持久。

4. 完善安全配置。窒息性气体环境设置警示标识，装置自动报警设备，如 CO 报警器、便携式 H_2S 检测报警仪等。添置有效防护面具，并定期维修与检测效果。

5. 做好职业健康监护工作，排除职业禁忌证。

6. 认真执行职业卫生标准规定。

二、一氧化碳

情境导入

情境：某铝厂维修班工作人员甲在未佩戴个人防护用品的情况下，到炉顶进行电捕焦设备维护检修工作时，将塔顶密封盖拆卸并进入设备内有限空间，下至底部时晕倒。工人乙听到声音，在没有使用个体防护装备的情况下急忙下井，救人未果并晕倒在井中。工人丙又紧接着下井救人，到梯子中部时自觉头晕、四肢无力，立即呼救，随后被救出。煤气站工作人员丁佩戴空气呼吸器下井救人，又发生中毒。"120" 急救中心接到报告赶到现场时，2 人已死亡，另 2 名昏迷者经现场紧急处理后被送往医院抢救，经过及时对症支持治疗和高压氧治疗后，脱离生命危险。经调查，该企业未设置一氧化碳及其他有毒有害气体报警装置，无工作场所职业性有害因素日常监测结果；现场采用 Safe - Test 90 型一氧化碳测定仪进行模拟测定，一氧化碳短时间接触浓度为 1300mg/m³；企业未组织员工进行职业卫生安全知识培训和职业健康监护工作。

思考：

1. 到达现场后，应立即采取哪些措施？

2. 造成该事故的主要原因有哪些？

3. 为防止此类事件的再次发生，应从哪些方面加强预防措施？

（一）理化特性

一氧化碳（CO），俗称"煤气"，是一种无色、无味、无臭、无刺激性的气体；分子量 28.01，相对密度 0.967，熔点 -205.0℃，沸点 -190℃；微溶于水，易溶于氨水；易燃、易爆，在空气中含量达 12.5% 时可发生爆炸。

（二）接触机会

急性 CO 中毒较为常见。其主要接触机会如下。

1. 冶金工业的炼焦、金属冶炼等；机械工业的铸造、锻造。

2. 采矿爆破作业；CO 用作化工原料制造光气、甲醇、甲酸、甲醛，合成氨、丙酮等。

3. 耐火材料、玻璃、陶瓷、建筑材料等工业使用的窑炉、煤气发生炉等。

4. 家庭用煤炉、煤气灶、燃气热水器和汽车发动机尾气产生的 CO 也可在通风不良的情况下引起急性 CO 中毒。

（三）毒理

1. 吸收与排泄　CO 主要经呼吸道吸收，透过肺泡迅速弥散入血。进入机体的 CO 绝大部分以原形随呼气排出，约 1% 转化为 CO_2 呼出。

2. 毒作用机制

（1）CO 与血红蛋白的亲和力比氧气与血红蛋白的亲和力大 300 倍，致使血液携氧能力下降；碳氧血红蛋白（HbCO）形成后，其解离速率又比氧合血红蛋白（HbO_2）的解离速率慢 3600 倍，加之 HbCO 的存在还会影响氧合血红蛋白的解离，从而阻碍氧气的释放和传递，引起组织缺氧。

（2）中枢神经系统对缺氧最敏感。脑内靠 ATP 供能，在完全无氧的情况下，ATP 10 分钟即可耗尽，神经细胞迅速发生功能和结构的改变。病理改变的主要部位是基底神经节，尤其是苍白球呈双侧软化或坏死，此为 CO 中毒的病理特征，也是临床上出现锥体外系症状的病理基础。

（四）临床表现

1. 急性一氧化碳中毒　是吸入较高浓度 CO 后引起的急性脑缺氧性疾病，起病急骤、潜伏期短，主要表现为急性脑缺氧引起的中枢神经损害，同时可致心、肺等多脏器损害。轻度中毒者主要表现为头痛、头晕、心悸、恶心、呕吐、乏力等症状，并可出现烦躁、意识模糊。中度中毒者症状进一步加重，出现面色潮红、多汗、脉快，意识障碍表现为浅至中度昏迷。重度中毒者呈深昏迷或植物状态，常见瞳孔缩小、四肢肌张力增高，阵发性全身强直性痉挛，大小便失禁，可并发肺水肿、心律失常、休克、消化道应激性溃疡以及肝、肾功能障碍等。一氧化碳浓度极高时，可使人迅速昏迷甚至发生"电击样"死亡。HbCO 为鲜红色，故患者皮肤黏膜在中毒之初呈樱桃红色，与其他缺氧不同，是其临床特点之一。

2. 急性一氧化碳中毒迟发脑病（神经精神后发症）　是指少数患者在急性 CO 中毒意识障碍恢复后，经过 2～60 天的"假愈期"，又出现严重的神经精神和意识障碍症状。约 10% 的患者可发生此病，部分患者经治疗后恢复，有些则留下严重后遗症。迟发脑病的发生可能与 CO 中毒急性期病情重、昏迷时间长、苏醒后休息不够充分或治疗处理不当、高龄、有高血压病史、脑力劳动者、精神刺激等有关。

3. 慢性影响　关于长期接触低浓度 CO 是否可引起慢性中毒，尚有争论。有研究表明，长期反复接触低浓度 CO 可出现神经和心血管系统损害，如头痛、头晕、耳鸣、无力、记忆力减退及睡眠障碍，以及心律失常、心肌损害和动脉粥样硬化等。

（五）实验室检查

1. 血液 HbCO 测定　血液中 HbCO 是诊断急性一氧化碳中毒及评判其严重程度的常用指标，但影响 HbCO 浓度的因素较多，如吸烟、脱离一氧化碳环境的时间等均可影响 HbCO 数值。为使监测结果具有可比性，《职业接触一氧化碳的生物限值》（WS/T 114—1999）规定：采样时间为工作班末，即下班前 1 小时以内。具体方法参见《职业性急性一氧化碳中毒诊断标准》（GBZ 23—2002）。目前，国内以动脉血气分析中的 HbCO 异常升高作为诊断急性一氧化碳中毒的最直接证据。

2. 脑电图及诱发电位检查　多数急性 CO 中毒患者可出现异常脑电图，迟发脑病患者脑电图及诱发电位改变较临床表现出现更早。

3. 脑 CT 与磁共振（MRI）检查 有助于早期发现脑水肿；急性中毒症状消失后 CT 或 MRI 出现新的异常，则提示有迟发脑病的可能。

4. 其他 如血常规、生化检查、心肌酶谱、心电图、肺 CT 和脑 CT 对诊断与鉴别诊断、病情评估均有重要意义。

（六）诊断

依据《职业性急性一氧化碳中毒诊断标准》（GBZ 23—2002），根据吸入较高浓度 CO 的接触史和急性发生的中枢神经损害的症状和体征，结合血中 HbCO 及时测定的结果、现场卫生学调查及空气中 CO 浓度测定资料，并排除其他病因后，可诊断为急性一氧化碳中毒。急性一氧化碳中毒以急性脑缺氧引起的中枢神经损害为主要临床表现，故不同程度的意识障碍是临床诊断和分级的重要依据。

1. 接触反应 出现头痛、头晕、心悸、恶心等症状，吸入新鲜空气后症状可消失。

2. 轻度中毒 具有以下任何一项表现者。

（1）出现剧烈的头痛、头晕、四肢无力、恶心、呕吐。

（2）轻度至中度意识障碍，但无昏迷者，血液 HbCO 浓度可高于 10%。

3. 中度中毒 除有上述症状外，意识障碍表现为浅至中度昏迷，经抢救后恢复且无明显并发症者。血液 HbCO 浓度可高于 30%。

4. 重度中毒 具备以下任何一项者。

（1）意识障碍程度达深昏迷或去大脑皮层状态。

（2）患者有意识障碍且并发有下列任何一项表现者：①脑水肿；②休克或严重的心肌损害；③肺水肿；④呼吸衰竭；⑤上消化道出血；⑥脑局灶损害，如锥体系或锥体外系损害体征。血液 HbCO 浓度可高于 50%。

5. 急性一氧化碳中毒迟发脑病（神经精神后发症） 在急性一氧化碳中毒意识障碍恢复后，经过 2～60 天的"假愈期"，又出现下列临床表现之一者。

（1）精神及意识障碍呈痴呆状态、谵妄状态或去大脑皮层状态。

（2）锥体外系神经障碍，出现帕金森综合征的表现。

（3）锥体系神经损害，如偏瘫、病理反射阳性或小便失禁等。

（4）大脑皮层局灶性功能障碍如失语、失明等，或出现继发性癫痫。

头部 CT 检查可发现脑部有病理性密度减低区，脑电图检查可发现中度及高度异常。

（七）处理原则

1. 治疗原则

（1）迅速将患者移离中毒现场至通风处，松开衣领，注意保暖，保持安静，必要时吸氧，密切观察意识状态。

（2）对轻度中毒者，可给予氧气吸入及对症治疗。

（3）对中度及重度中毒者应积极给予常压口罩吸氧治疗，有条件时应给予高压氧治疗。重度中毒者视病情应给予消除脑水肿、促进脑血液循环，维持呼吸循环功能及镇痉等对症及支持治疗。加强护理、积极防治并发症及预防迟发脑病。

（4）对迟发脑病者，可给予高压氧、糖皮质激素、血管扩张剂或抗帕金森病药物等。

中度及重度急性一氧化碳中毒患者昏迷清醒后，应观察 2 个月，观察期间宜暂时脱离一氧化碳作业。

2. 其他处理

（1）轻度中毒者经治愈后，仍可从事原工作。

（2）中度中毒者经治疗恢复后，应暂时脱离一氧化碳作业岗位并定期复查，观察2个月如无迟发脑病出现，仍可从事原工作。

（3）重度中毒及出现迟发脑病者，虽经治疗恢复，皆应调离一氧化碳作业岗位。

（4）因重度中毒或迟发脑病治疗半年仍遗留恢复不全的器质性神经损害时，应永远调离接触一氧化碳及其他神经毒物的作业岗位。视病情，安排治疗和休息。

（八）预防

我国职业卫生标准规定：一般地区工作场所空气中CO的PC-TWA为20mg/m³，PC-STEL为30mg/m³；高原海拔2000~3000m工作场所空气中CO的MAC为20mg/m³，海拔>3000m的MAC为15mg/m³；车间空气卫生标准规定的MAC为30mg/m³。

三、硫化氢

（一）理化特性

硫化氢（H_2S）是一种易燃、无色并具有强烈腐败臭鸡蛋气味的气体，分子量34.08，熔点-82.9℃，沸点-60.77℃，气体的相对密度为1.19，易积聚在低洼处；易溶于水生成氢硫酸，也易溶于乙醇、汽油、煤油和原油等；呈酸性反应，能与大部分金属反应形成黑色硫酸盐。

（二）接触机会

1. 石油提炼、化纤纺丝、皮革脱毛、合成橡胶及硫化染料等生产。
2. 皮革、造纸工业。
3. 制糖、酿酒、酱菜等食品加工。
4. 污物、垃圾清理和下水道疏通等作业。

（三）毒理

H_2S主要经呼吸道吸收，皮肤也可吸收很少一部分；入血后可与血红蛋白结合为硫血红蛋白。体内的H_2S代谢迅速，大部分被氧化为无毒的硫酸盐和硫代硫酸盐，随尿排出，小部分以原形随呼气排出，无蓄积作用。

知识链接

我们能否通过闻气味来判断硫化氢的危险程度？

H_2S刺激阈低，人接触浓度为4~7mg/m³空气时即可闻到中等强度难闻臭味；但高浓度的H_2S可致嗅神经麻痹，反而闻不到气味。因此，不能依靠其气味强烈与否来判断环境中H_2S的危险程度。

（四）临床表现

1. 急性中毒 主要有刺激作用、窒息作用和神经毒作用。按病情发展程度可分级如下。

（1）轻度中毒 眼胀痛、异物感、畏光、流泪，鼻咽部干燥、灼热感、咳嗽、咳痰、胸闷，头痛、头晕、乏力、恶心、呕吐等症状，可有轻至中度意识障碍。检查可见结膜充血、水肿，肺部呼吸音粗糙，可闻及散在干、湿啰音。X线胸片显示肺纹理增强。

（2）中度中毒 立即出现明显的头痛、头晕、乏力、恶心、呕吐、共济失调等症状，意识障碍明显，表现为浅至中度昏迷。同时，有明显的眼和呼吸道黏膜刺激症状，出现咳嗽、胸闷、痰中带血、轻度发绀和视物模糊、结膜充血、水肿、角膜糜烂、溃疡等。肺部可闻及较多干、湿啰音，X线胸片显示两肺纹理模糊，肺野透亮度降低或有片状密度增高阴影。心电图显示心肌损害。经抢救，多数在短时间内意识可恢复正常。

（3）重度中毒　见于吸入高浓度 H_2S 后，迅速出现头晕、心悸、呼吸困难、行动迟钝等明显的中枢神经系统症状，继而呕吐、腹泻、腹痛、烦躁和抽搐，意识障碍达深昏迷或呈植物状态，可并发化学性肺水肿、休克等以致多脏器衰竭，最后可因呼吸麻痹而死亡。接触极高浓度 H_2S，可在数秒内突然倒下，呼吸停止，发生所谓的"电击样"死亡。

2. 慢性危害　长期接触低浓度 H_2S 可引起眼及呼吸道慢性炎症，如慢性结膜炎、角膜炎、咽炎、气管炎和嗅觉减退，甚至出现角膜糜烂或点状角膜炎等。全身症状可有类神经征、自主神经功能紊乱，如头痛、头晕、乏力、睡眠障碍、记忆力减退和多汗、皮肤划痕症阳性等表现，也可损害周围神经。

（五）诊断

依据《职业性急性硫化氢中毒诊断标准》（GBZ 31—2002），中毒者具有短期内吸入较大量 H_2S 的职业接触史，出现中枢神经系统和呼吸系统损害为主的临床表现，参考现场职业卫生学调查，综合分析，并排除其他类似表现的疾病，方可诊断。

1. 接触反应　接触后出现眼刺痛、畏光、流泪、结膜充血、咽部灼热感、咳嗽等眼和上呼吸道刺激表现，或有头痛、头晕、乏力、恶心等神经系统症状，脱离接触后在短时间内消失者。

2. 诊断及分级标准

（1）轻度中毒　具有下列情况之一者：①明显的头痛、头晕、乏力等症状并出现轻至中度意识障碍；②急性气管－支气管炎或支气管周围炎。

（2）中度中毒　具有下列情况之一者：①意识障碍表现为浅至中度昏迷；②急性支气管肺炎。

（3）重度中毒　具有下列情况之一者：①意识障碍程度达深昏迷或呈植物状态；②肺水肿；③猝死；④多脏器衰竭。

（六）处理原则

1. 治疗原则

（1）迅速脱离现场，吸氧、保持安静、卧床休息，严密观察，注意病情变化。

（2）抢救、治疗原则以对症及支持疗法为主，积极防治脑水肿、肺水肿，早期、足量、短程使用肾上腺皮质激素。对中、重度中毒，有条件者应尽快安排高压氧治疗。

（3）对呼吸、心跳骤停者，立即进行心、肺复苏，待呼吸、心跳恢复后，有条件者尽快安排高压氧治疗，并积极进行对症、支持治疗。

2. 其他处理　急性轻、中度中毒者痊愈后可恢复原工作，重度中毒者经治疗恢复后应调离原工作岗位。对神经系统损害恢复不全的患者，则应安排治疗和休息。需要进行劳动能力鉴定者按《劳动能力鉴定 职工工伤与职业病致残等级》（GB/T 16180—2014）处理。

（七）预防

认真执行职业卫生标准规定，工作场所空气中 H_2S 的 MAC 为 $10mg/m^3$。具体指导意见、实施方法可参见《硫化氢职业危害防护导则》（GBZ/T 259—2014）。

第五节　有机溶剂中毒

有机溶剂在工农业生产中应用广泛，目前已知的有机溶剂有 30000 多种，常用的近 500 种。近年来，我国职业性有机溶剂中毒呈现以下特点：①群体中毒事件多发，死亡案例偶有发生；②以苯、正己烷、三氯乙烯、二氯甲烷以及混合性有机溶剂中毒多见；③有机溶剂中毒事件多发生于私营、中小型民营企业；④通风排毒设施不健全、个人防护用品缺乏或使用不当、职业性危害认识不足等问题突出。

一、概述

（一）理化特性

有机溶剂在常温常压下一般为液体，主要用作清洗剂、去脂剂、稀释剂和萃取剂，也可以作为原料生产其他化学产品。有机溶剂种类繁多，按化学结构可分为芳香烃类、脂肪烃类、脂环烃类、卤代烃类、醇类、醚类、脂类、酮类和其他类别。同类者毒性相似，例如氯代烃类多具有肝脏毒性，醛类具有刺激性等。

（二）毒物代谢动力学

1. 挥发性、可溶性和易燃性　有机溶剂多易挥发，接触途径以吸入为主；具有脂溶性，进入体内易与神经组织亲和而具有麻醉作用；又兼具水溶性，故易经皮肤进入机体。多数有机溶剂还有可燃性，如汽油、乙醇等，可用作燃料。

2. 吸收与分布　有机溶剂经呼吸道吸入后通过肺泡－毛细血管膜吸收，有 $40\% \sim 80\%$ 在肺内滞留。从事体力劳动时，经肺摄入量增加 $2 \sim 3$ 倍。进入机体后的有机溶剂主要分布于富含脂肪的组织，如神经组织、肝脏等；有机溶剂也可分布于血流充足的骨骼和肌肉组织。体脂含量高者接触有机溶剂后，机体吸收、蓄积增多，排出较慢。大多数有机溶剂可通过胎盘，亦可经母乳排出，从而影响胎儿和乳儿健康。

3. 生物转化与排出　不同个体的生物转化能力存在差异，机体对不同溶剂的代谢速率各异，代谢转化与有机溶剂的毒作用密切相关，例如，正己烷的毒性与其主要代谢物 2,5－己二酮有关；三氯乙烯与乙醇的代谢相似，可竞争醇和醛脱氢酶，从而产生毒性的协同作用。有机溶剂主要以原形经呼气排出，少量以代谢物形式经尿排出。多数有机溶剂的生物半减期较短，一般为数分钟至数天，故对大多数有机溶剂来说，生物蓄积不是影响毒作用的主要因素。

（三）有机溶剂对健康的影响

1. 皮肤　大约 20% 的职业性皮炎是由有机溶剂引起的。几乎所有有机溶剂都能使皮肤脱脂或溶解而形成原发性皮肤刺激物。红斑、水肿等急性刺激性皮炎症状是有机溶剂皮炎的典型症状，有机溶剂还可引起慢性裂纹性湿疹。苯可引起过敏性湿疹、脱脂性皮炎，二氯乙烷可引起剥脱性皮炎。

2. 中枢神经系统　有机溶剂多具有脂溶性，几乎全部易挥发的脂溶性有机溶剂都能引起中枢神经系统非特异性抑制或全身麻醉。有机溶剂的麻醉效能除了与脂溶性密切相关以外，还与其化学结构相关，如碳链的长短、有无卤素官能团、有无不饱和碳键等。

有机溶剂急性中毒时出现的中枢神经系统抑制症状与乙醇中毒相似，一般表现为头痛、恶心、呕吐、眩晕、倦怠、言语不清、步态不稳、兴奋不安、抑郁等，严重时可引起狂躁、抽搐、惊厥、昏迷，甚至因心律失常、呼吸抑制而死亡。过量接触后，中枢神经系统可出现持续脑功能不全，并伴发昏迷，以至脑水肿。大多数有机溶剂的生物半减期较短，因此 24 小时内症状大都缓解，职业工人常同时接触多种有机溶剂，可呈相加作用甚至增强作用。

长期低浓度接触有机溶剂可导致慢性神经行为障碍，一般表现为抑郁、焦虑、短期记忆丧失、注意力不集中等。有时接触低浓度有机溶剂蒸气后，在前庭试验正常的情况下仍出现眩晕、恶心和衰弱等症状，称获得性有机溶剂超耐量综合征。

3. 周围神经系统　有少数有机溶剂对周围神经系统呈特异毒性，如二硫化碳、正己烷和甲基正丁酮等可引起感觉、运动神经的对称性混合损害，主要表现为：手套、袜套样分布的肢端感觉异常，部分患者表现为疼痛和肌肉抽搐，远端反射则多表现为抑制。三氯乙烯能引起三叉神经麻痹，导致三叉神经支配区域的感觉功能丧失。

4. 呼吸系统 有机溶剂对呼吸道均有一定程度的刺激作用。接触溶解度高的有机溶剂引起呼吸道刺激的部位通常在上呼吸道，如甲醛；溶解度低的有机溶剂对上呼吸道的刺激性较弱，但可抵达呼吸道深部，从而引起急性肺水肿。长期接触刺激性较强的溶剂还可致慢性支气管炎。

5. 肝脏 长期大剂量接触任何有机溶剂均可导致肝细胞损害。某些具有卤素或硝基官能团的有机溶剂，其肝毒性尤为明显，如短期过量接触四氯化碳可产生急性肝损害，长期较低浓度接触可出现慢性肝病。有些有机溶剂虽无直接肝脏毒性，但能加重乙醇对肝脏的毒作用，如丙酮。

6. 其他 苯可损害造血系统，诱发再生障碍性贫血和白血病；四氯化碳急性中毒时，常出现肾小管坏死性急性肾衰竭，表现为蛋白尿、尿酶尿；二硫化碳对女性生殖功能和胎儿的神经系统发育均有不良影响；有机溶剂可以增强心肌对内源性肾上腺素的敏感性，可诱发心律不齐，如发生心室颤动。

二、苯 ▣ 微课3

情境导入

情境： 患者，女，28 岁，在某鞋厂从事手工刷胶工作，工作环境通风条件差，因"头痛、头晕、乏力、失眠、记忆力减退、月经过多、牙龈出血、肢体麻木"入院。入院检查：神志清楚，呈贫血面容，体温 37.1℃，呼吸 22 次/分，血压 110/65mmHg，心肺功能正常，腹部平软，肝在肋下 1.5cm。血常规检查：白细胞计数 3×10^9/L，中性粒细胞计数 1.4×10^9/L，血小板计数 60×10^9/L，红细胞计数 3×10^{12}/L，血红蛋白 60g/L。尿常规检查（－）。肝功能检查正常，骨髓检查诊断为再生障碍性贫血。

思考：

1. 从职业卫生学角度，你认为导致该患者患病的职业性有害因素是什么？接触机会有哪些？

2. 要确诊该患者为职业性中毒，还应做哪些工作？

3. 为了防止类似事件发生，我们能做些什么？

（一）理化特性

苯（benzene，C_6H_6）是最简单的芳香族有机化合物，常温下为带特殊芳香味的无色液体，分子量 78，沸点 80.1℃，极易挥发，蒸气相对密度 2.77；易燃，燃点为 562.22℃，爆炸极限为 1.4% ~ 8%；微溶于水，易溶于乙醇、三氯甲烷、乙醚、丙酮、二硫化碳等有机溶剂。

（二）接触机会

苯广泛应用于工农业生产中，是接触人数最多的有机溶剂之一。苯常以蒸气形式存在于生产环境中，主要由呼吸道进入人体，少量苯也可经皮肤接触吸收。苯的主要接触机会如下。

1. 作为有机化学合成中常用的原料，如制造苯乙烯、苯酚、药物、农药、合成橡胶、塑料、染料、合成纤维等。

2. 作为溶剂、萃取剂和稀释剂，用于生药的浸渍、提取、重结晶等以及印刷，用于树脂、人造革、胶粘剂和油漆的制造。

3. 苯的制造，工业中常通过焦炉气或煤焦油的分馏、石油的裂化来生产苯。

4. 用作燃料，如工业汽油中苯的含量可达 10% 以上。

知识链接 --------

苯在体内的代谢转归

苯属于中等毒性物质，进入机体后，主要分布在含类脂较多的组织和器官中，其中，骨髓中含量最多。经呼吸进入体内的苯，40%～60%以原形经呼气排出，约30%的苯在肝脏内代谢。苯在肝微粒体细胞色素P450酶、谷胱甘肽 S - 转移酶等生物酶的作用下最终生成尿酚、氢醌、反 - 反式黏糠酸、苯巯基尿酸、CO_2 等代谢产物。苯的代谢产物多数经尿液排出体外，因此尿液中的尿酚、氢醌、反 - 反式黏糠酸等均可作为苯的接触标志，其中，苯巯基尿酸在体内的本底值很低，且具有较好的特异性和半减期，被认为是低浓度苯接触时的最佳生物标志。

（三）中毒表现

1. 急性中毒 急性苯中毒是由短时间内吸入大量苯蒸气而引起。主要表现为中枢神经系统的麻醉症状，轻者出现兴奋、欣快感、步态不稳、头晕、头痛、恶心、呕吐等，重者出现剧烈头痛、复视、嗜睡、幻觉、肌肉痉挛、强直性抽搐、昏迷、心律失常、呼吸和循环衰竭。实验室检查可发现尿酚和血苯增高。

2. 慢性中毒 长期接触低浓度苯可引起慢性中毒，其主要中毒表现如下。

（1）神经系统 常为非特异性神经衰弱综合征表现，多有头痛、头晕、失眠、记忆力减退等症状，有的伴有自主神经系统功能紊乱，如心动过速或过缓，皮肤划痕症阳性，个别病例有肢体痛、触觉减退或麻木等表现。

（2）造血系统 慢性苯中毒主要损害造血系统。有近5%的轻度中毒者无自觉症状，但血常规检查发现异常，最早和最常见的血常规异常表现是持续性白细胞计数减少，主要是中性粒细胞减少，白细胞分类中淋巴细胞相对值可增加到40%左右，血液涂片可见白细胞有较多的毒性颗粒、空泡、破碎细胞等，电镜检查可见血小板形态异常。中度中毒者除白细胞计数减少外，也可见血小板、红细胞计数减少，可伴有反复感染和（或）出血的临床表现。重度中毒者全血细胞均有减少，淋巴细胞百分比相对增高，常伴有齿龈、鼻腔、黏膜和皮下出血的临床表现，眼底检查可见视网膜出血，严重者骨髓造血系统明显受损，甚至出现再生障碍性贫血、骨髓增生异常综合征（MDS），少数可转化为白血病。

苯可引起各种类型的白血病，以急性粒细胞白血病最常见，其次为红白血病、急性淋巴细胞白血病和单核细胞性白血病，慢性粒细胞白血病则很少见。

（3）其他 若经常接触苯，皮肤可脱脂，变干燥、脱屑以至皲裂，有的出现过敏性湿疹、脱脂性皮炎。苯还可损害生殖系统，可引起女工月经血量增多、经期延长，自然流产和胎儿畸形率增高；苯对免疫系统也有影响，接触苯的工人血中 IgG、IgA 明显降低，而 IgM 增高。此外，职业性苯接触工人染色体畸变率可明显增高。

（四）诊断

1. 急性中毒 根据短期内吸入大量苯蒸气职业史、以意识障碍为主的临床表现，结合现场职业卫生学调查，参考实验室检测指标，综合分析，并排除其他疾病引起的中枢神经系统损害，方可诊断。

（1）轻度中毒 短期内吸入大量苯蒸气后出现头晕、头痛、恶心、呕吐、黏膜刺激症状，伴有轻度意识障碍。

（2）重度中毒 吸入大量苯蒸气后出现下列临床表现之一者：①中、重度意识障碍；②呼吸循环衰竭；③猝死。

2. 慢性中毒 根据较长时间密切接触苯的职业史、以造血系统损害为主的临床表现，结合现场职业卫生学调查，参考实验室检测指标，综合分析，并排除其他原因引起的血常规、骨髓象改变，方可诊断。

（1）轻度中毒　有较长时间密切接触苯的职业史，可伴有头晕、头痛、乏力、失眠、记忆力减退、易感染等症状。在 3 个月内每 2 周复查一次血常规，具备下列条件之一者：①白细胞计数低于 $4 \times 10^9/L$ 或中性粒细胞计数低于 $2 \times 10^9/L$；②血小板计数低于 $80 \times 10^9/L$。

（2）中度中毒　多有慢性轻度中毒症状，并有易感染和（或）出血倾向。具备下列条件之一者：①白细胞计数低于 $4 \times 10^9/L$ 或中性粒细胞计数低于 $2 \times 10^9/L$，伴血小板计数低于 $80 \times 10^9/L$；②白细胞计数低于 $3 \times 10^9/L$ 或中性粒细胞计数低于 $1.5 \times 10^9/L$；③血小板计数低于 $60 \times 10^9/L$。

（3）重度中毒　在慢性中毒的基础上，具备下列表现之一者：①全血细胞减少症；②再生障碍性贫血；③骨髓增生异常综合征；④白血病。

诊断依据参见《职业性苯中毒的诊断》（GBZ 68—2013）。

（五）处理与治疗

1. 急性中毒　应迅速将中毒患者移至空气新鲜处，立即脱去被污染的衣服，用肥皂水清洗污染的皮肤，注意保暖。急性期应卧床休息。急救原则与内科相同，可用葡萄糖醛酸，忌用肾上腺素。病情恢复后，轻度中毒者恢复原工作，重度中毒者原则上调离原工作岗位。

2. 慢性中毒　无特效解毒药。治疗应根据造血系统损害所致血液疾病给予相应处理。经确诊患者，应调离接触苯及其他有毒物质的工作岗位，接受临床规范治疗。

（六）预防

1. 生产工艺改革和通风排毒　生产过程密闭化、自动化和程序化；安装有效的局部抽风排毒设备，定期维修，使空气中苯的浓度控制在国家卫生标准（$6mg/m^3$，PC－TWA；$10mg/m^3$，PC－STEL）以下。

2. 以无毒或低毒的物质取代苯　如在油漆及制鞋工业中，以汽油、二乙醇缩甲醛、环己烷等作为稀薄剂或胶粘剂；以乙醇等作为有机溶剂或萃取剂。

3. 卫生保健措施　对苯作业现场进行定期职业卫生学调查，监测空气中苯的浓度。作业工人应加强个人防护，进行上岗前和定期体检。女工妊娠期及哺乳期必须调离苯作业场所。

4. 职业禁忌证　血常规指标低于或接近正常值下限者，各种血液病，严重的全身性皮肤病，月经过多或功能性子宫出血。

三、甲苯、二甲苯

（一）理化特性

甲苯（toluene，$C_6H_5CH_3$）、二甲苯 [xylene，$C_6H_4(CH_3)_2$] 均为无色透明，带芳香气味、易挥发的液体。甲苯分子量 92.1，沸点 110.4℃，蒸气相对密度 3.90。二甲苯分子量 106.2，有邻位、间位和对位三种异构体，其理化特性相近；沸点 138.4～144.4℃，蒸气相对密度 3.66。两者均不溶于水，可溶于乙醇、丙酮和三氯甲烷等有机溶剂。

（二）接触机会

随着国内工业的发展，甲苯、二甲苯的接触人群日益增多。虽然高浓度甲苯、二甲苯引起的急性中毒罕见报道，但长期接触所引起的潜隐性影响越来越引起人们的关注。在生产过程中，甲苯、二甲苯主要经呼吸道、皮肤、消化道进入体内。甲苯、二甲苯的职业接触机会主要如下。

1. 在石油开采和集输的过程中，为防止油井井筒、管壁结蜡会加含有甲苯、二甲苯的清防蜡剂，作业人员在日常巡检、油样采集和检维修的过程中会接触甲苯、二甲苯。

2. 作为溶剂或稀释剂在油漆、涂料、胶粘剂中广泛使用，从事该类物质的生产以及喷漆、装修、鞋厂刷胶等工作岗的职业人员均可接触甲苯、二甲苯。

3. 甲苯、二甲苯也是重要的基础有机化工原料，如制造各种包装材料、隔热材料、一次性饭盒、纸杯、管道、容器等。

4. 甲苯、二甲苯也可作为汽车和航空汽油中的掺加成分。

（三）中毒表现

1. 急性中毒　高浓度甲苯、二甲苯主要对中枢神经系统产生麻醉作用以及引起和皮肤黏膜刺激症状。短时间吸入高浓度甲苯和二甲苯可出现中枢神经系统功能障碍。轻者表现头痛、头晕、步态蹒跚、兴奋，轻度呼吸道和结膜的刺激症状；严重者出现恶心、呕吐、意识模糊、躁动、抽搐，以至昏迷，呼吸道和结膜出现明显刺激症状。

2. 慢性中毒　长期接触中低浓度甲苯、二甲苯可出现不同程度的头晕、头痛、乏力、睡眠障碍和记忆力减退等症状。末梢血常规可出现轻度、暂时性改变，脱离接触后可恢复正常。皮肤接触可致慢性皮炎、皮肤皲裂等。

（四）诊断

根据短期内吸入较高浓度甲苯蒸气或皮肤黏膜接触大量甲苯液体的职业史、出现以中枢神经系统损害为主的临床表现，参考现场职业卫生学资料，综合分析，排除其他原因所致类似疾病后，方可诊断。我国甲苯中毒诊断标准为《职业性急性甲苯中毒的诊断》（GBZ 16—2014）。

1. 接触反应　短期内接触甲苯后出现头晕、头痛、恶心、呕吐、胸闷、心悸、颜面潮红、结膜充血等，脱离接触后症状在 72 小时内明显减轻或消失。

2. 轻度中毒　短期内接触大量甲苯后出现明显头晕、头痛、恶心、呕吐、胸闷、心悸、乏力、步态不稳，并具有下列表现之一者：①轻度意识障碍；②哭笑无常等精神症状。

3. 中度中毒　在轻度中毒的基础上，具有下列表现之一者：①中度意识障碍；②妄想、精神运动性兴奋、幻听、幻视等精神症状。

4. 重度中毒　在中度中毒的基础上，具有下列表现之一者：①重度意识障碍；②猝死。

（五）处理与治疗

1. 急性中毒　迅速将中毒者移至空气新鲜处，急救同内科处理原则。可给予葡萄糖醛酸或硫代硫酸钠以促进甲苯的排泄。一般痊愈后可恢复原工作。

2. 慢性中毒　主要是对症治疗。轻度中毒患者治愈后可恢复原工作；重度中毒患者应调离原工作岗位，并根据病情恢复情况安排休息或工作。

（六）预防

1. 降低空气中的浓度　通过工艺改革和密闭通风措施，将空气中甲苯、二甲苯浓度控制在国家卫生标准（二者均为 50mg/m³，PC–TWA；100mg/m³，PC–STEL）以下。

2. 以无毒或低毒的物质取代甲苯、二甲苯　如用乙醇等作为溶剂、萃取剂、稀释剂。

3. 卫生保健措施　对甲苯、二甲苯作业现场进行定期职业卫生学调查，监测空气中苯的浓度。作业工人应加强个人防护，进行上岗前和定期体检。

4. 职业禁忌证　神经系统器质性疾病，明显的神经衰弱综合征，肝脏疾病。

四、二氯乙烷

（一）理化特性

二氯乙烷（dichloroethane，$C_2H_4Cl_2$）在常温常压下为无色液体，易挥发，有三氯甲烷样气味，分子量98.97。有两种同分异构体：1,2-二氯乙烷和1,1-二氯乙烷。1,2-二氯乙烷的沸点为83.5℃，在空气中的爆炸极限为6.2%~15.9%，1,1-二氯乙烷的沸点为57.3℃；蒸气相对密度均为3.40。二氯乙烷难溶于水，可溶于乙醇和乙醚等有机溶剂，是脂肪、橡胶、树脂等的良好溶剂；遇热、明火、氧化剂易燃、易爆，加热分解可产生光气和氯化氢。

（二）接触机会

二氯乙烷目前主要用作化学合成（如制造氯乙烯单体、乙二胺）的原料、工业溶剂和黏合剂，还用作纺织、石油、电子工业的脱脂剂，金属部件的清洁剂，咖啡因萃取剂等。二氯乙烷主要的职业暴露人群是生产氯乙烯的工人，其次是从事化工、服装、纺织、石油及煤制品行业的工人。

（三）中毒表现

二氯乙烷中毒事故的发生多数由于吸入1,2-二氯乙烷所致，单独由1,1-二氯乙烷引起的中毒还未见报道。尿中主要代谢物为硫二乙酸和硫二乙酸亚砜。

1. 急性中毒　急性二氯乙烷中毒是由于短期接触较高浓度的二氯乙烷后引起的以中枢神经系统损害为主的全身性疾病。潜伏期一般为数分钟至数十分钟。一般表现为头晕、头痛、烦躁不安、乏力、步态蹒跚、颜面潮红、意识模糊，有时伴有恶心、呕吐、腹痛、腹泻等胃肠症状。严重者可突发脑水肿，临床死因多为脑水肿并发脑疝。临床上患者病情会出现反复，患者昏迷后清醒，可再度出现昏迷、抽搐甚至死亡，应引起重视。患者数天后会出现肝、肾损伤。

2. 亚急性中毒　见于较长时间、接触较高浓度二氯乙烷的中毒患者，是我国近年来主要的发病形式。其临床特点是潜伏期较长，多为数天甚至十余天。临床表现为中毒性脑病，肝、肾损害少见；多呈散发性，起病隐匿，病情可突然恶化。

3. 慢性中毒　长期吸入低浓度的二氯乙烷可出现乏力、头晕、失眠等神经衰弱综合征表现，也有恶心、腹泻、呼吸道刺激及肝、肾损害表现。皮肤接触可引起干燥、脱屑和皮炎。

有研究表明，1,2-二氯乙烷摄入可增加大鼠、小鼠血管肉瘤、肝癌、乳腺癌、肺癌以及子宫肌瘤的发生率。人类细胞体外实验证实，1,2-二氯乙烷具有遗传毒性，能诱导基因突变。

（四）诊断

根据短期接触较大量1,2-二氯乙烷的职业史、出现以中枢神经系统损害为主的临床表现，结合颅脑CT和（或）MRI检查结果，参考工作场所职业卫生学资料，综合分析，未发现其他病因所引起的类似疾病，方可诊断。诊断标准为《职业性急性1,2-二氯乙烷中毒诊断标准》（GBZ 39—2016）。

1. 接触反应　短期接触较大量1,2-二氯乙烷后，出现头晕、头痛、乏力等中枢神经系统症状，可伴恶心、呕吐或眼、上呼吸道刺激症状，脱离接触后症状在72小时内消失或减轻者。

2. 诊断分级

（1）轻度中毒　出现头晕、头痛、乏力等中枢神经系统症状，并具有下列表现之一者：①表情淡漠、记忆力下降、行为异常，出现步态蹒跚；②轻度意识障碍；③颅脑CT显示双侧脑白质对称性密度减低，或MRI显示双侧脑白质弥漫性异常信号。

（2）中度中毒　在轻度中毒的基础上，具有下列表现之一者：①中度意识障碍；②症状性癫痫

（部分性发作）。

（3）重度中毒　在中度中毒的基础上，具有下列表现之一者：①重度意识障碍；②症状性癫痫（全身性发作）；③脑局灶受损表现，如小脑性共济失调等。

（五）处理与治疗

1. 现场处理：应迅速使中毒者脱离现场，移至新鲜空气处，更换被污染的衣物，冲洗污染皮肤，注意保暖，并严密观察，防止病情反复。

2. 接触反应者应密切观察并给予对症处理，短期接触较大量1,2－二氯乙烷者应密切观察72小时并给予必要的检查及对症处理。

3. 治疗应以防治脑水肿、降低颅内压为主，强调"密切观察、早期发现、及时处理、防止反复"且治疗观察时间一般不应少于2周。治疗原则和护理原则与神经科、内科相同，应及时应用糖皮质激素，并积极进行高压氧治疗，防治中毒性脑病，注意控制抽搐，可用抗癫痫药或安定剂，必要时可用超短时效的麻醉药。轻度中毒者痊愈后可恢复原工作，重度中毒者恢复后应调离二氯乙烷作业岗位。

4. 慢性中毒患者主要是补充多种维生素、葡萄糖醛酸、ATP、肌苷等药物以及适当的对症治疗。

（六）预防

1. 降低空气中1,2－二氯乙烷的浓度　应加强职业场所通风，严格控制作业场所空气中浓度低于国家卫生标准（$7mg/m^3$，PC－TWA；$15mg/m^3$，PC－STEL），加强生产环境中毒物浓度的日常监测。

2. 加强健康监护和健康教育　重视接触工人的健康监护并对作业工人进行职业健康教育。

3. 职业禁忌证　神经系统器质性疾病，精神病，肝、肾器质性疾病，全身性皮肤疾病。

五、其他有机溶剂

（一）正己烷

正己烷（n－hexane），是己烷（C_6H_{14}）主要的异构体之一，化学式$CH_3(CH_2)_4CH_3$，分子量86.18；常温下为微有异臭的液体，易挥发；几乎不溶于水，易溶于三氯甲烷、乙醚、乙醇。

正己烷是一种广泛应用于电子、印刷、橡胶、制药、五金和制鞋等行业的有机溶剂。近年来，正己烷作为稀释剂用于黏合剂生产，作为有机清洁剂大量使用，是我国群发职业性正己烷中毒的重要原因。

正己烷在作业环境中易经呼吸道吸入而造成职业中毒，主要在肝脏内代谢，其代谢产物主要与葡萄糖醛酸结合，结合产物随尿排出。

正己烷急性毒性属低毒类。急性中毒主要为麻醉作用和对皮肤、黏膜的刺激作用。急性吸入高浓度的正己烷可出现头晕、头痛、胸闷、眼和上呼吸道黏膜刺激及麻醉、意识障碍等症状。

慢性中毒主要累及神经系统，以多发性周围神经病变最为重要，其特点为起病隐匿且进展缓慢。可按照我国《职业性慢性正己烷中毒的诊断》（GBZ 84—2017）进行诊断。长期接触人员四肢远端有不同程度和范围的痛、触觉减退，一般呈手套、袜套样分布。较重者可累及运动神经，常伴四肢无力，肌肉痉挛样疼痛、萎缩，以四肢远端较为明显。停止接触毒物后，一般轻、中度中毒病例的运动神经功能可以改善，而感觉神经功能则难以完全恢复。

正己烷还可对心血管系统（心室颤动）、生殖系统（男性精子数目减少、活动能力下降）、免疫系统（IgG、IgM、IgA降低）、视力等造成不同程度的损害。

慢性正己烷中毒者应予以对症和支持治疗，如充分休息，给予维生素B_1、B_6、B_{12}和能量合剂等；神经生长因子有助于病情康复，可早期使用。同时可进行中西医综合疗法，辅以针灸、理疗和四肢运动功能锻炼等。

预防途径与苯中毒类似。我国正己烷职业卫生标准为 PC – TWA $100mg/m^3$、PC – STEL $180mg/m^3$。

（二）二硫化碳

二硫化碳（carbon disulfide，CS_2），分子量76.14；常温下为液体；纯品无色，具芳香气味，工业品为浅黄色，有烂萝卜气味；沸点46.5℃，蒸气相对密度2.62，易燃，易挥发，与空气形成易爆混合物；几乎不溶于水，可与苯、乙醇、醚及其他有机溶剂混溶，腐蚀性强。

CS_2是重要的化工原料，主要应用于生产黏胶纤维、玻璃纸和橡胶硫化等工业。此外，CS_2在矿石浮选、四氯化碳制造、防水胶制造、谷物熏蒸、石蜡精制、石油生产等领域也广泛应用。CS_2还可以作为有机溶剂溶解稀释脂肪、清漆、树脂等。

按照我国现行的《职业性二硫化碳中毒诊断标准》（GBZ 4—2022），CS_2急性中毒一般是由突发性生产事故导致工人短时间吸入高浓度 CS_2 引起，工业生产中罕见。急性中毒主要造成中枢神经系统损伤，出现谵妄、躁狂、易激怒、幻觉、妄想、自杀倾向等精神失常症状，还可出现记忆障碍、胃肠功能紊乱、强直痉挛样抽搐、昏迷等症状。

CS_2慢性中毒主要损害神经系统。中枢神经病变主要为类神经症，表现为易疲劳、嗜睡、记忆力减退，严重者出现神经精神障碍；外周神经病变以感觉运动功能障碍为主，常由远及近、由外至内进行性发展，表现为感觉缺失、肌张力减退、行走困难、肌肉萎缩等。CT 或 MRI 检查可显示局部和弥漫性脑萎缩表现，肌电图检测可见神经传导速度减慢。另外，CS_2接触者中冠心病死亡率增高；眼底形态学、色觉、暗适应、视敏度以及眼睑、眼球能动性等均有改变，眼部病变可以作为慢性 CS_2 毒作用的早期检测指标；CS_2对消化系统、生殖系统、内分泌系统也有一定影响。

急性中毒者应及时纠正脑缺氧、改善脑循环、防治脑水肿，并给予营养神经、镇静解痉、营养心肌等治疗；有明显意识障碍者可短期使用糖皮质激素治疗。慢性中毒治疗以促进神经修复、再生为主。

预防途径与苯中毒类似。我国车间空气中 CS_2 职业卫生标准为 PC – TWA $5mg/m^3$、PC – STEL $10mg/m^3$。

第六节　苯的氨基和硝基化合物中毒

PPT

一、概述

（一）理化特性

苯或其同系物苯环上的氢原子被一个或几个氨基（—NH_2）或硝基（—NO_2）取代后形成苯的氨基和硝基化合物，主要代表为苯胺（aniline，$C_6H_5NH_2$）和硝基苯（nitrobenzene，$C_6H_5NO_2$）。此类化合物沸点高、挥发性低，常温下为固态或液态，多难溶于水，而易溶于有机溶剂。

（二）接触机会

在生产条件下，苯的氨基和硝基化合物主要以粉尘、蒸气或液体的形态存在，可经呼吸道和完整皮肤吸收。

1. 苯胺　主要由人工合成，常作为橡胶促进剂、抗氧化剂、硫化剂，光学白涂剂，照相显影剂及在药品、染料、塑料、香水等的制造过程中被广泛应用。

2. 联苯胺　主要用于制造偶氮染料、橡胶硬化剂、塑料薄膜等。

3. 三硝基甲苯　主要在国防、采矿、筑路等工业生产中作为炸药使用。

知识链接

苯胺、硝基苯在体内的代谢

苯胺、硝基苯被吸收进入机体后，主要在肝脏内代谢。苯胺经氧化生成苯胲，再经还原生成对氨基酚；硝基苯经还原生成苯醌亚胺，再经氧化同样生成对氨基酚。两者的中间代谢产物——苯胲和苯醌亚胺都有强氧化性，可以对机体造成损害；对氨基酚作为两者的最终代谢产物，经肾脏随尿排出体外。在体内，苯胺的代谢转化比硝基苯更快。

（三）对人体健康的影响

此类化合物主要引起血液及肝、肾等的损害，由于各类衍生物结构不同，其毒性也不尽相同。虽然如此，此类化合物的主要毒作用仍有不少相同或相似之处。

1. 血液损害

（1）高铁血红蛋白形成　苯的氨基和硝基化合物经体内代谢后产生的苯胲和苯醌亚胺为强氧化剂，可将正常生理情况下红细胞内血红蛋白（Hb）中的亚铁（Fe^{2+}）氧化成高价铁（Fe^{3+}），从而使 Hb 不能与氧结合。Hb 中 4 个 Fe^{2+} 只要有一个被氧化成 Fe^{3+}，不仅其本身不能与氧结合，还会影响其他的 Fe^{2+} 与氧的结合或分离。

（2）硫血红蛋白形成　血红蛋白中含一个以上硫原子，称硫血红蛋白。正常情况下体内硫血红蛋白不足 2%，机体大量吸收苯的氨基和硝基化合物时血中硫血红蛋白升高，当硫血红蛋白含量 >0.5g/dl 时即可出现发绀。硫血红蛋白的形成不可逆，其引起的发绀症状可持续数月之久（红细胞寿命多为 120 天），因此硫血红蛋白可作为远期生物标志物。

（3）溶血作用　还原型谷胱甘肽（GSH）是维持红细胞膜正常功能的重要物质，苯的氨基和硝基化合物经生物转化产生的中间代谢产物可使红细胞内的 GSH 大量消耗，从而导致红细胞发生破裂产生溶血。研究发现，有先天性葡萄糖－6－磷酸脱氢酶（G－6－PD）缺陷者更容易发生溶血。

（4）变性珠蛋白小体形成　苯的氨基和硝基化合物在体内经代谢转化产生的中间代谢物可直接作用于珠蛋白分子中的巯基（—SH），使珠蛋白变性，变性的珠蛋白在红细胞内形成沉着物，即变性珠蛋白小体，又称赫恩滋小体（Heinz body）。变性珠蛋白小体的形成略迟于高铁血红蛋白，中毒后 2~4 天可达高峰，1~2 周才消失。

（5）引起贫血　长期接触较高浓度的 2,4,6－三硝基甲苯等可能导致贫血，血液中点彩红细胞、网织红细胞增多，骨髓象显示增生不良，呈进行性发展，严重者出现再生障碍性贫血。

2. 肝脏损害　某些苯的硝基化合物可直接损害肝细胞，引起中毒性肝炎及肝脂肪变性，如三硝基甲苯、硝基苯、二硝基苯及 2－甲基苯胺、4－硝基苯胺等。肝脏病理改变主要为肝实质改变，早期出现脂肪变性，晚期可发展为肝硬化。严重的可发生急性、亚急性黄色肝萎缩。

3. 晶体损害　有些化合物，如三硝基甲苯、二硝基酚、二硝基邻甲酚可引起眼晶状体浑浊，最后发展为白内障。中毒性白内障多发生于慢性职业接触者，一旦发生，即使脱离接触，多数患者病变仍可继续发展。

4. 其他损害　某些苯的氨基和硝基化合物可使肾小球及肾小管上皮细胞发生变性、坏死，引起肾实质性损害；有些化合物对皮肤有强烈的刺激作用和致敏作用；重度中毒患者可因神经细胞脂肪变性使视神经区受损；联苯胺和 β－萘胺等是公认的能引起职业性膀胱癌的毒物。

（四）预防

1. 改善生产条件，改革工艺流程　加强生产操作过程中的密闭化、连续化，采用计算机等自动化控制设备。如苯胺生产，用抽气泵加料代替手工操作，用硝基苯加氢法代替还原法生产苯胺等工艺。

2. 重视检修制度，遵守操作规程 工厂应定期进行设备检修，防止跑、冒、滴、漏现象发生。在检修过程中应严格遵守各项安全操作规程，同时要做好个人防护，检修时要戴防毒面具，穿紧袖工作服、长筒胶鞋，戴胶手套等。

3. 做好生产环境检测 定期进行车间毒物浓度监测，保证车间毒物浓度在国家最高容许浓度以下。保证通风、排毒设施有效地工作，及时对车间的建筑及地面用清水进行冲洗。

4. 增强个人防护意识 开展多种形式的安全健康教育，在车间内不吸烟、不吃食物，工作前后不饮酒，及时更换工作服、手套，污染毒物的物品不能随意丢弃，应妥善处理。接触三硝基甲苯的工人，工作后应用温水彻底淋浴。

5. 做好上岗前体检和定期体检工作 上岗前发现血液病、肝病、内分泌紊乱、心血管疾病、严重皮肤病、红细胞 G-6-PD 缺乏症、眼晶状体浑浊或白内障的患者，不能从事接触此类化合物的工作。每年定期体检一次，体检时特别注意肝（包括肝功能）、血液系统及眼晶状体的检查。

二、苯胺

情境导入

情境： 某年夏季，一家化工原料公司 17 名装卸工人负责搬运 200 桶进口的苯胺。由于天气炎热，搬运工人多数未穿工作服，搬运过程中有无色油状液体从桶口渗出，并可闻到特殊气味。3 小时后，12 名工人相继出现头晕、头痛、恶心及口唇、指甲发绀（呈蓝灰色）等中毒症状，紧急送医，被诊断为急性苯胺中毒。

思考：

1. 本案例属于职业中毒吗？

2. 苯胺中毒的预防和控制措施有哪些？

（一）理化特性

苯胺（aminobenzene）又称为氨基苯，化学式 $C_6H_5NH_2$，分子量 93.1；纯品为无色油状液体，易挥发，具有特殊气味，久置颜色可变为棕色；熔点 -6.2℃，沸点 184.3℃；微溶于水，能溶于有机溶剂。

（二）接触机会

工业生产中苯胺可经呼吸道、皮肤和消化道进入人体，经皮肤吸收是引起中毒的主要原因。职业工人可经以下途径接触苯胺。

1. 苯胺合成 工业所用的苯胺均由人工合成，先由硝酸作用于苯合成硝基苯，再还原成苯胺。

2. 苯胺的使用 苯胺广泛用于印染、染料制造、橡胶（硫化时的硫化剂及促进剂）、照相显影剂、塑料、离子交换树脂、香水、药物合成等化工行业。

3. 煤焦油接触 苯胺在自然界中少量存在于煤焦油中。

（三）中毒表现

1. 急性中毒 短时间内吸入大量苯胺可引起急性中毒，夏季多见，主要症状为高铁血红蛋白血症。早期表现为发绀，最先见于口唇、指端及耳垂等部位，与一般缺氧所见的发绀不同，苯胺中毒为化学性发绀，呈蓝灰色。

中毒症状与高铁血红蛋白含量有关：①当血液中高铁血红蛋白含量大于血红蛋白总量的 15% 时，

即可出现明显发绀，但此时可无自觉症状；②当高铁血红蛋白含量增加至30%以上时，出现头晕、头痛、乏力、恶心、手指麻木及视物模糊等症状；③当高铁血红蛋白含量增加至50%时，出现心悸、胸闷、呼吸困难、精神恍惚、恶心、呕吐、抽搐等症状，严重者可发生心律失常、休克。

中毒严重者，中毒3～4天后可出现不同程度的溶血性贫血，并继发黄疸、中毒性肝病和膀胱刺激症状等。肾脏受损时可发生急性肾衰竭，出现少尿、蛋白尿、血尿等症状。部分患者出现心肌损害，眼部接触可引起结膜炎、角膜炎。

2. 慢性中毒　长期低浓度接触苯胺可出现类神经症，一般表现为头痛、头晕、失眠、乏力、记忆力减退、食欲不振等，并出现轻度发绀、贫血和肝脾肿大等体征，红细胞中可出现变性珠蛋白小体。经常皮肤接触苯胺者可出现湿疹、皮炎等。

（四）诊断

按照我国现行《职业性急性苯的氨基、硝基化合物中毒的诊断》（GBZ 30—2015），根据短期内接触较大量苯胺的职业史和以高铁血红蛋白血症、血管内溶血及肝、肾损害为主的临床表现，结合现场职业卫生学调查和实验室检查结果，综合分析，排除其他原因所引起的类似疾病后，方可诊断。

1. 接触反应　短期内接触较大量苯的氨基、硝基化合物后，出现轻微头晕、头痛、乏力、胸闷症状，高铁血红蛋白低于10%，脱离接触后48小时内可恢复。

2. 诊断分级

（1）轻度中毒　口唇、耳廓、指（趾）端轻微发绀，可伴有头晕、头痛、乏力、胸闷等轻度缺氧症状，血中高铁血红蛋白浓度≥10%。

（2）中度中毒　皮肤、黏膜明显发绀，出现心悸、气短、恶心、呕吐、反应迟钝、嗜睡等明显缺氧症状，血中高铁血红蛋白浓度≥10%，且伴有以下任何一项者：①轻度溶血性贫血，变性珠蛋白小体可升高；②急性轻至中度中毒性肝病；③轻至中度中毒性肾病；④化学性膀胱炎。

（3）重度中毒　皮肤、黏膜重度发绀，可伴意识障碍，血中高铁血红蛋白浓度≥10%，且伴有以下任何一项者：①重度溶血性贫血；②急性重度中毒性肝病；③重度中毒性肾病。

（五）处理与治疗

1. 急性中毒处理

（1）迅速脱离现场，脱去污染的衣物，彻底清洗皮肤，若眼部受污染可用大量生理盐水冲洗。

（2）注意维持呼吸、循环功能，给予吸氧，必要时可辅以人工呼吸，注意休息。

（3）对中毒性高铁血红蛋白血症患者一般给予小剂量亚甲蓝（1～2mg/kg），并辅以维生素C等治疗。轻度中毒可仅用葡萄糖、维生素C及对症支持治疗。患有G-6-PD缺乏症者，不宜采用亚甲蓝治疗。

（4）中毒性溶血性贫血可采取碱化尿液的方法，早期应用适量糖皮质激素，特别是变性珠蛋白小体明显升高者，注意保护肾脏功能；重度贫血患者可输注红细胞悬液或洗涤红细胞。必要时可采用置换血浆疗法和血液净化疗法。

（5）化学性膀胱炎者宜多饮水，碱化尿液，适量给予糖皮质激素，防治继发感染。

（6）中毒性肝损害者除给予高糖、高蛋白、低脂肪、富含维生素饮食外，应积极采取护肝治疗。

（7）对症和支持治疗：轻、中度中毒治愈后，可恢复原工作。重度中毒视疾病恢复情况可考虑调离原工作岗位。

2. 慢性中毒处理　慢性中毒患者应调离原岗位，避免进一步的接触，并积极治疗。治疗主要是对症处理。

三、三硝基甲苯

（一）理化特性

三硝基甲苯（trinitrotoluene），化学式 $C_6H_2CH_3(NO_2)_3$，分子量 227.13，通常指 2,4,6 - 三硝基甲苯，简称 TNT，又称黄色炸药；灰黄色结晶，熔点 80.65℃，相对密度 1.65，沸点 240℃（爆炸）；极难溶于水，易溶于有机溶剂。

（二）接触机会

在生产过程中 TNT 主要经皮肤和呼吸道吸收，TNT 有较强的亲脂性，在高温环境下，经皮吸收的可能性更大。TNT 的职业接触途径如下。

1. 制造过程　甲苯被硝化剂（硝酸和硫酸的混合酸）逐级硝化成一硝基甲苯、二硝基甲苯、TNT。在化学合成、粉碎、过筛、配料、包装生产过程中可接触 TNT 粉尘及蒸气。

2. 工业使用　TNT 作为炸药，在国防、开凿隧道、采矿等方面应用广泛，还用作照相、药品和染料的中间体。

> **知识链接**
>
> #### 苯胺的生物监测指标
>
> 进入机体的 TNT 一部分以原形经尿排出体外；另一部分在肝微粒体和线粒体的参与下代谢，多种代谢产物与葡萄糖醛酸结合后经尿液排出体外，其中 4 - 氨基 - 2,6 - 二硝基甲苯（4 - A）含量最高。因此，尿中 4 - A 和 TNT 原形可作为职业接触的生物监测指标。

（三）中毒表现

1. 急性中毒　在工业生产中，急性中毒的情况已较为罕见。一般只有接触高浓度 TNT 粉尘或蒸气，才可引起急性中毒。轻度急性中毒患者的一般表现为头晕、头痛、恶心、呕吐、食欲不振，上腹部及右季肋部痛；发绀，口唇呈蓝紫色，可扩展到鼻尖、耳壳、指（趾）端等部位。重度急性中毒者还可出现神志不清，呼吸浅表、频速，惊厥，大小便失禁，瞳孔散大，对光反应消失，角膜及腱反射消失等症状。严重者可因呼吸麻痹而死亡。

2. 慢性中毒　长期接触 TNT 可引起慢性中毒，主要造成以下损害。

（1）肝损害　肝脏是 TNT 毒作用的主要靶器官，肝肿大是 TNT 接触工人的早期重要体征。体检时肝大多在肋下 1.0 ~ 1.5cm，有压痛、叩痛，多数无黄疸。随着病情进展，平均工龄在 10 年，肝质地由软变韧，可导致肝硬化、萎缩。TNT 引起的肝损害早于晶体损害。

（2）白内障　是慢性中毒患者常见且具有特征性的体征，一般接触 2 ~ 3 年发病，工龄越长则发病率越高，10 年以上工龄的发病率为 78.5%，15 年以上工龄为 83.65%。起病时双眼晶状体周边部呈环形浑浊，逐渐发展为尖向中心、底向外的楔形浑浊体，进一步晶体中央部出现盘状浑浊，视力明显减退。一般认为，晶状体损害一旦形成，虽脱离接触仍可继续发展。

（3）血液系统　TNT 可引起血红蛋白、中性粒细胞及血小板减少，出现贫血，也可出现变性珠蛋白小体，严重者可出现再生障碍性贫血。目前我国 TNT 生产条件下，较少发生血液系统的改变。

（4）其他　长期接触 TNT 的工人，神经衰弱综合征发生率较高，可伴有自主神经功能紊乱。部分可出现心肌及肾损害，尿蛋白含量及某些酶增高。男工可出现性功能低下，女工则表现为月经异常。手、前臂、颈部等裸露部位皮肤发生过敏性皮炎，严重时呈鳞状脱屑。

（四）诊断

按照我国现行《职业性慢性三硝基甲苯中毒的诊断》（GBZ 69—2011），根据长期三硝基甲苯职业接触史和出现肝脏、血液及神经等器官或系统功能损害的临床表现，结合职业卫生学调查资料和实验室检查结果，综合分析，排除其他病因所致的类似疾病，方可诊断。

1. 轻度中毒　有乏力、食欲减退、恶心、厌油、肝区痛等症状持续3个月以上，伴有至少一项功能生化指标异常并具有下列表现之一者：①肝肿大，质软，有压痛或叩痛；②肝功能试验轻度异常；③腹部超声图像提示慢性肝病改变；④神经衰弱样症状伴肝功能指标任意2项异常改变。

2. 中度中毒　在轻度中毒的基础上，具有下列表现之一者：①肝功能试验中度异常；②腹部超声图像提示肝硬化改变；③脾肿大；④出现食管胃底静脉曲张等肝硬化并发症；⑤溶血性贫血。

3. 重度中毒　在中度中毒的基础上，具有下列表现之一者：①肝功能试验重度异常；②腹部超声图像提示肝硬化伴大量腹水；③出现肝硬化并发症食管胃底静脉曲张破裂、肝性脑病、自发性细菌性腹膜炎中一项者。

（五）处理与治疗

1. 宜食用清淡而富有营养的饮食，禁止饮酒和服用产生肝功能损害的药物。
2. 保肝降酶。
3. 重症患者出现肝功能衰竭时，建议进行专科对症治疗。
4. 其他治疗原则与内科相同。

知识链接

如何判断接触工人皮肤上的 TNT 是否洗干净了？

接触TNT的工人，工作后应用温水彻底淋浴，可用10%亚硫酸钾肥皂洗浴、洗手，该品遇TNT变为红色，将红色全部洗净表示皮肤污染已去除。也可用浸过9∶1乙醇氢氧化钠溶液的棉球擦手，如不出现黄色，则表示TNT污染已清除。

第七节　高分子化合物中毒

PPT

情境导入

情境："塑料王"是由四氟乙烯聚合而成的高分子化合物，因其独特的化学结构和耐腐蚀、强度韧性高等优异的性能而广泛应用于电子行业和化工领域。"塑料王"在带来诸多便利的同时，也引发了一些健康和环保问题，如在生产和废弃物燃烧处理时会产生多种具有刺激性和剧毒的污染物，对环境和职业人群造成损害。因此，如何在性能提升、广泛应用、环保与健康之间寻求更好的平衡是一个重要的课题。

思考：

1. 什么是高分子化合物？你还知道哪些高分子化合物？
2. 高分子化合物会对职业人群产生哪些健康危害？

一、概述

高分子化合物（high molecular compound）是指分子量高达几千至几百万，化学组成简单，由一种或几种单体（monomer）经聚合或缩聚而成的化合物，故又称聚合物（polymer）。

（一）分类

按照来源，高分子化合物可分为天然高分子化合物和合成高分子化合物。天然高分子化合物是自然界或矿物中由生化作用或光合作用形成的高分子化合物，如蛋白质、核酸、纤维素、羊毛、棉、丝、天然橡胶、淀粉等；合成高分子化合物是指人工合成的高分子化合物，如合成橡胶、合成纤维、合成树脂等。职业环境中的高分子化合物是指合成高分子化合物，主要包括五大类：塑料、合成纤维、合成橡胶、涂料和胶粘剂。

（二）用途

高分子化合物有强度高、质量轻、隔热、隔音、透光、绝缘性能好、耐腐蚀、成品无毒或毒性很小等优良特性，广泛应用于工业、农业、化工、建筑、通信、国防、日常生活用品等方面。高分子化合物在医学领域也广泛应用，如一次性注射器、输液器、各种纤维导管、血浆增容剂、人工肾、人工心脏瓣膜等都属于高分子化合物。特别是在功能高分子材料，如光导纤维、感光高分子材料、高分子分离膜、高分子液晶、超电导高分子材料、仿生高分子材料和医用高分子材料等方面的应用、研究、开发日益活跃。

（三）主要毒物

1. 单体原料 高分子化合物的基本生产原料有煤焦油、天然气、石油裂解气和少数农副产品等，以石油裂解气应用最多。常用的单体多为不饱和烯烃、芳香烃及其卤代化合物、氰类、二醇和二胺类化合物，这些化合物多数对人体健康可产生不良影响。

2. 生产助剂 在单体生产和聚合过程中需要各种助剂（添加剂），包括催化剂、引发剂、调聚剂、凝聚剂等。在聚合物树脂加工塑制为成品的成型加工过程中，为了改善聚合物的外观和性能，也要加入各种助剂，如稳定剂、增塑剂、固化剂、润滑剂、着色剂、发泡剂、填充剂等。

（四）对健康的影响

在高分子化合物生产过程的每个阶段，作业者均可接触不同类型的毒物。高分子化合物本身无毒或毒性很小，但某些高分子化合物粉尘可致上呼吸道黏膜刺激症状；酚醛树脂、环氧树脂等对皮肤有原发性刺激或致敏作用；聚氯乙烯等高分子化合物粉尘对肺组织具有轻度致纤维化作用。高分子化合物对健康的影响主要来自以下三个方面。

1. 制造化工原料、合成单体对健康的影响 如氯乙烯、丙烯腈对接触者可致急、慢性中毒，甚至引起职业性肿瘤。氯乙烯单体是国际癌症研究机构（IARC）公布的确认致癌物，可引起肝血管肉瘤。

2. 生产中的助剂对健康的影响 除了在单体生产和聚合或缩聚过程中可接触各种助剂外，由于助剂与聚合物分子大多数只是机械结合，很容易从聚合物内部逐渐移行至表面，进而也可与人体接触或污染水和食物等，影响人体健康。例如，含铅助剂的聚氯乙烯塑料在使用中可析出铅，因而不能用于储存食品或食品包装。助剂的种类繁多，在高分子化合物生产中一般接触量较少，其危害没有生产助剂时严重。助剂中的氯化汞、无机铅盐、磷酸二甲苯酯、二月桂酸二丁锡、偶氮二异丁腈等毒性较高；有的助剂如顺丁烯二酸酐、六次甲基四胺、有机铅、有机硅等对皮肤黏膜有强烈的刺激作用。

3. 高分子化合物在加工、受热时产生的有害因素对健康的影响 高分子化合物在加工、受热时产生的裂解气和烟雾毒性较大，吸入后可致急性肺水肿和化学性肺炎。高分子化合物在燃烧过程中受到破坏，热分解时产生各种有毒气体，吸入后可引起急性中毒。

二、氯乙烯

情境导入

情境：患者，男，39 岁，在某化工厂氯乙烯聚合车间工作 16 年，因头晕、失眠、乏力、记忆力下降、恶心、食欲不振伴阵发性右上腹疼痛入院治疗。查体：体温 36℃，脉搏 80 次/分，血压 120/75mmHg；皮肤及巩膜无黄染；双肺未见异常；腹软，右上腹压痛，肝右肋下 1.5cm，质软、边缘钝、触痛、剑下未及，腹部 B 超肝大；脾未及。神经系统及四肢未见异常。

思考：

1. 你认为导致该患者患病的职业性有害因素是什么？能否诊断为职业病？

2. 氯乙烯慢性中毒的临床表现有哪些？

3. 该车间应采取哪些措施预防氯乙烯中毒？

（一）理化特性

氯乙烯（vinyl chloride，VC），化学式 $H_2C=CHCl$，分子量 62.50；常温常压下为无色气体，略带芳香气味，沸点 -13.9℃；易燃、易爆，微溶于水，溶于醇和醚、四氯化碳等；热解时有光气、氯化氢、一氧化碳等释出。

（二）接触机会

生产环境中氯乙烯主要以蒸气形式存在，因此接触途径以呼吸为主，也可通过污染的皮肤进入体内。主要接触途径如下。

1. 合成高分子化合物　氯乙烯主要用作生产聚氯乙烯的单体，与丙烯腈、醋酸乙烯酯、丙烯酸酯、偏二氯乙烯等共聚制得各种树脂，还可用于合成三氯乙烷及二氯乙烯等。

2. 合成设备清洗维护　氯乙烯合成过程中，在转化器、分馏塔、贮槽、压缩机及聚合反应的聚合釜、离心机处都可能接触氯乙烯单体，特别是进入聚合釜内清洗或抢修和意外事故时接触浓度最高。

（三）中毒表现

1. 急性中毒　多因检修设备或意外事故大量吸入氯乙烯所致，如聚合釜清釜和泄漏事故。主要表现为对中枢神经系统的麻醉作用。一般表现为眩晕、头痛、乏力、恶心、胸闷、嗜睡、步态蹒跚等；严重者出现意识障碍，急性肺损伤、脑水肿、持续昏迷甚至死亡。皮肤接触可引起局部皮肤损害，表现为麻木、红斑、水肿以及组织坏死等。

2. 慢性中毒　长期接触氯乙烯职业工人会出现以神经衰弱综合征、雷诺综合征、周围神经病、肢端溶骨症、肝功能异常、血小板减少等为主的症状，这些症状也称为"氯乙烯病"或"氯乙烯综合征"。

（1）神经系统　以类神经症和自主神经功能紊乱为主，其中以睡眠障碍、多梦、手掌多汗常见。神经精神症状是慢性氯乙烯中毒的早期症状，主要表现为抑郁。清釜工可见皮肤瘙痒、烧灼感、手足发冷发热等多发性神经炎表现，有时还可见手指、舌或眼球震颤。神经传导和肌电图可见异常。

（2）肝脏　慢性中毒患者可有肝、脾不同程度肿大，也可有单纯肝功能异常；后期肝脏明显肿大，肝功能异常，并有黄疸、腹水等。研究表明氯乙烯有致肝癌作用，氯乙烯所致肝损害与乙型肝炎病毒具有协同作用。国内外都有氯乙烯作业工人患肝血管肉瘤的报道，但病率较低，约为 0.014/10 万。

（3）肢端溶骨症（acroosteolysis，AOL）　多发生于工龄较长的清釜工，早期表现为雷诺综合征：

手指麻木、疼痛、肿胀、变白或发绀等，继续接触逐渐出现末节指骨骨质溶解性损害。X 线常见为一指或多指末节指骨粗隆边缘呈半月状或锯齿状缺损，伴有骨皮质硬化，最后发展至指骨变粗变短，外形似鼓槌（杵状指）。手指动脉造影可见管腔狭窄、部分或全部阻塞。局部皮肤（手及前臂）局限性增厚、僵硬，呈硬皮病样损害，活动受限。目前认为，肢端溶骨症是氯乙烯所致全身性改变在指端局部的一种表现。肢端溶骨症的发生常伴有肝、脾大，对诊断有辅助意义。

（4）皮肤　经常接触氯乙烯可有皮肤干燥、皲裂、丘疹、粉刺或手掌皮肤角化、指甲变薄等症状，有的可发生湿疹样皮炎或过敏性皮炎，可能与增塑剂和稳定剂有关。

（5）其他　氯乙烯接触者有溶血和贫血倾向，嗜酸性粒细胞增多，部分患者可有轻度血小板减少、凝血障碍等；氯乙烯作业女工和作业男工配偶的流产率增高，胎儿中枢畸形的发生率也有增高；氯乙烯还可引起上呼吸道刺激症状；内分泌系统发生暂时性功能障碍。

（四）诊断

按照我国现行《职业性氯乙烯中毒的诊断》（GBZ 90—2017）进行诊断。

1. 诊断原则

（1）急性中毒　根据短期内吸入高浓度氯乙烯气体的职业史，出现以中枢神经系统损害为主的临床表现，可伴有肝脏及其他器官系统损害，结合实验室检查结果及工作场所职业卫生学调查，综合分析，排除其他原因所致类似疾病，方可诊断。

（2）慢性中毒　根据长期接触氯乙烯气体的职业史，出现以肝脏和（或）脾脏损害、雷诺现象及肢端溶骨症等为主的临床表现，结合实验室检查结果及工作场所职业卫生学调查，综合分析，排除其他原因所致类似疾病，方可诊断。

2. 接触反应　短时间内吸入高浓度氯乙烯气体后出现头晕、头痛、恶心、胸闷、乏力等症状，无意识障碍，并在脱离接触后 24～48 小时内症状减轻或消失。

3. 诊断分级

（1）急性中毒　可分为以下类型。

1）轻度中毒　短期内接触高浓度氯乙烯气体后出现头晕、头痛、恶心、呕吐、胸闷、步态蹒跚、嗜睡、朦胧等，符合轻度意识障碍。

2）中度中毒　在轻度中毒的基础上，具有下列情况之一者：①中度意识障碍；②轻度意识障碍，并伴有急性轻度或中度中毒性肝病。

3）重度中毒　在中度中毒的基础上，具有下列情况之一者：①重度意识障碍；②以中度意识障碍为主的多器官（系统）损害。

（2）慢性中毒　可分为以下类型。

1）轻度中毒　职业接触氯乙烯气体 3 个月以上，出现头晕、头痛、乏力、失眠、多梦、记忆力减退、易怒、多汗等类神经症表现，具有下列情况之一者：①雷诺现象，可伴有硬皮样改变；②肝功能生物化学试验检测指标两项异常，病程在 3 个月以上；③影像学检查证实肝脏肿大伴肝功能生物化学试验检测指标一项异常，病程在 3 个月以上。

2）中度中毒　在轻度中毒的基础上，具有下列情况之一者：①肢端溶骨症；②肝硬化代偿期；③影像学检查证实脾脏肿大。

3）重度中毒　肝硬化失代偿期。

（五）处理与治疗

1. 急性中毒　应迅速将中毒者移至空气新鲜处，立即脱去被污染的衣服，用流动清水或肥皂水清洗被污染的皮肤，注意保暖，卧床休息。急救措施和对症治疗原则与内科相同。轻度中毒者治愈后，可返回原岗位工作；重度中毒者治愈后，应调离有毒作业岗位。

2. 慢性中毒 尽早脱离接触，出现肝损害者给予保肝及对症治疗。轻度中毒者和中度中毒者治愈后，一般应调离有害作业岗位；重度中毒者应调离有毒有害作业岗位，应予以适当的治疗和长期休息。

（六）预防

1. 改革工艺，改善作业环境 将车间空气中氯乙烯的浓度控制在职业接触限值（PC－TWA 10mg/m³）以内。

2. 提高个人防护意识 进釜出料和清洗之前，先应通风换气，或用高压水或无害溶剂冲洗，经测定釜内温度和氯乙烯浓度合格后，佩戴防护服和送风式防毒面罩，并在他人监督下，方可入釜清洗。若有皮肤污染，及时用清水或肥皂水清洗。

3. 加强健康监护 每年 1 次体检，接触浓度高者每 1~2 年进行手指 X 线检查，并查肝功能。精神疾病、神经系统疾病、肝肾疾病及慢性皮肤病患者禁止从事氯乙烯作业。

三、其他高分子化合物

（一）丙烯腈

丙烯腈（acrylonitrile，AN），化学式 $H_2C = CHCN$，分子量 53.06；常温常压下为无色、易燃、易挥发的液体，具有特殊的苦杏仁气味；微溶于水，易溶于有机溶剂，易聚合。

丙烯腈属高毒类，可经呼吸道、消化道和完整皮肤吸收。从事丙烯腈生产和以丙烯腈为主要原料生产腈纶纤维、丁腈橡胶、ABS/AS 塑料等作业劳动者均有机会接触其蒸气或液体。

丙烯腈急性中毒表现与氢氰酸中毒相似，但起病较缓，潜伏期较长，一般为 1~2 小时，有的长达 24 小时后发病。以头痛、头晕、胸闷、呼吸困难、上腹部不适、恶心、呕吐、手足发麻症状等较多见，严重者可出现面色苍白、心悸、脉搏弱慢、血压下降、口唇及四肢末端发绀、呼吸浅慢而不规则，嗜睡状态或意识模糊，甚至出现昏迷、大小便失禁、全身抽搐等症状，吸入高浓度的丙烯腈可发生中毒性肺水肿，患者常因呼吸骤停而死亡。接触丙烯腈后 24 小时，尿中 SCN^- 明显增高，尿中氰酸盐测定可作为丙烯腈接触的生物标志物。

长期接触丙烯腈者可出现神经衰弱症状，还有颤抖、不自主运动、工作效率低等神经症样症状。部分劳动者直接接触其液体后可发生变应性接触性皮炎，皮肤斑贴试验有助于检出此类患者。

丙烯腈接触反应者应严密观察至少 24 小时，并给予对症处理。轻度中毒者可给予供硫剂；中度及重度中毒者需同时使用高铁血红蛋白形成剂和供硫剂，供硫剂根据病情可重复应用。可根据病情采用高压氧治疗，如出现脑水肿和肺水肿可应用糖皮质激素及脱水、利尿等处理。

轻度中毒者经治疗后适当休息可恢复原工作，重度中毒者如神经系统症状、体征恢复不全，应调离原工作岗位。

心血管疾病、神经系统疾病、肝肾疾病和过敏性皮肤病患者禁止从事丙烯腈作业，丙烯腈的职业接触限值为 PC－TWA 1mg/m³，PC－STEL 2mg/m³。

（二）含氟塑料

含氟塑料多为白色晶体、颗粒或粉末，一般由有机氟化合物经聚合而成为不同品种的含氟塑料，如聚四氟乙烯、四氟乙烯和六氟乙烯共聚物、聚三氟烯等，目前国内以生产聚四氟乙烯为主。含氟塑料化学性能稳定，具有耐高温、低温，耐腐蚀、抗酸、防辐射、摩擦系数小等优点，因而广泛应用于化工、电子、航空、火箭以及日常生活；医学上用来制造各种导管、心脏瓣膜等。

聚四氟乙烯占含氟塑料总产量的 85%~90%，其次是聚全氟乙丙烯和聚三氟氯乙烯。在含氟塑料生产过程中，接触的有毒物质主要来自单体的制备过程和聚合物的加工烧结过程。在烧结、热加工、电焊、高温切割以及含氟塑料涂层的管道、阀门、垫圈等焊接操作过程中同样可以接触氟聚合物热解物，如八氟异丁烯、氟光气和氟化氢等。

有机氟聚合物本身无毒或基本无毒，但某些单体、单体制备中的裂解气、残液气及聚合物的热裂解产物具有一定毒性，有的为剧毒物。有机氟聚物可通过多种途径进入机体，工业生产中以呼吸道吸入为主，进入机体后，主要分布在肺、肝、肾，动物实验发现其可通过脑脊液进入脑实质；在体内主要经肝脏代谢，主要经呼吸道和肾脏排出。

短时、过量吸入有机氟裂解气、裂解残液气和聚合物热的裂解物均可引起急性中毒。临床表现以呼吸系统损害为主，亦可见一过性轻度肝、肾损害。其潜伏期一般为 0.5~24 小时，以 2~8 小时多见，个别可长达 72 小时。

氟聚合物烟尘热：吸入有机氟聚合物热解物后，出现畏寒、发热、寒战、肌肉酸痛等金属烟热样症状，可伴有咳嗽、胸部紧束感、头痛、恶心、呕吐等，一般在 24~48 小时内消退。

长期接触低浓度有机氟的劳动者可出现不同程度的类神经症以及骨密度增高、骨纹理增粗等骨骼改变。

凡有确切的有机氟气体意外吸入史者，不论有无自觉症状，必须立即离开现场，绝对卧床休息，进行必要的医学检查和预防性治疗，并观察 72 小时。急性中毒者应早期给氧，氧气浓度一般控制在 50%~60%；尽早、足量、短程应用糖皮质激素；维持呼吸道畅通，可给予支气管解痉剂等超声雾化吸入；出现中毒性心肌炎，治疗原则一般与内科相同；合理选用抗生素，防治继发性感染；氟聚合物烟尘热反复发病者，应给予防治肺纤维化的治疗。

中毒患者治愈后，可恢复原工作；中毒后遗留肺、心功能减退者应调离原工作岗位，并定期复查。

（三）二异氰酸甲苯酯

二异氰酸甲苯酯（toluene diisocyanate，TDI），常温常压下为乳白色液体或结晶，存放后成浅黄色，具有强烈刺激性。TDI 不溶于水，能溶于丙酮、乙醚等有机溶剂。

工业生产中，TDI 主要通过呼吸道途径进入体内。TDI 主要用于制造聚氨酯树脂及其泡沫塑料。在使用和制造 TDI，尤其是蒸馏、配料、发泡、喷涂、浇铸及烧割操作时，可接触较高浓度的 TDI；成品聚氨酯树脂和塑料遇热时，有 TDI 释出；在使用聚氨酯清漆、胶粘剂、密封剂的过程中，有较多量 TDI 释出。

吸入高浓度 TDI 可引起急性中毒，主要表现为眼及呼吸道黏膜刺激症状，咽喉干燥、疼痛、剧咳、气急、胸闷、胸骨后不适或疼痛、呼吸困难等，往往伴有恶心、呕吐、腹痛等胃肠道症状。严重中毒者可见喘息性支气管炎、化学性肺炎和肺水肿等。

部分工人反复多次接触 TDI 后，再次接触时可诱发过敏性哮喘。主要表现为剧烈咳嗽，伴有胸闷、呼吸困难和喘息，不能平卧；肺部可闻及哮鸣音。TDI 哮喘可并发自发气胸、纵隔气胸、皮下气肿。反复发作者可继发慢性支气管炎、肺气肿和肺功能不全。职业性 TDI 哮喘患者在脱离接触后大多能恢复。TDI 对皮肤有原发刺激作用和致敏作用，接触者可发生荨麻疹、接触性皮炎和过敏性接触性皮炎。

吸入 TDI 有黏膜刺激症状者，应密切观察；早期吸氧，对症处理，给予糖皮质激素，限制补液量，合理使用抗生素，注意肺水肿预防和处理。职业性 TDI 哮喘急性发作时，应尽快脱离作业现场，并给予对症治疗；可用平喘药平喘，重者可使用激素（如地塞米松）及抗过敏药物。

凡有致喘物过敏、支气管哮喘和伴肺功能损害的心血管及呼吸系统疾病者，禁忌从事 TDI 作业。车间空气中 TDI 的职业接触限值为 PC-TWA 0.1mg/m³、PC-STEL 0.2mg/m³。

第八节　农药中毒

一、概述

（一）定义及制剂类型

根据我国《农药管理条例》规定，农药是指用于预防、控制危害农业、林业的病、虫、草、鼠和其他有害生物以及有目的地调节植物、昆虫生长的化学合成或者来源于生物、其他天然物质的一种物质或者几种物质的混合物及其制剂。

农药制剂有以下类型：①普通粉剂，不易溶于水，适合在早晚无风或微风条件下使用；②水粉剂，具有强吸湿性，加水混合，适用于喷雾、毒饵和土壤处理等用途；③乳剂，加水后形成乳化液，可用于喷雾、泼洒、拌种、浸种、毒土和涂茎；④超低容量制剂，是一种专门配套超低容量喷雾的农药，使用时不需要加水；⑤颗粒剂和微粒剂，主要用于灌注叶片、撒布、点施、拌种和沟施；⑥烟剂，为固体，受热气化后在空气中形成烟，主要用于森林、设施农业和仓储中的病虫害防治。

（二）农药分类

农药的分类方法很多，可以根据用途、化学结构、毒性大小等进行分类。

1. 按主要用途

（1）杀虫剂　如敌百虫、涕灭威、氯氟虫腈等。

（2）杀菌剂　指用于杀灭或抑制植物病原微生物的药剂，如多菌灵、硫酸铜等。

（3）除草剂　指用于去除杂草的药剂，如百草枯、草甘膦等。

（4）杀鼠剂　如溴敌隆、氯鼠酮等。

（5）植物生长调节剂　用于促进或抑制植物生长发育的药剂，如萘乙酸钠、胺鲜酯等。

2. 按化学结构　目前大部分农药均为有机化合物，可分为有机氯类、有机磷类、氨基甲酸酯类、拟除虫菊酯类、有机硫类、有机氮类、酚类、酸类、醚类、苯氧羧酸类、有机金属类、多种杂环类。除了有机农药外，还有动物源性农药及无机农药。

（1）有机氯类　多含氯–苯环结构，部分研究表明其对中枢神经系统和肝脏有较强毒性，且具有高效、高毒、高残留等特点。这类农药包括：最早且广泛应用的杀虫剂 DDT 和六六六（因环境蓄积，目前大多数国家禁用），以及林丹、氯丹、灭蚁灵、毒杀芬、艾氏剂、狄氏剂、异狄氏剂等；杀螨剂三氯杀螨砜、三氯杀螨醇等；杀菌剂五氯硝基苯、百菌清、道丰宁等。

（2）有机磷类　多含碳–磷键结构，主要通过使体内胆碱酯酶失活起杀虫作用。其中有机磷酸酯类最常见，包括氯氟磷、马拉硫磷、乐果等；还包括二嗪磷类，如敌敌畏、毒死蜱等。

（3）氨基甲酸酯类　多含有氨基甲酸的 N–甲基取代酯结构，主要为杀虫剂，也是通过抑制胆碱酯酶起杀虫作用，但胆碱酯酶活性较容易恢复，一般而言，急性毒性较有机磷酸酯类低。代表农药为涕灭威、灭多威、苯氧威、西维因等。

（4）拟除虫菊酯类　结构上类似天然除虫菊素化合物，具有强大的杀虫活性，对哺乳动物毒性较低。主要杀虫机制为延长昆虫神经细胞膜上钠通道的开放时间，造成神经细胞的兴奋性增加，最终引起昆虫神经肌肉麻痹而导致死亡。常见该类农药有氯氰菊酯、溴氰菊酯、溴氰虫脒、拟除虫菊酯、溴虫脒等。

3. 按毒性　我国依据农药对大鼠的急性毒性大小，将农药分为剧毒、高毒、中等毒、低毒和微毒五类，并在包装上具有相应的标识。不同的毒性分级农药，使用需要严格登记，其应用范围有严格的限制，见表3-2。

表3-2　我国农药毒性分级

毒性分级	级别符号语	急性经口 LD$_{50}$（mg/kg）	急性经皮 LD$_{50}$（mg/kg）或急性吸入 LD$_{50}$（mg/m³）	标识	常用农药举例
Ia级	剧毒	<5	<20	剧毒	久效磷、磷胺、甲胺磷
Ib级	高毒	5~50	20~200	高毒	呋喃丹、氟乙酰胺、磷化锌
Ⅱ级	中等毒	50~500	200~2000	中等毒（原药高毒）	乐果、叶蝉散、敌克松
Ⅲ级	低毒	500~5000	2000~5000	低毒	敌百虫、杀虫双、托布津
Ⅳ级	微毒	>5000	>5000	微毒	多菌灵、百菌清、乙磷铝

摘自：周建民，沈仁芳. 土壤学大辞典［M］. 北京：科学出版社，2013.

（三）接触机会

职业性农药中毒主要见于以下情况。

1. 农业作业过程　如从事露天农田、温室大棚、动物养殖等相关工作，未遵守安全操作规程；在配药和施药过程中未采取个人防护措施；滥用高毒性农药或配制过高浓度的农药；施药器械发生漏液；未采取适当的方式处理喷管故障，如徒手或口吹；逆风喷洒；没有按照规定的间隔进行施药；衣服和皮肤接触农药后未及时清洗；给药与收获加工处理之间的间隔时间过短。

2. 农药生产、包装、运输和销售过程 如农药生产设备出现跑、冒、滴、漏,车间环境被农药污染;在农药包装过程中徒手操作,在运输和销售过程中包装破损或药液溢漏;在仓储和销售过程中,仓库和销售环境中通风不足。

3. 农产品的农药残留 如农产品表面农残超标,则在运输、销售、处理过程中也可能发生农药中毒。此外,农残检测与监督人员在采集样品进行农残检测时,若直接接触农产品表面也可发生农残中毒。

(四) 预防

预防农药中毒的关键是加强管理和普及安全用药知识。

1. 严格执行农药管理的有关规定 应根据《农药管理条例》《农药安全使用规定》《农药合理使用准则》《禁限用农药名录》以及《农村农药中毒卫生管理办法(试行)》等法规管理农药的生产和流通,熟悉我国禁止生产和使用的农药。生产农药必须实施严格的产品登记和生产许可。农药经营应实行专营制度,以避免农药随意流入市场,尽可能限制或禁止使用对人类和动物具有危害性的农药。从技术开发角度,以高效低毒的农药替代高毒类农药。农药容器的标签必须符合国家规定,包括明确的成分标识、毒性分级和意外情况下的急救措施等信息,在高毒类农药中加入警告色或恶臭剂。

🔗 **知识链接** ────────────────────────────────────

我国禁止使用的农药

截至 2023 年 8 月,我国禁止使用的农药有六六六、滴滴涕、毒杀芬、二溴氯丙烷、杀虫脒、二溴乙烷、除草醚、艾氏剂、狄氏剂、汞制剂、砷类、敌枯双、氟乙酰胺、甘氟、毒鼠强、氟乙酸钠、甲胺磷、对硫磷、甲基对硫磷、久效磷、磷胺、地虫硫磷、甲基硫环磷、磷化钙、磷化镁、磷化锌、蝇毒磷、治螟磷、特丁硫磷、氯磺隆、胺苯磺隆、福美肿、福美甲肿、三氯杀螨醇、林丹、硫丹、杀扑磷、百草枯、灭蚁灵、氯丹、2,4 - 滴丁酯、甲拌磷、甲基异柳磷、水胺硫磷、灭线磷、溴甲烷。

另外,在上述所列农药中甲拌磷、甲基异柳磷、水胺硫磷、灭线磷过渡期至 2024 年 9 月 1 日,过渡期后禁止销售和使用,溴甲烷仅可用于"检疫熏蒸处理"。

──

2. 普及农药合理使用及正确施药知识 该措施是预防农药中毒的关键。应积极向有关人员宣传、落实预防农药中毒管理办法,开展安全使用农药的教育,如农药的毒性标签、适用范围、使用注意事项等,普及防毒知识与个人卫生防护技术。每次施药时间不要过长,连续施药 3 ~ 5 天后休息 1 ~ 2 天;高温会促进农药吸收,因此不要在夏天中午喷洒;喷药时不允许吸烟或进食。鼓励组成专业队伍开展施药工作,减少接触农药的人数。

3. 改进农药生产工艺及施药器械 防止跑、冒、滴、漏;加强通风排毒措施,用自动化包装替代手工包装。

4. 严格遵守安全操作规程

(1) 污染的地面、包装材料和运输工具应正确清洗和处理。

(2) 配药和拌种应使用专门的容器和工具,严格按照说明书要求,准确掌握配制浓度。施药工具应注意保管和维修,防止发生泄漏。严禁用嘴吹、吸喷头和滤网等。使用完毕的容器和工具应在指定地点进行清洗,以防止污染水源等环境。

(3) 喷药时应遵守操作规程,防止农药污染皮肤和吸入中毒。注意喷药时站在上风向,倒退行走喷洒,在天气炎热或大风时禁止施药。

(4) 施药员应穿着长袖长裤,使用塑料薄膜围裙、裤套或鞋套。污染的皮肤和工作服应及时清洗。

（5）已应用过农药的区域应竖立警示标识，警示在一定时间内避免进入。

5. 从业者进行上岗前和定期体检 有明显呼吸系统疾患、神经系统疾病、明显肝肾疾病的人群以及妊娠期和哺乳期的妇女均不宜从事农药作业，已从事的要尽快调离直接接触农药的岗位。在上岗前和定期体检中，对于接触有机磷农药和氨基甲酸酯农药的劳动者，须测量全血胆碱酯酶活性，必要时进行肌电图检查。

二、有机磷酸酯类农药

情境： 南方某县7名成年男性为某公司装卸10吨乐果农药，因时值盛夏中午，天气炎热、湿度大，工人均赤身搬运农药，因操作较为粗暴，其中1箱在仓库内破裂，农药溢出，工人未戴任何防护设备，简单打扫后继续搬运。工作至18时，所有工人相继出现头晕、乏力、呕吐、多汗、胸闷等症状，其中4例昏迷、抽搐，即送医院救治。随后，剩下3名患者也因不舒服到医院就医，经检查，患者大多数出现了视物模糊、瞳孔缩小、腹痛、腹泻等症状体征，医师初步判断为急性有机磷农药中毒。

思考：

1. 若你作为医师，遇到此种情况应如何处理？

2. 如何预防此类事件的发生？

有机磷酸酯类农药（organophosphorus pesticides，OPs）是目前我国农业中使用最广泛的一种农药，简称有机磷农药，绝大部分应用于杀虫方面，少数品种还用作杀菌剂、杀鼠剂、除草剂和植物生长调节剂，个别曾用作战争毒剂。一般而言，有机磷农药与碱性物质混合易分解失效或降低药效，但敌百虫在碱性条件下会转化为毒性更强的敌敌畏。

（一）毒物动力学过程

有机磷农药可经消化道、呼吸道、完整的皮肤和黏膜进入人体。在实际工作中，呼吸道和皮肤吸收可能同时存在，呼吸道吸入中毒起效快，皮肤若未及时清洗则可能持续吸收，消化道中毒主要由食物或水污染导致。吸收后，有机磷农药快速随血液及淋巴循环分布到全身各器官组织，其中肝脏量最高，肾、肺、脾次之，部分有机磷农药（特别是含氟、氧等元素的农药）可通过血-脑屏障和胎盘屏障，脂溶性高的有机磷农药能蓄积于脂肪组织。

有机磷农药在体内的代谢主要有氧化和水解两种方式。一般而言，农药氧化后毒性增强，而水解后毒性降低。例如，马拉硫磷被吸收后，在肝脏微粒体氧化酶的作用下转化为毒性大得多的马拉氧磷，同时又可被羧酸酯酶水解而失去其作用，人体内羧酸酯酶含量远高于氧化酶。马拉硫磷在人体内易于代谢解毒，而在昆虫体内则恰恰相反，故马拉硫磷是强效低毒杀虫剂。有机磷农药的最终代谢产物一般为二烷基磷酸酯类化合物，在尿液中可检测出，但有机磷农药一般排泄较快，不能作为慢性中毒的生物标志物。

（二）中毒机制

有机磷农药进入体内后，迅速与胆碱酯酶结合，形成磷酰化胆碱酯酶，使之失去分解乙酰胆碱的作用，造成乙酰胆碱大量积聚，引起神经传导的紊乱。生理情况下，胆碱酯酶在乙酰化后千分之几秒即能复活；而有机磷农药能与胆碱酯酶的活性中心形成磷酰化共价键，胆碱酯酶的活性被持久抑制。肟类胆碱酯酶复活剂（如氯解磷定和碘解磷定）能夺取磷酰化胆碱酯酶的磷酰基，使胆碱酯酶游离出来而复活。值得注意的是，如果中毒时间过长，磷酰化胆碱酯酶彻底失去重新活化的能力，使用复活剂效果也不佳。

乙酰胆碱为体内中枢神经系统和周围神经系统的主要神经递质之一。中枢神经系统内神经细胞之间的突触联系，大部分以乙酰胆碱为递质。在效应器上，乙酰胆碱受体有两种，分别为烟碱受体（N）和毒蕈碱受体（M）：N 受体主要分布在运动神经支配的骨骼肌和自主神经支配的神经节上，正常情况下引起骨骼肌的收缩和心血管系统兴奋（神经节的兴奋所致）；M 受体大多分布在副交感神经的节后纤维上，作用为抑制心血管系统、增加腺体分泌、使多种平滑肌收缩、缩小瞳孔、远视困难等。N 受体和 M 受体激动后引起的临床症状是急性有机磷农药中毒的重要鉴别指征。

（三）中毒表现

有机磷农药中毒可分为急性中毒和慢性中毒。其中，急性中毒较为常见，主要发生在短时间内接触较大量有机磷农药后 2 ~ 12 小时，患者开始出现以神经系统损害为主的全身性疾病，主要表现包括胆碱能兴奋或危象、中间期肌无力综合征、迟发性中毒综合征三类表现（图 3 - 1）。慢性中毒症状较轻，主要有类神经症，部分出现轻度毒蕈碱样症状、神经肌电图和脑电图变化、免疫系统异常、男工精子活力下降、女工经期延长、胎儿发育异常。

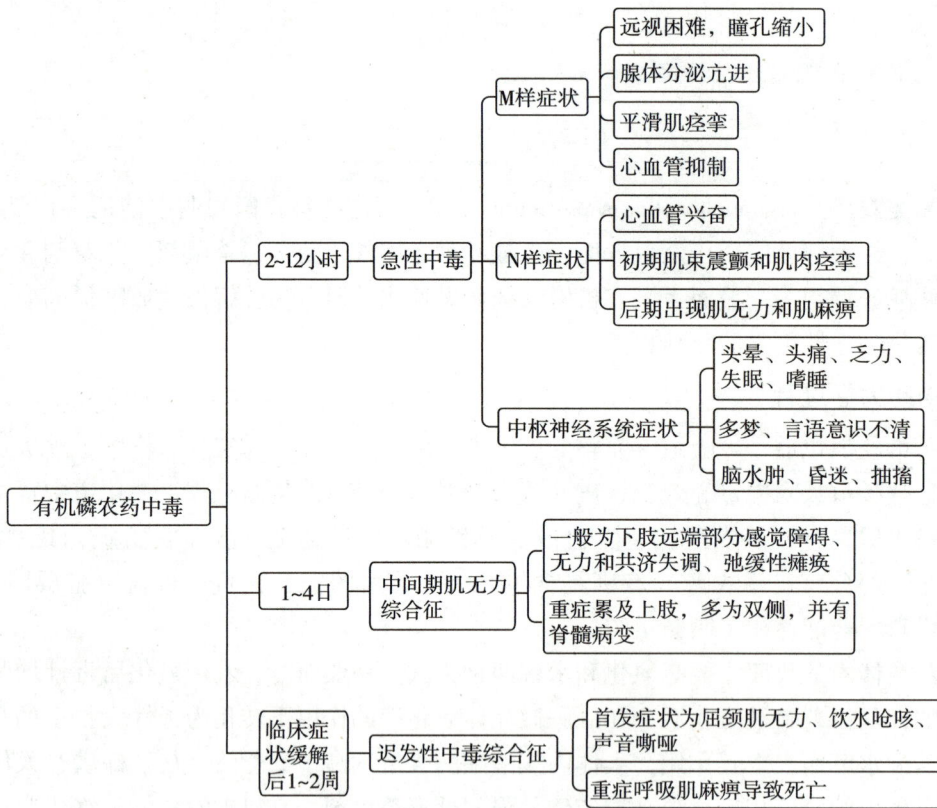

图 3 - 1　急性有机磷农药中毒相关症状

1. 急性中毒早期临床表现

（1）毒蕈碱样症状　早期即可出现，主要表现为以下症状。①腺体分泌亢进：表现为多汗、流涎、口鼻分泌物增多甚至肺水肿等。②平滑肌痉挛：表现为呼吸困难、恶心、呕吐、腹痛、腹泻及大小便失禁等。③眼部异常：瞳孔缩小甚至如针尖状，看远物模糊。④心血管抑制：表现为心动过缓、血压偏低，但是会被烟碱的神经节兴奋效应所掩盖。

（2）烟碱样症状　可出现血压升高及心动过速，与毒蕈碱样作用的心血管抑制相拮抗。运动神经兴奋时，起初表现为肌束震颤、肌肉痉挛，随着中毒剂量加大或持续时间延长，兴奋转为抑制，出现肌无力、肌肉麻痹等。

（3）中枢神经系统症状　表现为头晕、头痛、乏力、失眠或嗜睡、多梦、言语意识不清；重症病例出现脑水肿、昏迷、抽搐，可因呼吸中枢过度抑制而危及生命。

2. 中间期肌无力综合征　多发生于中毒后 1~4 天，以颅神经支配的肌肉如屈颈肌、四肢近端肌肉无力甚至呼吸肌麻痹为主要临床症状，严重者可导致死亡。

3. 迟发性中毒综合征　少数重度中毒患者在临床症状缓解后 1~2 周出现周围神经病，多始于下肢远端部分，起初只有轻微的感觉障碍，继而发生无力和共济失调，直至下肢远端弛缓性瘫痪；严重者可累及上肢，多为双侧，并有脊髓病变。

（四）诊断

急性有机磷农药中毒：依据国家《职业性急性有机磷杀虫剂中毒诊断标准》（GBZ 8—2002），根据短时间接触大量有机磷杀虫剂的职业史，以自主神经、中枢神经和周围神经系统症状为主的临床表现，结合全血胆碱酯酶活性测定，参考作业环境的劳动卫生学调查资料，进行综合分析，排除其他类似疾病后可诊断，具体如下。

1. 接触反应　具有下列表现之一：①全血或红细胞胆碱酯酶活性在 70% 以下，尚无明显中毒临床表现；②有轻度的毒蕈碱样自主神经症状和（或）中枢神经系统症状，而全血胆碱酯酶活性在 70% 以上。

2. 急性中毒　主要包括如下。①急性轻度中毒：短时间内接触较大量的有机磷农药后，在 24 小时内出现头晕、头痛、恶心、呕吐、多汗、胸闷、视物模糊、无力等症状，瞳孔可能缩小。全血胆碱酯酶活性一般在 50%~70%。②急性中度中毒：除较重的上述症状外，还有肌束震颤、瞳孔缩小、轻度呼吸困难、流涎、腹痛、腹泻、步态蹒跚、意识清楚或模糊。全血胆碱酯酶活性一般在 30%~50%。③急性重度中毒：除上述症状外，并出现下列四种情况之一者，可诊断为重度中毒：肺水肿、昏迷、呼吸麻痹、脑水肿。全血胆碱酯酶活性一般在 30% 以下。

3. 中间期肌无力综合征　急性中毒后 1~4 天，胆碱能危象基本消失且意识清晰，出现以肌无力为主的临床表现者，可分为轻型和重型。轻型中间期肌无力综合征表现为屈颈肌和四肢近端肌肉无力或腱反射减弱，部分脑神经支配的肌肉无力，出现其中症状之一即可诊断。在轻型中间期肌无力综合征的基础上出现以下两种情况之一时，即可诊断为重型中间期肌无力综合征：①呼吸肌麻痹；②双侧第 IX 对及第 X 对脑神经支配的肌肉麻痹造成上气道通气障碍。

4. 迟发性中毒综合征　急性中度和重度中毒后 2~4 周，胆碱能症状消失，出现感觉、运动型多发性神经病。神经肌电图检查显示神经源性损害，全血或红细胞胆碱酯酶活性可正常。

（五）处理与治疗

给予高剂量的胆碱酯酶复活剂和相对低剂量的阿托品是抢救急性有机磷农药中毒的基本用药原则。

1. 急性中毒　主要为及早清除毒物、尽快使用特效解毒药物。

（1）清除毒物　立即使患者脱离中毒现场，脱去污染衣服。用肥皂水（忌用热水）彻底清洗污染的皮肤、头发、指甲，眼部污染应迅速用清水或 2% 碳酸氢钠溶液冲洗；如遇敌百虫中毒，忌用碱性溶液冲洗或洗胃。

（2）特效解毒药物　轻度中毒者可单用阿托品等抗胆碱药；中度和重度中毒者，须合用阿托品和胆碱酯酶复活剂（氯解磷定、碘解磷定等）。两药合并使用时，阿托品剂量应较单用时减少。敌敌畏、乐果等中毒时，使用胆碱酯酶复活剂的效果较差，治疗应以阿托品为主，注意阿托品化情况，防止中毒。

（3）对症治疗　处理原则同内科。中度和重度中毒患者临床表现消失后仍应继续观察数天，并避免过早活动，防止病情突变。

知识链接

阿托品化

阿托品是一种胆碱受体阻断剂，能有效缓解有机磷农药中毒所致胆碱能神经亢进的各种症状。在抢救有机磷农药急性中毒的过程中，快速给予阿托品至阿托品化能有效减轻有机磷农药的损害，特别是减轻有机磷农药对呼吸的抑制。阿托品化的主要表现为患者瞳孔较给药前扩大，出现口干、皮肤干燥、颜面潮红、心率加快、肺部啰音消失等临床表现，此时应逐步减少阿托品用量、延长给药间隔，防止阿托品中毒。

2. 中间期肌无力综合征 在治疗急性中毒的基础上，主要给予对症和支持治疗；重度呼吸困难者，及时建立人工气道、进行机械通气，同时积极防止并发症。

3. 迟发性中毒综合征 治疗原则与神经科相同，可给予中、西医对症和支持治疗及运动康复。

4. 其他处置

（1）接触反应 应暂时调离有机磷作业岗位 1~2 周并复查全血或红细胞胆碱酯酶活性。

（2）急性中毒和中间期肌无力综合征 急性轻度和中度中毒以及轻型中间期肌无力综合征治愈后，1~2 个月内不宜接触有机磷农药。重度中毒和重型中间期肌无力综合征治愈后，3 个月内不宜接触有机磷农药。

（3）迟发性中毒综合征 应调离有机磷作业岗位。根据恢复情况，安排工作或休息。如需进行致残鉴定，按 GB/T 16180—2014 处理。

（六）有机磷农药与氨基甲酸酯类农药

氨基甲酸酯类农药（carbamates）主要用于杀虫、杀螨、除草。大部分品种经口毒性属中等毒性，经皮毒性属低毒性。氨基甲酸酯类农药主要有呋喃丹、西维因、速灭威、叶蝉散、灭多威、残杀威等。与有机磷农药相比，氨基甲酸酯吸收迅速，代谢和排泄也较快，不易在体内蓄积；与胆碱酯酶的结合一般为可逆性的，在 4 小时左右胆碱酯酶即可恢复活性，因此，其临床发病虽快，但症状较轻。

依据国家《职业性急性氨基甲酸酯杀虫剂中毒诊断标准》（GBZ 52—2002）规定，根据短时间大量此类农药接触史、临床表现、全血胆碱酯酶活性及现场卫生学调查，并排除其他病因后，方可诊断。

1. 轻度中毒 短期密切接触氨基甲酸酯农药后，出现较轻的毒蕈碱样和中枢神经系统症状。主要表现为头晕、头痛、乏力、视物模糊、恶心、呕吐、流涎、多汗、瞳孔缩小等，有的可伴有肌束震颤等烟碱样症状，一般在 24 小时以内恢复正常。全血胆碱酯酶活性一般低于70%。

2. 重度中毒 除上述症状加重外，并具备以下任何一项者，可诊断为重度中毒：①肺水肿；②昏迷或脑水肿。全血胆碱酯酶活性一般在 30% 以下。

治疗和处理原则与有机磷农药类似，轻度中毒者可不用特效解毒药物，必要时可口服或肌内注射阿托品，但不必阿托品化；单纯氨基甲酸酯杀虫剂中毒不用胆碱酯酶复活剂；中毒治愈后，仍可从事原工作。

三、拟除虫菊酯类农药

拟除虫菊酯类农药（synthetic pyrethroids，SPs）具有高效、低毒、低残留、易生物降解等优势，20 世纪 70 年代后被重点发展，不仅应用于农业，还应用于办公家居场所。主要农药有苄氯菊酯、溴氰菊酯、氯氰菊酯、氰戊菊酯、氟氰菊酯、氟菊酯、氟戊酸氰酯、戊菊酯、甲氰菊酯、氯氟氰菊酯、呋喃菊酯等。

（一）毒物动力学及机制

常用的拟除虫菊酯可经皮肤或呼吸道吸收。该类化合物在肝脏代谢，主要是氧化和水解，大部分代谢产物为水溶性，随尿排出，排出速率较快，因此毒性一般为中等毒或低毒。

拟除虫菊酯具有神经毒性，其毒作用机制尚未完全阐明。有研究表明，其可作用于神经细胞的钠通道，使钠通道关闭延迟、去极化延长，引起神经细胞的持续兴奋；抑制中枢神经细胞膜的 γ - 氨基丁酸受体，使中枢神经系统兴奋性增高。

（二）中毒临床表现

拟除虫菊酯类农药目前尚无人类发生慢性中毒的证据，以急性中毒及变态反应多见。

1. 急性中毒　症状较轻，主要表现如下。①皮肤黏膜刺激：多在接触后 4～6 小时出现。面部感觉异常是拟除虫菊酯类中毒最常见的症状，主要表现为面部皮肤或其他暴露部位的瘙痒感、蚁走、烧灼或紧麻感，可能出现粟粒样丘疹或疱疹。还会出现结膜刺激和呼吸道刺激的症状。②全身症状：最迟 48 小时后出现，主要是类神经症，表现为头晕、头痛、恶心、呕吐等，并可出现流涎、多汗、胸闷、精神萎靡等，严重者可能出现四肢肌束颤动、瞳孔缩小甚至肺水肿，但中毒程度及发生率较有机磷农药低，少部分中毒者可发展为呼吸和循环衰竭甚至死亡。拟除虫菊酯与有机磷农药混用时，可产生协同作用，临床表现具有急性有机磷农药中毒和拟除虫菊酯类农药中毒的双重特点，但以有机磷农药中毒特征更为明显，起病较单一有机磷农药中毒急，且更易发生呼吸和循环衰竭。

2. 变态反应　溴氰菊酯可引起类枯草热症状，也可诱发过敏性哮喘。

（三）诊断

根据《职业性急性拟除虫菊酯中毒诊断标准及处理原则》（GBZ 43—2002），中毒者一般具备短期内密切接触较大量拟除虫菊酯的职业史，出现以神经系统兴奋性异常为主的临床表现，有现场调查证据支持，并排除有类似临床表现的其他疾病后，方可诊断。

1. 接触反应　接触后出现面部异常感觉（烧灼感、针刺感或紧麻感），皮肤、黏膜刺激症状，而无明显全身症状。

2. 轻度中毒　出现明显全身症状，包括头痛、头晕、乏力、食欲缺乏以及恶心，并有精神萎靡、呕吐、口腔分泌物增多或肌束震颤。

3. 重度中毒　除上述临床表现外，具有以下表现之一：①阵发性抽搐；②意识障碍；③肺水肿。

（四）处理原则

立即脱离事故现场，因拟除虫菊酯类农药遇碱时易分解，对污染的皮肤应尽可能用冷肥皂水清洗或用清水彻底清洗。

对于急性拟除虫菊酯类农药中毒目前尚无特效解毒剂，因此急性中毒以对症治疗为主，重度中毒者应加强支持疗法（参见 GBZ 71—2013《职业性急性化学物中毒的诊断》），抽搐者可选用地西泮（安定）、巴比妥类或美索巴莫（舒筋灵）等，用解痉剂量肌内或静脉注射控制抽搐是重症病例急救成功的关键手段之一。

拟除虫菊酯与有机磷混配的农药急性中毒者，应先根据急性有机磷农药中毒的治疗原则进行处理，而后给予相应的对症治疗。

轻度中毒患者治愈后可从事原工作；重度中毒患者根据病情安排休息，治愈后可从事原工作。

练习题

答案解析

1. 在生产环境中，毒物进入人体有哪些途径？这些途径的特点分别是什么？
2. 职业中毒的诊断有哪几个关键要点？
3. 作为公共卫生医师，应如何预防职业中毒？
4. 慢性铅中毒的典型临床症状有哪些？如何预防？
5. 慢性汞中毒的典型临床症状有哪些？如何预防？
6. 如何判断急性砷化氢中毒？
7. 不同水溶性的刺激性气体在呼吸道中毒表现方面有哪些差异？
8. 简述刺激性气体所致肺水肿的处理原则。
9. 化学性肺水肿临床分为几期？在哪个阶段要特别注意观察？
10. 窒息性气体的主要中毒表现有哪些？
11. 窒息性气体中毒的预防原则有哪些？
12. 窒息性气体中毒治疗的关键是什么？
13. 有机溶剂对人体健康有哪些危害？
14. 有机溶剂中毒的预防控制措施有哪些？
15. 慢性苯中毒的中毒表现有哪些？
16. 苯的氨基和硝基化合物对血液系统的损害有哪些？
17. 苯的氨基和硝基化合物急性中毒应如何处理？
18. 职业性慢性三硝基甲苯中毒的诊断分级是怎样的？
19. 引起高分子化合物中毒的主要毒物有哪些？
20. 试述氯乙烯慢性中毒的中毒表现。
21. 如何预防氯乙烯中毒？
22. 如何预防农药的职业中毒？
23. 急性有机磷农药中毒的典型症状有哪些？应用哪些药物进行急救？
24. 急性拟除虫菊酯类农药中毒应如何诊断？

（李　宏　杨国秀　王兴明）

书网融合……

| 本章小结 | 微课1 | 微课2 | 微课3 | 题库 |

第四章　生产性粉尘与职业性肺部疾患

学习目标

知识目标

1. 掌握　生产性粉尘的理化特性及卫生学意义；尘肺病的概念、种类；尘肺病的诊断原则与方法；尘肺病的诊断标准、预防措施。

2. 熟悉　尘肺病的常见临床表现与影像表现、治疗与处理原则；矽肺的概念；矽肺发病的影响因素；矽肺的病理变化；矽肺、石棉肺、煤工尘肺典型病变及 X 线表现；石棉粉尘与肿瘤。

3. 了解　生产性粉尘的种类、主要接触作业；石棉的理化特性及其在发病学上的意义；其他尘肺及其所致肺部疾患；有机粉尘对健康的影响。

能力目标

1. 具备识别企业生产过程中存在的粉尘危害种类及可能造成的健康危害的能力。
2. 具备开展尘肺病防控知识及职业卫生健康宣教的能力。
3. 能运用数字化 X 线摄影胸片进行尘肺病的诊断分期。

素质目标

通过本章的学习，增强对生产性粉尘及职业性肺部疾患防治工作的兴趣，提升为职业人群健康保驾护航的意识，树立良好的职业卫生服务操守与道德规范，在工作中具备良好的敬业精神和职业素养。

第一节　概　述

PPT

情境导入

情境：生产性粉尘的危害十分普遍。我国政府对粉尘控制工作高度重视，在防止粉尘危害和预防尘肺发生方面做了大量的工作。据国家卫生健康委员会（以下简称国家卫健委）2022 年 4 月举行的"一切为了人民健康——我们这十年"系列新闻发布会介绍，2021 年全国报告新发职业病病例数相较于 2012 年下降43.8%，其中，2021 年全国报告新发职业性尘肺病病例数相较于2012 年下降达51.2%。可见，我国尘肺病防治取得了一定的成效，但防控工作仍不可松懈，守护职业人群健康、加强职业卫生服务是职业卫生工作人员义不容辞的责任。

思考：

1. 常见的接触生产性粉尘的职业场景及粉尘类型有哪些？
2. 生产性粉尘对人体健康有哪些影响？影响因素有哪些？
3. 为了避免或减少生产性粉尘的影响，可以采取哪些防控措施？

生产性粉尘是指在生产过程中形成并较长时间漂浮在空气中的固体颗粒。它是一种重要的职业性有害因素，吸入生产性粉尘可能导致包括尘肺病在内的多种职业性肺部疾患。

一、生产性粉尘的分类及理化特性

（一）生产性粉尘的分类

按粉尘的性质可概括为三大类。

1. 无机粉尘　包括矿物性粉尘（如石英、石棉、滑石、煤、稀土等）、金属性粉尘（如铅、锰、铁等及其化合物）、人工无机粉尘（如金刚砂、水泥、玻璃纤维等）。

2. 有机粉尘　包括动物性粉尘（如皮毛、丝、骨质粉尘等）、植物性粉尘（如棉、麻、谷物、烟草、木尘等）、人工有机粉尘（如人造有机纤维、合成树脂、橡胶等）。

3. 混合性粉尘　即上述两种或两种以上粉尘混合存在，在实际工作中最为常见，如煤矿采掘工人接触的煤、矽尘，金属制品加工研磨时的金属和磨料粉尘，皮毛加工商的皮毛和土壤粉尘等混合性粉尘。

（二）生产性粉尘的理化特性

从卫生学角度出发，主要应考虑的粉尘理化特性如下。

1. 粉尘的化学成分、浓度和暴露时间　工作场所空气中粉尘的化学成分和浓度对于粉尘对人体的危害性质和严重程度具有决定性影响，化学成分不同的粉尘可导致人体出现纤维化、刺激、中毒和致敏作用等不同健康危害。如二氧化硅粉尘可致纤维化，但游离型和结合型、结晶型和非结晶型的作用各不相同；某些金属（如铅及其化合物）粉尘可通过被肺组织吸收而引起中毒，另一些金属（如铍、铝等）粉尘可导致过敏性哮喘或肺炎。同一种粉尘，作业场所空气中浓度愈高，暴露时间越长，对人体造成的危害则越严重。

2. 粉尘的分散度　指物质被粉碎的程度，以粉尘粒径大小的数量或质量组成百分比来表示。前者称为粒子分散度，粒径较小的颗粒越多，粒子分散度越高；后者称为质量分散度，粒径较小的颗粒占总质量的百分比越大，质量分散度越高。

粒径或质量小的颗粒越多，分散度越高。粉尘分散度越高，其在空气中飘浮的时间越长，沉降速度越慢，被人体吸入的机会就越多；而且，分散度越高，比表面积越大，越易参与理化反应，对人体危害越大。

由于不同种类粉尘的密度和形状不同，同一粒径的粉尘在空气中的沉降速度不同，为了便于比较，常采用粉尘空气动力学直径。粉尘的空气动力学直径（aerodynamic equivalent diameter，AED）是指某一种类的粉尘粒子 A，不论其几何形状、大小和密度如何，如果它在空气中的沉降速度与一种密度为 1 的球形粒子 B 的沉降速度一样，则这种球形粒子 B 的直径即为该种粉尘粒子 A 的空气动力学直径。

AED 相同的尘粒，在空气中具有相同的沉降速度和悬浮时间，并且更易沉降在人体呼吸道内的相同区域。一般认为，AED 小于 15μm 的粒子可进入呼吸道，称可吸入性粉尘；AED 在 5μm 以下的粒子可到达呼吸道深部和肺泡区，称呼吸性粉尘。

3. 粉尘的硬度　粒径较大、形状不规则、质地坚硬的尘粒可能引起呼吸道黏膜机械损伤；而粒径较小的呼吸性粉尘，在进入肺泡后由于质量小且肺泡环境湿润，并受肺泡表面活性物质的影响，其对肺泡的机械损伤作用可能并不明显。

4. 粉尘的溶解度　某些含有毒物质的粉尘如铅、砷等可在呼吸道溶解吸收，其溶解度越高，对人体的毒作用越强；相对无毒的粉尘如面粉，入肺后溶解度越大，对人体的危害越轻；有些矿物性粉尘如石英粉尘等很难溶解，在体内会持续产生危害作用。因此在评价粉尘的健康危害时，除了考虑其溶解度外，还要考虑其本身的化学性质。

5. 粉尘的荷电性 固体物质在粉碎和流动过程中，由于相互摩擦或吸附空气中的离子而带电。尘粒的荷电量取决于多种因素，包括粒径大小、比重以及作业环境温度和湿度等。飘浮在空气中的粉尘粒子90%～95%都带电。同性电荷相斥会增强空气中粒子的稳定程度，进而增加被机体吸入的机会；异性电荷相吸使尘粒撞击、聚集并沉降，从而减少被机体吸入的机会。一般来说，荷电尘粒在呼吸道内易被阻留。

6. 粉尘的爆炸性 可氧化的粉尘在空气中达到一定的浓度（如煤尘 $35g/m^3$，面粉、铝、硫黄 $7g/m^3$，糖 $10.3g/m^3$）时，一旦遇到明火、电火花和放电，可发生爆炸。

7. 粉尘的放射性 粉尘中含有或吸附有放射性核素则可能引起放射性职业危害，如稀土的职业性放射性危害来自原料和产品中的少量天然放射性钍（^{232}Th）。

二、不同类型生产性粉尘的职业接触

工业生产过程中粉尘是随时随处都存在的，主要的职业接触情形及工种如下。

（一）金属性粉尘

常见于：金属矿山开采，如矿山凿岩工、掘进工、放炮工、支柱工、运输工等；机械制造业的配砂、混砂、成型以及铸件的打箱、清砂等；冶炼行业中矿石的粉碎、烧结及金属冶炼等；电焊产生的烟雾等。

（二）二氧化硅粉尘和硅酸盐粉尘

石英、石棉、滑石、云母、高岭土、水泥粉尘均属于此类，常见的职业接触有：非金属矿山开采，如矿山凿岩工、掘进工、放炮工、支柱工、运输工等；耐火材料、玻璃、水泥制造业；石料的加工、粉碎、过筛以及陶瓷中原料的混配、成型、烧炉、出炉和搪瓷工业等；铁路、公路修建中的隧道开凿及铺路。

（三）含碳粉尘

煤尘、炭黑、石墨、活性炭等粉尘属于此类，常见的职业接触有：煤炭采选业的采煤、装载、运输、筛煤、煤块破碎等；电力、热水生产与供应业的上煤、磨煤、司炉、锅炉出灰等；石墨及碳素制品业的碳素粉碎、煅烧、筛分、配料、合成等；炼铁业的煤粉操作等；电气机械及器材制造业的电池芯制配、碳棒混粉等。

（四）有机粉尘

来源主要为工业生产、农业生产及废物处理等，常见的职业接触有：谷物、庄稼、稻草收割加工，农产品运输储藏，家禽家畜饲养，温室大棚种植，茶叶生产加工，烟草加工，奶制品生产加工，木材砍伐、加工打磨，棉麻丝绸等纺织、毛纺或羽毛加工，纸浆和造纸，皮毛加工，动物屠宰和加工，食品调味品制作，垃圾堆放处理等。

三、生产性粉尘对人体健康的影响

所有粉尘颗粒对身体都有害，不同特性的生产性粉尘可引起机体不同部位和程度的健康损害。如可溶性有毒粉尘进入呼吸道后，能很快入血引起中毒作用；某些硬质粉尘可机械性损伤角膜及结膜，引起角膜浑浊和结膜炎等；放射性粉尘可对人体造成辐射危害等。

生产性粉尘依据其理化特性和作用特点的不同，对机体的损害是多方面的，直接的健康损害以呼吸系统损害为主，局部作用以刺激和炎性作用为主。

（一）对呼吸系统的影响

机体中受影响最大的是呼吸系统，包括引起尘肺病、过敏性肺炎、棉尘病、呼吸道炎症和呼吸系统肿瘤等疾病。

1. 尘肺（pneumoconiosis） 是在职业活动中长期吸入生产性粉尘，并在肺内潴留而引起的以肺组织弥漫性纤维化为主的疾病。尘肺病是职业性疾病中影响面最广、危害最严重的一类疾病。

在我国，根据临床情况、X线胸片检查、病理解剖和实验研究的资料，按病因将尘肺病分为五类。

（1）矽肺（silicosis） 由于长期吸入游离二氧化硅含量较高的粉尘而引起。

（2）硅酸盐肺（silicatosis） 由于长期吸入含有结合二氧化硅的粉尘如石棉、滑石、云母等而引起。

（3）炭尘肺（carbon pneumoconiosis） 由于长期吸入煤、石墨、炭黑、活性炭等粉尘而引起。

（4）混合性尘肺（mixed dust pneumoconiosis） 由于长期吸入含游离二氧化硅粉尘和其他粉尘如煤尘等而引起。

（5）金属尘肺（metallic pneumoconiosis） 由于长期吸入某些致纤维化的金属粉尘如铝尘而引起。

🔗 知识链接

尘肺病肺康复治疗

尘肺病病程迁延，临床治疗没有特效药，在长期慢性病痛的过程中，患者不仅损失机体健康，同时还要承受巨大的心理压力和经济压力。如何用最小的经济成本帮助患者延缓病情进展，成为尘肺病患者救治的关键。尘肺病肺康复治疗是以慢性病健康管理基本原则为指导，在对患者病情进行全面评估的基础上制订肺康复方案、实施肺康复、评价效果、调整和修改肺康复方案、再实施、再评估这样一个往复循环的链状管理模式，是最有效的尘肺病患者健康管理对策。2020年国家卫健委发布《关于开展基层医疗机构尘肺病康复站（康复点）试点工作的通知》，2020—2021两年间依托乡镇卫生院或社区卫生服务中心等基层医疗机构，我国建设了671个尘肺病康复站（点），为系统开展尘肺病肺康复建立了基层平台，建立起尘肺病肺康复治疗新的里程碑。

2. 金属及其化合物粉尘肺沉着病和硬金属肺病 有些生产性粉尘如锡、铁、锑等金属及其化合物粉尘被吸入后，主要沉积于肺组织中，呈现异物反应，这类病变又称为金属及其化合物粉尘肺沉着病；接触硬金属如钛、钴等，可引起硬金属肺病。

3. 有机粉尘引起的肺部疾患 有机粉尘如吸入棉、亚麻粉尘可引起棉尘病，常表现为休息后第一天上班末出现胸闷、气急和（或）咳嗽症状等；吸入带有霉菌孢子的植物性粉尘或者吸入被细菌或血清蛋白污染的有机粉尘可引起过敏性肺炎。

4. 刺激性化学物所致慢性阻塞性肺疾病 指长期接触刺激性化学物高风险作业引起的以肺部化学性慢性炎症反应、继发不可逆的阻塞性通气功能障碍为特征的呼吸系统疾病。

5. 慢性非特异性呼吸疾患 指长期接触生产性粉尘导致的某些呼吸道疾患，如慢性支气管炎、慢性阻塞性肺疾病、鼻炎、哮喘等。

（二）局部作用

粉尘作用于呼吸道黏膜，早期引起呼吸道黏液腺分泌增加，以阻留更多的粉尘；长期则形成黏膜肥大性病变，继而黏膜上皮细胞营养不足，造成萎缩性病变，呼吸道抵御功能下降。皮肤长期接触粉尘可导致阻塞性皮脂炎、粉刺、毛囊炎、脓皮病。金属粉尘还可引起角膜损伤、浑浊。沥青粉尘可引起光感性皮炎。

（三）中毒作用

粉尘中带有的可溶性有毒物质如含铅、砷、锰等可在呼吸道黏膜溶解吸收，呈现相应毒物的急性中毒症状。粉尘颗粒粒径越小，其表面积越大，则吸附的化学物质越多，可能引起更大的健康危害。

（四）致癌作用

某些粉尘本身是或者含有人类确认致癌物，如石棉、游离二氧化硅、镍化合物、铬、砷等是 IARC 提出的 1 类致癌物，含有这些物质的粉尘就可能引发呼吸和其他系统肿瘤。此外，放射性粉尘也能引起呼吸系统肿瘤。

四、生产性粉尘的控制与防护 📱微课

无论发达国家还是发展中国家，生产性粉尘的危害是十分普遍的。我国政府对粉尘控制工作一直给予高度重视，在防止粉尘危害和预防尘肺发生方面做了大量的工作。生产性粉尘控制与防护可概括为以下几个方面。

（一）法律措施

中华人民共和国成立以来，我国政府陆续颁布了一系列旨在防止粉尘危害、保护工人健康的政策、法令和条例。如1956年国务院颁布《关于防止厂、矿企业中的矽尘危害的决定》，1987年2月颁布《中华人民共和国尘肺病防治条例》（以下简称《尘肺病防治条例》），使尘肺防治工作步入了法制管理的轨道；2018年12月对《中华人民共和国职业病防治法》进行了第四次修正，修正后的法律更加充分地体现了职业病预防为主的方针，为控制粉尘危害和防治尘肺病提供了明确的法律依据。

同时，我国还从卫生标准上逐步制订、修订和完善了生产场所粉尘的职业接触限值，《工作场所有害因素职业接触限值 第1部分：化学有害因素》（GBZ 2.1—2019）增加至49项粉尘卫生限值，明确确立了防尘工作的基本目标，为职业卫生监督提供了指引。

（二）工程技术措施

1. 改革工艺过程，革新生产设备 是消除粉尘危害的根本途径，如采用远距离操作、自动控制、隔室监控等措施避免工人接触粉尘。在无法避免接触的情况下，可以采用负压吸砂等措施减少粉尘外逸，可采用含石英低、危害小的石灰石代替石英原料作为铸型材料，用人工石棉替代天然石棉等。

2. 湿式作业 是一种相对经济又简单实用的防尘、降尘措施。如采用湿式碾磨石英、耐火材料，矿山湿式凿岩，井下运输喷雾洒水，煤层高压注水等，可在很大程度上防止粉尘飞扬，降低作业场所粉尘浓度。

3. 密闭、抽风、除尘 对不能采取湿式作业的场所，可以使用密闭抽风除尘的方法。采用密闭尘源和局部抽风相结合，防止粉尘外逸，抽出的含尘空气经过除尘处理后排入大气。

（三）卫生保健措施

1. 接尘工人健康检查 根据《职业病防治法》《尘肺病防治条例》的相关规定，从事粉尘作业工人必须进行上岗前、在岗期间、离岗时的职业健康检查。

（1）上岗前职业健康检查 准备从事接尘作业的职工，必须参加上岗前健康检查，目的主要是发现职业禁忌证，建立接触职业病危害因素人员的基础健康档案。如凡有活动性肺结核、慢性阻塞性肺病、慢性间质性肺病，伴肺功能损害的疾病个体，不得从事粉尘作业。

（2）在岗期间职业健康检查 对现接触粉尘的工人要进行在岗期间的检查，目的是及时发现尘肺病患者或疑似尘肺病患者或劳动者的其他健康异常，以及发现有职业禁忌的劳动者，并观察病情变化。

检查间隔年限由地方卫生主管部门根据情况决定。

（3）离岗时职业健康检查　劳动者在准备调离或脱离接尘作业或岗位前应进行离岗时健康检查，目的是确定其在停止接触时的健康状况，并为今后随访观察是否发生晚发型尘肺存留档案资料。

2. 个体防护　是防止粉尘进入呼吸系统的最后一道防线，也是技术防尘措施的必要补救。受条件限制，粉尘浓度暂不能达到卫生标准时，必须使用个人防护用品。工人防尘防护用品包括防尘口罩、防尘眼镜、防尘安全帽、防尘衣、防尘鞋等。

3. 个人卫生　开展体育锻炼，加强营养，搞好个人卫生，增强体质，提高防病能力。

以上综合防尘和降尘措施可以概括为"革、水、密、风、护、管、教、查"八字方针，具体来说：①革，改革生产工艺和革新生产设备，这是消除粉尘危害的根本途径；②水，即湿式作业，可降低环境粉尘浓度；③密，将尘源密闭；④风，加强通风及抽风除尘；⑤护，即个人防护；⑥管，经常性地 维修和管理工作；⑦教，加强宣传教育；⑧查，定期检查环境空气中粉尘浓度和接触者的定期体格检查。该八字方针对控制粉尘危害具有重要指导意义。

第二节　典型尘肺病

PPT

情境导入

情境： 我国自4000多年前起就有采矿工业，很早古人就认识到矿山开采作业会对矿工职业健康产生危害，如北宋孔平仲的《谈苑》提到"贾谷山采石人，石末伤肺，肺焦多死"，已基本指出了该病的病因和发病部位、患者的职业和工种，以及病变的性质和严重性。1654年，阿格里科拉（Agricola）在《矿冶全书》（De Re Metallica）中提到矿工中流行"矿山性肺病"的问题。1700年《论手工业者的疾病》一书中提到矿工的"粉尘性疾病"。可以说，在相当长的历史时期内，人们未能鉴别粉尘引起的肺部疾病与普通肺部疾病，认为矿工肺病、肺痨、煤工肺病等是同一疾患。直到1866年，"尘肺"这一名词才被提出，用以概括因吸入粉尘导致的肺部疾患，从而使尘肺作为独立疾病被列入肺疾病的分类。

思考：

1. 什么是尘肺病？尘肺病与普通肺部疾病有何区别？

2. 尘肺病的病因和好发工种有哪些？

尘肺是在职业活动中长期吸入生产性矿物性粉尘并在肺内潴留而引起的以肺组织弥漫性纤维化为主的疾病。可能发生尘肺病的主要工种有各种矿山作业中的掘进工、风钻工、爆破工、支柱工、矿石搬运工等，耐火材料工业、玻璃、陶瓷、石棉等生产中的粉碎工、配料工、搬运工、包装工等，以及其他生产过程中接触各种粉尘的工人。

尘肺的分类很多，按病程的长短，分为速发型尘肺、激进型尘肺、普通型尘肺和晚发型尘肺；按粉尘是否导致纤维性病变，分为非纤维化型和纤维化型。我国职业病名单中规定了13种尘肺：矽肺、煤工尘肺、石棉肺、石墨尘肺、炭黑尘肺、滑石尘肺、水泥尘肺、云母尘肺、陶工尘肺、铸工尘肺、铝尘肺、电焊工尘肺、根据《职业性尘肺病的诊断》（GBZ 70—2015）和《职业性尘肺病的病理诊断》（GBZ 25—2014）可以诊断的其他尘肺。

一、矽肺

矽肺是由于在生产过程中长期吸入游离二氧化硅（SiO_2）粉尘而引起的以肺部弥漫性纤维化为主的

全身性疾病。在我国每年报告的新发职业病中，排第一位的是尘肺病，而矽肺病例约占尘肺总病例的40%，是尘肺中危害最严重的一种。

在自然界中，游离SiO_2分布很广，95%的矿石中均含有数量不等的游离SiO_2。游离SiO_2粉尘，俗称矽尘，石英（quartz）中的游离SiO_2达99%，故常以石英尘作为矽尘的代表。游离SiO_2按晶体结构可分为：结晶型SiO_2，如石英、鳞石英等；隐晶型SiO_2，如玛瑙、火石和石英玻璃等；无定型SiO_2，如硅藻土、硅胶和石英熔炼产生的二氧化硅蒸气等。

（一）接触作业

接触SiO_2粉尘的作业非常广泛，比如：矿山采掘作业中的凿岩、掘进、爆破、运输等；开挖隧道，采石、建筑、交通运输等行业和作业；冶金、制造、加工业等，如冶炼厂、石粉厂、玻璃厂、耐火材料厂生产过程中的原料破碎、研磨、筛分、配料等工序，机械制造业铸造车间的原料粉碎、配料、铸型、打箱、清砂、喷砂等生产过程，陶瓷厂原料准备，珠宝加工，石器加工等。通常将接触含有10%以上游离SiO_2粉尘的作业称为矽尘作业。

（二）影响矽肺发病的主要因素

矽肺发病与多种因素相关。

1. 游离SiO_2含量与类型　粉尘中游离SiO_2含量越高，发病时间越短，病变越严重；游离SiO_2晶体结构不同，其致纤维化能力各异，依次为结晶型>隐晶型>无定型。

2. 肺内粉尘蓄积量　空气中粉尘浓度越高，分散度越大，接尘工龄越长，防护措施越差或不到位，则吸入并蓄积在肺内的粉尘量就越大，越易发生矽肺，且病情越严重。

3. 个体因素　如年龄、营养、遗传、个体易感性、个人卫生习惯以及呼吸系统疾患对矽肺的发生也起一定作用。既往患有肺结核或其他慢性呼吸系统基础疾病的易罹患矽肺。

矽肺发病一般比较缓慢，多在接触矽尘5~10年发病，有的长达20年以上；少数由于持续吸入高浓度、高游离SiO_2含量的粉尘，经1~2年即发病者，称速发型矽肺（acute silicosis），其特点是接触粉尘工龄短、病情重、发展快、死亡率高。矽肺一经发病，即使脱离粉尘作业，病变仍可继续进展，有些接尘者虽接触较高浓度矽尘，但在脱离粉尘作业时X线胸片未发现明显异常，或发现异常但尚不能诊断为矽肺，在脱离接尘作业若干年后被诊断为矽肺，称晚发型矽肺（delayed silicosis）。

（三）病理改变

矽肺的基本病理改变是矽结节形成和弥漫性间质纤维化，其中，矽结节是矽肺的特征性病理改变。矽肺病理形态可分为结节型、弥漫性间质纤维化型、矽性蛋白沉积和团块型。

1. 结节型矽肺　是由于长期吸入游离SiO_2含量较高的粉尘而引起的肺组织纤维化，典型病变为矽结节（silicotic nodule）。肉眼观，矽结节稍隆起于肺表面呈半球状，在肺切面多见于胸膜下和肺组织内，大小为1~5mm。镜下观，可见不同发育阶段和类型的矽结节。早期矽结节胶原纤维细且排列疏松，其间有大量尘细胞和成纤维细胞。结节越成熟，胶原纤维越粗大密集，细胞越少，终至胶原纤维发生透明性变，中心管腔受压，成为典型矽结节。典型矽结节横断面呈葱头状，外周是多层紧密排列呈同心圆状的胶原纤维，中心或偏侧为一闭塞的小血管或小支气管。有的矽结节以缠绕成团的胶原纤维为核心，周围是呈漩涡状排列的尘细胞、尘粒及纤维性结缔组织。粉尘中游离SiO_2含量越高，矽结节形成时间越长，结节越成熟、典型。

2. 弥漫性间质纤维化型矽肺　见于长期吸入的粉尘中游离SiO_2含量较高或游离SiO_2含量较高但吸入量较少的病例。病变进展缓慢，特点是在肺泡、肺小叶间隔及小血管和呼吸性细支气管周围，纤维组织呈弥漫性增生，相互连接呈放射状、星芒状，肺泡容积缩小，有时形成大块纤维化，其间夹杂粉尘颗粒和尘细胞。

3. 矽性蛋白沉积 病理特征为肺泡腔内有大量乳白色的蛋白分泌物，称矽性蛋白；随后可伴有纤维增生，形成小纤维灶乃至矽结节。多见于短期内接触高浓度、高分散度的游离 SiO_2 粉尘的年轻工人，又称急性矽肺。

4. 团块型矽肺 上述类型病变进一步发展，病灶可融合扩展而成团块状。该型多见于两肺上叶后段和下叶背段。肉眼观，病灶为黑或灰黑色，索条状，呈圆锥、梭状或不规则形，界限清晰，质地坚硬；镜下可观察到结节型、弥漫性间质纤维化型病变、大量胶原纤维增生及透明性变，还可见被压神经、血管及所造成的营养不良性坏死，薄壁空洞及钙化病灶；萎缩的肺泡组织泡腔内充满尘细胞和粉尘；胸膜增厚，广泛粘连。病灶如被结核菌感染，形成矽肺结核病灶。

多数矽肺病例由于长期吸入混合性粉尘，兼有结节型和弥漫性间质纤维化型病变，难分主次，称混合型矽肺。有些严重病例则兼有团块型病变。

（四）临床表现与诊断

1. 临床表现

（1）**症状与体征** 矽肺早期的临床症状多不明显，如矽肺合并其他病症，或随病情进展可出现多种症状，症状轻重与肺内病变程度并不完全平行。气短是最早、最常见的症状。早期患者在重体力劳动时可出现气短，病情较严重者在轻劳动时即可出现，病情严重者或有并发症者在安静时也感呼吸困难，有的患者感到胸部隐痛或针刺样痛，疼痛与呼吸和体位无关。晚期患者因胸膜病变严重，反而胸痛减轻，但出现紧迫感或沉重感。咳嗽、咳痰往往加重，伴发并发症者往往有食欲减退、体重减轻、衰弱、盗汗等并发症症状。

（2）**X 线表现** 矽肺患者可能长期无明显的临床表现，而 X 线胸片已呈现典型改变。矽肺 X 线胸片影像是肺组织矽肺病理形态在 X 线胸片上的反映，是"形"和"影"的关系，X 线胸片呈现发"白"的圆形或不规则形小阴影，作为矽肺诊断依据。其他影像如肺门变化、肺气肿、肺纹理和胸膜变化，对矽肺诊断也有参考价值。

圆形小阴影是典型矽肺最常见和最重要的 X 线影像，呈圆形或近似圆形，散在、孤立、边缘整齐，早期多分布于两肺中下区，随着病变发展可逐渐波及两肺上区。

不规则形小阴影多为接触游离 SiO_2 含量较低粉尘的患者的 X 线影像，由粗细、长短、形态不一的致密线条状阴影组成，可互不相连呈条索状，也可杂乱无章地交织在一起，呈网状或蜂窝状。早期小阴影多弥漫分布于两肺中下区，可随着病变发展而逐渐波及两肺上区。

大阴影是晚期矽肺的特征性 X 线表现，呈长条形、圆形、椭圆形或不规则形，可由圆形小阴影或不规则形小阴影增多、增粗、集结、重叠而成。大阴影常见于两肺上区的外带，典型大阴影在两肺对称呈八字，不典型者单侧可见。大阴影周围一般伴有肺气肿带的 X 线表现。

肺纹理改变出现较早，但并无特异性，表现为肺纹理增多、增粗、扭曲、变形或交叉形成网状。早期肺门增大，甚至钙化，有时在淋巴结包膜下因钙质沉着而呈"蛋壳样钙化"。晚期因肺组织大量纤维化和团块形成，牵引肺门上举外移，肺纹理减少或消失，仅见肺门较粗大的血管、支气管而呈"残根"改变。胸膜粘连增厚最早出现在肺底，肋膈角变钝或消失，晚期膈面粗糙，由于肺部纤维组织收缩和膈胸膜粘连，呈现"天幕状"阴影。肺气肿多数为弥漫性，部分为局限性、灶周性肺气肿及泡性肺气肿，严重者可见肺大疱。

2. 并发症 主要有肺结核、肺部感染、肺源性心脏病和自发性气胸等，以肺结核最为常见。并发率随矽肺病期进展而增加。矽肺合并结核可加速矽肺病变恶化，是矽肺患者死亡的主要原因之一。

3. 诊断

（1）**诊断的原则和方法** 根据可靠的生产性粉尘接触史、现场劳动卫生学调查资料，以技术质量合格的高千伏摄影或数字化 X 线摄影（DR）后前位胸片表现作为主要依据，结合工作场所职业卫生学、矽肺流行病学调查资料和职业健康监护资料，参考临床表现和实验室检查，排除其他肺部类似疾病后，对照诊断标准片进行矽肺的诊断和 X 线分期。劳动者临床表现和 X 线胸片检查符合矽肺的特征，在没有证据否定其与接触粉尘之间存在必然联系的情况下，可由有诊断资质的诊断组诊断为矽肺。诊断时应注意与急性和亚急性血行播散型肺结核、浸润性肺结核、肺癌、特发性肺纤维化、变态反应性肺泡炎等相鉴别。

（2）矽肺诊断标准　目前矽肺是依据《职业性尘肺病的诊断》（GBZ 70—2015）进行诊断。

尘肺一期：有下列表现之一者：①有总体密集度 1 级的小阴影，分布范围至少达到 2 个肺区；②接触石棉粉尘，有总体密集度 1 级的小阴影，分布范围只有 1 个肺区，同时出现胸膜斑；③接触石棉粉尘，小阴影总体密集度为 0，但至少有 2 个肺区小阴影密集度为 0/1，同时出现胸膜斑。

尘肺二期：有下列表现之一者：①有总体密集度 2 级的小阴影，分布范围超过 4 个肺区；②有总体密集度 3 级的小阴影，分布范围达到 4 个肺区；③接触石棉粉尘，有总体密集度 1 级的小阴影，分布范围超过 4 个肺区，同时出现胸膜斑并已累及部分心缘或膈面；④接触石棉粉尘，有总体密集度 2 级的小阴影，分布范围达到 4 个肺区，同时出现胸膜斑并已累及部分心缘或膈面。

尘肺三期：有下列表现之一者：①有大阴影出现，其长径不小于 20mm，短径大于 10mm；②有总体密集度 3 级的小阴影，分布范围超过 4 个肺区并有小阴影聚集；③有总体密集度 3 级的小阴影，分布范围超过 4 个肺区并有大阴影；④接触石棉粉尘，有总体密集度 3 级的小阴影，分布范围超过 4 个肺区，同时单个或两侧多个胸膜斑长度之和超过单侧胸壁长度的 1/2 或累及心缘使其部分显示蓬乱。

（五）矽肺患者的处理

1. 治疗　目前尚无根治方法。治疗原则主要是根据病情需要采用药物、营养、适当体育锻炼等综合医疗保健措施，积极治疗和预防各种并发症，以延缓病情进展，减轻患者痛苦，延长患者寿命，提高患者的生命质量。

（1）保健康复治疗　患者肺康复治疗的实施应贯穿整个病程。患者应及时脱离接尘作业环境，定期复查、随访，积极预防呼吸道感染等并发症的发生；进行适当的体育锻炼，加强营养，提高机体抵抗力，进行呼吸肌功能锻炼；养成良好的生活习惯和饮食、起居规律，戒掉不良的生活习惯如吸烟、酗酒等，提高家庭护理质量。

（2）药物治疗　多年来，我国学者研究出数种治疗矽肺的药物，如克矽平、汉防己甲素、哌喹类药物、枸橼酸铝等，在动物模型上具有一定的抑制纤维增生的作用，能起到某种程度的减轻症状、延缓病情进展的疗效，但临床仍有待继续观察与评估。

（3）支气管肺泡灌洗术　大容量肺灌洗不但能清除残留在肺泡内的粉尘、巨噬细胞以及致炎和致纤维化因子等，还可改善症状，改善肺功能，起到二级预防的作用。该疗法是目前尘肺治疗的一种探索性方法，但由于存在术中及术后并发症而有一定的治疗风险，远期疗效也有待继续观察研究。

（4）对症治疗与并发症治疗　积极镇咳，但患者痰量较多时慎用，应先祛痰后镇咳；通畅呼吸道，解痉、平喘；清除积痰；氧疗，可采取间断或持续低流量吸氧来纠正缺氧状态，改善肺通气功能和缓解呼吸肌疲劳。应积极预防、发现和治疗并发症，特别是预防和治疗结核病极为重要。

🌀 **知识链接** --

尘肺病治疗展望——干细胞治疗

近年来关于干细胞治疗肺损伤模型的报道越来越多，其中骨髓干细胞被研究报道得最多。对于尘肺的治疗，虽然干细胞移植本身并不能有效清除粉尘等致病因子，但是它能减少肺部炎症反应、降低肺组织重塑，促进肺实质的再上皮化等，从而延缓尘肺的进展。研究发现，骨髓间充质干细胞治疗矽肺小鼠后，肺部矽结节数量明显减少，肺部纤维化减轻，且在纤维化早期应用效果更佳。但干细胞疗法也存在一定的不足，它需要持续较大剂量的干细胞，而患者的骨髓干细胞的获取属于有创操作，同时患者长期存在的慢性炎症反应也会影响骨髓干细胞的数量。另外，干细胞治疗还存在一定的风险，因而目前也只是在动物模型上研究，尚未应用于尘肺病患者的临床治疗。

2. 伤残鉴定　患者确诊后，应依据其尘肺分期、肺功能损伤程度和呼吸困难程度进行职业病致残程度鉴定。按《劳动能力鉴定职工工伤与职业病致残等级》（GB/T 16180—2014），尘肺致残程度由重到轻依次如下。

一级：尘肺三期伴肺功能重度损伤及（或）重度低氧血症［$PO_2 < 53kPa$（40mmHg）］。

二级：具备下列 3 种情况之一：①尘肺三期伴肺功能中度损伤及（或）中度低氧血症；②尘肺二期伴肺功能重度损伤及（或）重度低氧血症［$PO_2 < 53kPa$（40mmHg）］；③尘肺三期伴活动性肺结核。

三级：具备下列 3 种情况之一：①尘肺三期；②尘肺二期伴肺功能中度损伤及（或）中度低氧血症；③尘肺二期合并活动性肺结核。

四级：具备下列 2 种情况之一：①尘肺二期；②尘肺一期伴肺功能中度损伤或中度低氧血症；③尘肺一期伴活动性肺结核。

六级：尘肺一期伴肺功能轻度损伤及（或）轻度低氧血症。

七级：尘肺一期，肺功能正常。

尘肺一经确诊，不论期别，均应及时调离接尘作业岗位。不能及时调离的，必须报告当地劳动、卫生行政主管部门，设法尽早调离。伤残程度轻者（六级、七级），可安排在非接尘作业岗位从事劳动强度不大的工作；伤残程度中等者（四级），可安排在非接尘作业岗位从事力所能及的工作，或在医务人员的指导下从事康复活动；伤残程度重者（二级、三级），不担负任何工作，在医务人员指导下从事康复活动。

二、石棉肺

石棉肺（asbestosis）是在生产过程中长期吸入石棉粉尘所引起的以肺组织弥漫性纤维化为主的疾病。其特点是全肺弥漫性纤维化，是弥漫性纤维化型尘肺的典型代表，不出现或极少出现结节性损害。石棉肺是硅酸盐尘肺中最常见、危害最严重的一种。长期接触石棉粉尘除可导致石棉肺外，还可致肺癌及胸、腹膜间皮瘤。IARC 和一些国家已把石棉列为法定的致癌物，我国 1987 年将石棉所致的肺癌及胸、腹膜间皮瘤列入法定职业病名单。

石棉（asbestos）是天然的纤维状的硅酸盐类矿物质的总称，可分为蛇纹石类和闪石类两种类型。蛇纹石类主要有温石棉，纤维质地柔软、可弯曲，温石棉使用量占世界全部石棉产量的 95% 以上；闪石类为硅酸盐的链状结构，共有 5 种（青石棉、铁石棉、直闪石、透闪石、阳起石），质硬而脆，其中以青石棉和铁石棉的开采和使用量最大。石棉在工业上应用广泛。

（一）接触作业

接触石棉的主要作业是采矿、加工和使用，如石棉采矿、选矿、纺织、建筑、绝缘、造船、造炉、电焊、耐火材料、石棉制品检修、保温材料制造和使用等。

（二）影响石棉肺发病的因素

石棉种类、石棉纤维长度、石棉纤维尘浓度、接触石棉时间和接触者个体差异等均可影响石棉肺发病。较柔软而易弯曲的温石棉纤维易被阻留于细支气管上部气道并清除；直而硬的闪石类纤维，如青石棉和铁石棉纤维可穿透肺组织，达到胸膜，导致胸膜疾患。粉尘中含石棉纤维量越高，接触时间越长，吸入肺内纤维越多，越易引起肺纤维化。脱离粉尘作业后，仍可发生石棉肺。此外，接触者个体差异及其生活习惯（如吸烟等）均与石棉肺发病有关。

（三）病理改变

石棉肺特征性的病理改变是肺间质弥漫性纤维化，石棉小体形成及脏层胸膜肥厚，壁层胸膜形成胸膜斑。肉眼观察，早期仅两肺胸膜轻度增厚；随着病变进展，由呼吸性细支气管肺泡开始，病变逐渐侵犯更多的腺泡以至肺小叶。两肺切面出现粗细不等的灰黑白色弥漫性纤维化索条和网架，尤以肺下叶为重，是石棉肺的典型特征。晚期两肺明显缩小、变硬，切片为典型的弥漫性纤维化伴蜂房样变。

镜下，早期可见灶性外源性细支气管肺泡炎改变，主要为巨噬细胞、淋巴细胞和浆细胞；电镜下可见大量石棉纤维，网织纤维和胶原纤维增生。胸膜因石棉刺激发生急性或慢性胸膜炎，胸膜病变与肺病变同步发展。此外，肺内可检出石棉小体和多量石棉短纤维。

石棉小体（asbestos bodies）系石棉纤维被巨噬细胞吞噬后，由一层含铁蛋白颗粒和酸性黏多糖包裹沉积于石棉纤维之上所形成。铁反应阳性，故又称含铁小体（ferruginous bodies）。石棉小体长 $10 \sim 300 \mu m$，粗 $1 \sim 5 \mu m$，HE 染色金黄色，典型者呈哑铃状、鼓槌状、分节或念珠样结构。石棉小体数量多少与肺纤维化程度不一定平行。

胸膜对石棉的反应包括胸膜斑、胸膜渗出和弥漫性胸膜增厚。胸膜斑（pleural plaque）是指厚度 >5mm 的局限性胸膜增厚，典型胸膜斑主要在壁层形成，常位于两侧中、下胸壁，高出表面，乳白色或象牙色，表面光滑、与周围胸膜分界清楚。镜下，胸膜斑由玻璃样变的粗大胶原纤维束构成，相对无血管、无细胞，有时可见钙盐沉着。胸膜斑也被看作接触石棉的一个病理学和放射学标志，它可以是接触石棉者的唯一病变，可不伴有石棉肺。

（四）临床表现与诊断

1. 症状和体征　患者自觉症状出现比矽肺早，主要有咳嗽和呼吸困难。石棉肺早期咳嗽轻，一般为干咳或少许黏液性痰，症状较轻；气短多发生在晚期，严重时稍有活动就感到气短并有胸闷和紧缩感，常有叹息样呼吸，可有胸痛。

石棉肺特征性的体征是双下肺出现捻发音，随病情加重，捻发音可扩展至中、上肺区，其声音也从吸气末出现进展到全吸气期可听到。晚期患者约半数可出现杵状指，并存在发绀与肺源性心脏病。患者可能有消瘦、体重减轻，有并发症时更甚。

2. 肺功能　石棉肺患者肺功能改变往往早于 X 线胸片表现。由于患者肺间质弥漫性纤维化，严重损害肺功能，表现为肺活量渐进性下降，这是石棉肺肺功能损害的特征。弥散量下降是早期石棉肺肺功能损害的表现之一，有报道认为它的下降早于肺活量下降。若患者肺活量及用力肺活量明显下降，而用力肺活量与第一秒用力肺活量无变化，预示肺纤维化进行性加重。

3. X 线胸片变化　石棉肺的 X 线改变主要表现为不规则形小阴影和胸膜改变。不规则的小阴影，早期多在两肺下区近肋膈角处；随病情进展，可有细小血管影增多，线状影血管纹理延伸，并可交叉形成网状并逐渐扩展到两肺中、上肺区。不规则形小阴影是石棉肺 X 线表现的特征，也是石棉肺诊断分期的主要依据。单纯石棉肺没有大块纤维化，有的患者由于肺纤维化、心包纤维化以至胸膜纤维化等阴影重叠可使心脏轮廓不清，形成"蓬发心"，此为诊断三期石棉肺的重要依据之一。

胸膜的 X 线改变可表现为胸膜增厚、胸膜斑或胸膜斑钙化。胸膜斑是我国石棉肺诊断分期的指标之一。肉眼可见胸膜斑呈象牙白色，表面光滑或结节状增厚，多发生于侧胸壁和侧后胸壁，也常见于膈肌的腱膜部，偶见于心包或叶间胸膜。X 线胸片可见胸膜斑为局限性隆起，形态不规整，边缘平坦或有突起，双侧发生。

4. 诊断与治疗 参照《职业性尘肺病的诊断》（GBZ 70—2015）进行诊断和分期；治疗同尘肺患者。

（五）石棉粉尘与肿瘤

石棉是公认的致癌物，石棉纤维在肺中沉积可导致肺癌和恶性间皮瘤。

1. 肺癌 石棉可致肺癌已由 IARC 确认。影响肺癌发生的因素是多方面的，如石棉粉尘接触量、石棉纤维类型、工种、吸烟习惯和肺内纤维化存在与否等。不同类型石棉的致癌作用不同，一般认为青石棉的致癌作用最强，其次是温石棉、铁石棉。肺癌的组织学类型以外周型腺癌为多，发病潜伏期一般是 15～20 年。

2. 间皮瘤 可发生于胸、腹膜，以胸膜最多见。间皮瘤的潜伏期多数为 15～40 年。恶性间皮瘤的发生与接触石棉的类型有关，致恶性间皮瘤强弱顺序为：青石棉＞铁石棉＞温石棉。

（六）预防措施

石棉尘的防尘综合技术措施有：①自动化遥控操作，密闭围挡产尘设备，隔离尘源；②全面通风；③局部抽风；④湿式作业；⑤设置隔离操作室。

中国石棉尘的职业卫生标准为：石棉纤维及含有 10% 以上石棉的粉尘，总尘时间加权平均容许浓度为 $0.8mg/m^3$，短时间接触容许浓度为 $1.5mg/m^3$；纤维时间加权平均容许浓度为 0.8f/ml，短时间接触容许浓度为 1.5f/ml。一些发达国家已禁用或尽量控制使用石棉，并力求寻找和选用石棉代用品。

三、煤工尘肺

煤工尘肺（coal worker's pneumoconiosis，CWP）是指煤矿作业工人长期吸入生产性粉尘所引起的尘肺的总称。煤矿生产的工种和工序比较多，在煤炭生产、运输、加工、利用过程中都会产生各种粉尘，长期接触不同类型的粉尘对接触者可产生不同的健康危害，比如煤矿岩石掘进工人接触岩石粉尘（粉尘中游离 SiO_2 含量都在 10% 以上），其所患尘肺为矽肺，发病工龄在 10～15 年，病变进展快，危害严重，占煤矿尘肺患者总数的 20%～30%；而采煤工作面的工人主要接触单纯性煤尘（煤尘中游离 SiO_2 含量在 5% 以下），其所患尘肺为煤肺（anthracosis），发病工龄多在 20～30 年或以上，病情进展缓慢，危害较轻。既在岩石掘进工作面又在采煤工作面工作过的工人，既接触矽尘又接触过煤尘，其所患的这类尘肺称为煤矽肺（anthracosilicosis），是我国煤工尘肺最常见的类型，发病工龄多在 15～20 年，病情发展较快，危害较重。我国报告的尘肺病多发于煤矿企业，其中，煤工尘肺占尘肺病总数的 50% 以上，位居第一。

（一）接触作业

煤田勘探、煤矿建设及煤炭生产、运输、加工和使用过程中均会接触煤矿粉尘。比如煤田地质勘探过程中的钻孔、坑探等岗位，地下开采过程中的凿岩、爆破、装载、掘进、采煤等岗位，露天开采的钻孔、爆破、挖掘、采装、运输等岗位，洗煤厂的煤炭装卸、破碎、筛选、水洗等岗位均可接触不同类型的煤矿粉尘。

（二）影响煤工尘肺发病的因素

煤工尘肺的发病与作业环境粉尘浓度、含碳量、灰分及游离 SiO_2 含量有关。累计接尘剂量越大，X 线胸片上尘肺病变程度越严重；不同含碳量品种煤的煤矿，煤工尘肺患病率很不一致，无烟煤煤矿尘肺患病率高于烟煤煤矿，而且大块纤维化病变者亦明显高于烟煤煤矿。煤工尘肺的病死率与尘肺类型有关，矽肺病死率高于煤肺及煤矽肺。

（三）病理改变

煤矿工人接尘情况较为复杂，可以暴露于岩尘、煤尘和混合尘，接尘工人可患矽肺、煤肺和煤矽肺。在病理上，如煤工尘肺多兼有间质性弥漫性纤维化型和结节型两者的特征，主要病理改变有煤斑、肺气肿、煤矽结节、弥漫性肺间质纤维化及块状纤维化。

1. 煤斑 是煤工尘肺最常见的原发性特征性病变，是病理诊断的基础指标。肉眼观察呈灶状，色黑，质软，直径 2~5mm，圆形或不规则形，境界不清，多在肺小叶间隔和胸膜交角处，呈网状或条索状分布。镜下可见，煤斑由很多的煤尘细胞灶和煤尘纤维灶组成。煤尘细胞灶在二级呼吸性小支气管的管壁及其周围肺泡最为常见，随着煤尘细胞灶发生发展，出现纤维化，形成煤尘纤维灶。

2. 灶周肺气肿 煤工尘肺常见的肺气肿有两种：一种是局限性肺气肿，为散在分布于煤斑旁的扩大气腔，与煤斑共存；另一种是小叶中心性肺气肿，分布在煤斑的中心或煤尘灶的周边，有扩张的气腔，居小叶中心，如果病变进一步发展，可形成全小叶肺气肿。

3. 煤矽结节 肉眼观察呈圆形或不规则形，大小为 2~5mm 或稍大，色黑，质坚实。在肺切面上稍向表面凸起。镜下观察可见到两种类型，典型的煤矽结节，其中心部由漩涡样排列的胶原纤维构成，可发生透明样变，胶原纤维之间有明显煤尘沉着，周边则有大量煤尘细胞、成纤维细胞、网状纤维和少量的胶原纤维，向四周延伸呈放射状；非典型煤矽结节无胶原纤维核心，胶原纤维束排列不规则并较为松散，尘细胞分散于纤维束之间。

4. 弥漫性纤维化 出现弥漫性的间质细胞和纤维增生，并有煤尘和尘细胞沉着，间质增宽变厚，晚期形成粗细不等的条索和弥漫性纤维网架，肺间质纤维增生。

5. 大块纤维化 又称进行性块状纤维化（progressive massive fibrosis，PMF），是煤工尘肺晚期的一种表现，但不是晚期煤工尘肺的必然结果。肺组织出现一致性致密的黑色块状病变，多分布在两肺上部和后部，右肺多于左肺。病灶呈长梭形、不整形、边界清楚，也就是通常 X 线所谓的融合块状阴影。镜下观察，其组织结构有两种类型：一种为弥漫性纤维化，在大块纤维组织中和大块病灶周围有很多煤尘和煤尘细胞，而见不到结节改变；另一种为大块纤维化病灶中可见煤矽结节，但间质纤维化和煤尘仍为主要病变。煤工尘肺的大块纤维化与矽肺融合团块不同，矽肺融合团块中结节较多、间质纤维化相对较少。

（四）临床表现、诊断与治疗

1. 临床表现 患者早期无任何症状，只有当病变明显进展，合并支气管或肺部感染时，才出现呼吸系统症状和体征，如气短、胸痛、胸闷、咳嗽、咳痰等症状。从事稍重劳动或爬坡时气短加重；秋冬季咳嗽、咳痰增多，在合并肺部感染、支气管炎时，才能观察到相应体征。

2. X 线胸片变化 煤工尘肺 X 线表现以圆形小阴影为主者较为多见，圆形小阴影的形态、数量和大小与患者长期接触粉尘的性质和浓度有关。煤矿岩石掘进工患者可为典型矽肺表现；接触含游离 SiO_2 较多的混合性粉尘的患者，以典型的小阴影居多；以采煤作业为主，主要接触煤尘并混有少量岩尘，所患尘肺胸片上圆形小阴影多不太典型，边缘不整齐，密集度低。圆形小阴影最早出现在右中肺区，其次为左中、右下肺区，左下及两上肺区出现得较晚。煤肺患者胸片以小型类圆形阴影为多见。

矽肺和煤矽肺患者胸片上可见到大阴影，煤肺患者罕见大阴影。

此外，煤工尘肺的肺气肿多为弥漫性、局限性和泡性肺气肿。泡性肺气肿表现为成堆小泡状阴影，直径 1~5mm，即所谓的"白圈黑点"，晚期可见到肺大疱。肺门阴影增大，密度增高，有时还可见到淋巴结蛋壳样钙化或桑葚样钙化阴影。胸膜增厚、钙化改变者较少见，但常可见到肋膈角闭锁及粘连。

3. 诊断与治疗 煤工尘肺按《职业性尘肺病的诊断》（GBZ 70—2015）进行诊断和分期；治疗同前述尘肺患者。

（五）预防措施

2015 年国家安全生产监督管理总局在《煤矿作业场所职业病危害防治规定》（第 73 号）中将煤矿粉尘的职业接触限值定为：游离 SiO_2 含量 $\leqslant 10\%$ 的煤尘，呼吸性粉尘浓度为 $2.5mg/m^3$；游离 SiO_2 含量分别为 $10\% \sim 50\%$、$50\% \sim 80\%$、$\geqslant 80\%$ 的岩尘，呼吸性粉尘浓度分别为 $0.7mg/m^3$、$0.3mg/m^3$、$0.2mg/m^3$。

第三节　其他粉尘所致肺部疾病

PPT

无机粉尘和金属粉尘可导致尘肺；有机粉尘也可导致呼吸系统疾病，往往特异性不强，包括呼吸系统急慢性炎症、慢性阻塞性肺病、支气管哮喘、过敏性肺炎、有机粉尘毒性综合征、棉尘病等。

一、其他尘肺病

在我国现行的法定职业病名单中，尘肺病除前述几种外，还有石墨尘肺、水泥尘肺、电焊工尘肺、铸工尘肺、陶工尘肺等。

（一）石墨尘肺

石墨尘肺（graphite pneumoconiosis）是长期吸入较高浓度的石墨粉尘并在肺内潴留而引起的以肺组织弥漫性纤维化为主的全身性疾病。石墨是自然界存在的银灰色金属光泽的单质碳，为四层六角形层状晶体结构。天然石墨由于与长石、石英、云母等共生，含有一定量的游离 SiO_2。长期吸入含 5% 以下 SiO_2 的石墨粉尘可引起石墨肺，接尘后发病时间为 15 ～ 20 年；吸入含 5% 以上 SiO_2 的石墨粉尘可引起石墨矽肺。不同石墨矿的矽肺患病率差别较大，在 1.2% ～25.6%；石墨肺的患病率为 2% ～7.9%。

1. 接触作业　石墨具有耐高温、耐酸碱、导电、导热、润滑、可塑、黏着力强、抗腐蚀等优良性能，广泛用于制造电极、电刷、石墨炉、石墨坩埚、原子反应堆的中子减速器、铅笔芯等，还用于钢铁浇铸、机械润滑、铸模涂料等。从事石墨矿的开采、粉尘浮选、烘干、筛粉、包装等工序和石墨制品的制作等作业均可接触石墨粉尘。

2. 病理改变　石墨尘肺的病理形态特征为肺组织内有弥漫性石墨粉尘细胞灶、石墨粉尘纤维灶及灶周气肿。肉眼观察，胸膜表面有密集的、大小不等的灰黑色至黑色斑点，触摸有颗粒感，质地较软。肺门淋巴结呈黑色，轻度增大，质地变硬。肺切面可见肺组织几乎都被染成黑色，有大小在 0.3 ～3mm 的石墨尘斑。镜下可见，细小支气管及细小血管周围有大量石墨粉尘及尘细胞形成的粉尘细胞灶，并能看到灶性肺气肿。

3. 临床表现　石墨尘肺发病工龄一般在 20 年左右，多数石墨尘肺患者早期无明显症状，部分患者早期可能有轻度鼻咽部发干、咳嗽、咳黑色黏痰，劳动后有胸闷、气短等症状。石墨尘肺的 X 线表现与煤肺相似，常见肺纹理增多及轻微肺气肿，部分患者肺门阴影密度增高，偶尔能看到胸膜增厚及肋膈角变钝等表现。石墨尘肺容易并发感染。少部分患者肺功能有轻度损害。石墨尘肺患者可看到杵状指，预后良好。

4. 预防措施　依据《工作场所有害因素职业接触限值 第 1 部分：化学有害因素》（GBZ 2.1—2019）的石墨粉尘职业接触限值是：总尘和呼吸性粉尘浓度分别为 $4mg/m^3$ 和 $2mg/m^3$。

（二）水泥尘肺

水泥尘肺（cement pneumoconiosis）是由于生产过程中长期吸入高浓度水泥粉尘而引起的尘肺，属硅酸盐类尘肺。水泥尘肺发病与接触时间、粉尘浓度、分散度以及个体差异有关。我国水泥尘肺患病率为 1% ~ 10%，一般发病工龄在 20 年以上，最短为 10 年。

水泥分天然水泥和人工水泥。天然水泥是由水泥样结构的自然矿物质经过煅烧、粉碎而成。人工水泥又称硅酸盐水泥，由于工业不断发展，出现了各种特殊用途的水泥，如高强度硬水泥、矾土水泥、膨胀水泥、油井水泥等。硅酸盐水泥以石灰石、黏土为主要原料，与少量校正原料经破碎后按一定比例配合、研磨、混匀，经煅烧至部分熔融，加适量石膏、矿渣或外加剂磨细即为水泥。

1. 接触作业 接触水泥粉尘的主要作业是水泥生产制造、加工和使用等过程，比如水泥制造业的生料煅烧、熟料粉磨、水泥包装、水泥均化、水泥煤粉制备、水泥输送等，水泥制品业的混合搅拌、紧实成型、制浆均和，建筑业的水泥投料、拌和、浇捣等。

2. 病理改变 水泥尘肺的病理表现为尘斑、灶周肺气肿和大块纤维化。肉眼观察，尘斑弥漫分布于全肺各叶，呈黑色，圆形或不规则形，直径 1 ~ 5mm，质软。镜下可见，尘斑为粉尘纤维灶，呈星芒状，多位于呼吸性细支气管和小血管周围。肺气肿与尘斑互相伴随，或尘斑周围环绕着几个气肿腔，或尘斑位于气肿腔周围。尘斑密集处肺气肿也较明显，甚至出现蜂房变，直至形成肺大疱。镜下主要为破坏性小叶中心性肺气肿，呼吸性细支气管的平滑肌和弹力纤维减少或消失，其管壁常被含尘的纤维组织所替代，可见尘性慢性支气管炎、支气管扩张及间质轻度纤维化改变。大块纤维化多发生于肺上叶、靠近胸膜，呈不规则形，黑灰色、发亮、质硬。

3. 临床表现 水泥尘肺病情进展慢，主要表现为以气短为主的呼吸系统自觉症状。一般接尘 10 ~ 15 年患者开始出现轻微气短，平路急走、上坡、上楼时加重。其次为咳嗽，一般为间断性干咳，很少有痰，与季节无关。体征多不明显，很少出现干、湿啰音。如并发感染，则出现并发症的症状。

水泥尘肺的 X 线表现是由粗细、长短和形态不一的致密影相互交叉形成不规则小阴影。在其背景上可见密度淡、形态不整、边缘轮廓不清的类圆形小阴影，一般 1.5 ~ 3mm。小阴影开始分布在两肺中下肺野，接尘工龄延长，部分病例小阴影可蔓延到肺上野，类圆形小阴影增大，少数可形成团块状大阴影，与其他尘肺大阴影相似。

4. 预防措施 依据《工作场所有害因素职业接触限值 第 1 部分：化学有害因素》（GBZ 2.1—2019），水泥粉尘职业接触限值是：总尘和呼吸性粉尘浓度分别为 $4mg/m^3$ 和 $1.5mg/m^3$。

（三）电焊工尘肺

电焊工尘肺（welder's pneumoconiosis）是由于长期吸入高浓度的电焊烟尘而引起的以慢性肺组织纤维增生损害为主的一种尘肺。

电焊粉尘主要来自焊接烟尘。焊接烟尘的成分取决于焊条种类和金属母材以及被焊金属。电焊作业时，在电弧高温（2000 ~ 6000℃）作用下，焊条及焊接母材发生复杂的冶金反应，生成的大部分为氧化铁，并可含 SiO_2、氧化锰、臭氧、各种微量金属和氮氧化物的混合物烟尘或气溶胶。电焊烟尘粒径很小，多在 0.4 ~ 0.5μm，易被电焊工人吸收入肺而产生健康危害。

1. 接触作业 电焊作业在建筑、机械加工、造船、国防等工业部门广泛存在，比如在锅炉、油罐或船体装备等通风不良以及密闭的容器内进行电焊作业，往往接触电焊烟尘浓度较高。

2. 病理改变 肉眼观察，两肺表面呈灰黑色，体积增大，重量增加，弹性减低；常有局限性胸膜增厚及气肿；肺内散在大小不等、呈不规则形或星芒状的尘灶，直径多在 1mm；镜下见两肺散在 1 ~ 3mm 黑色尘斑或结节，多位于细支气管旁。尘粒呈棕褐色，主要是氧化铁粉尘，铁染色呈深蓝色强阳性反应，肺间质不同程度增生并可见小片状融合。

3. 临床表现 工龄一般在 15 ~ 20 年，最短发病工龄为 4 年。发病早期临床症状较少且轻微。X 线胸片已有改变，仍可无明显自觉症状和体征。随病程发展，尤其是出现肺部感染或并发肺气肿后，症状才较明显，主要有咳嗽、咳痰、胸痛、胸闷和气短等。症状多少、轻重与 X 线所见可不一致。肺功能检查早期基本正常，并发肺气肿等病变后，肺功能才相应降低。电焊工可合并锰中毒、氟中毒和金属烟雾热等职业病，并发肺结核较少见。

X线表现早期以分布在两肺中下区的不规则形小阴影为主，肺纹理增多、变粗，紊乱变形，出现"白点黑圈""毛玻璃状"阴影。圆形小阴影出现较晚，以"p"形阴影为主，分布广泛，密集度较低，随着病情发展，密集度逐渐增加，晚期可出现块状大阴影。

4. 预防措施　依据《工作场所有害因素职业接触限值 第1部分：化学有害因素》（GBZ 2.1—2019）的电焊烟尘职业接触限值：总尘时间加权平均容许浓度为$4mg/m^3$。

二、有机粉尘对人体健康的危害

有机粉尘（organic dust）是指在空气中飘浮的有机物颗粒，主要分为植物性粉尘、动物性粉尘和人工合成有机粉尘。有机粉尘的来源主要为工业生产、农业生产及废物处理等。随着工、农业生产的发展，特别是近代农业大规模集约经营和专业化生产，如以大规模集约化畜禽类圈养代替家庭分散养殖；以农产品为中心的多种经营代替单一的粮食性农业生产，以多季节的大棚种植代替单一的季节性大田生产作业等，使工、农业生产作业环境中有机粉尘的暴露情况更为复杂，常常夹杂多种致病性物质、动物蛋白及排泄物、无机物等，这些夹杂物也是有机粉尘引起呼吸道炎症或过敏性呼吸系统疾病的主要病因。虽然有机粉尘所致疾病或症状是一般人群中常见的，特异性不强，但引起的病变和对人体的危害程度差别很大。

（一）职业性过敏性肺炎

职业性过敏性肺炎（occupational hypersensitivity pneumonitis）是由于吸入被真菌、细菌或动物蛋白等污染的有机粉尘而引起的间质肉芽肿性肺炎。本病是病理改变基本相同的一组疾病的统称，通过免疫介导，以肺组织间质细胞浸润和肉芽肿形成为特征。常见的有农民肺、甘蔗肺、蘑菇肺、饲鸟者肺等。致病因子主要有嗜热放线菌、干草小多孢菌、烟曲霉菌、蘑菇孢子、鸟或家禽类蛋白等。本病发病主要是Ⅲ型、Ⅳ型变态反应共同起作用的结果。

知识链接

常见的职业性过敏性肺炎类型

1. 农民肺　是常见于秋收时节，农民因接触大量发霉的粮草、柴禾、饲料、粮食等，吸入含嗜热放线菌的有机粉尘而发生的变应性肺泡炎，可骤然发病。吸入一定量的嗜热放线菌是农民肺的致病条件。

2. 蘑菇肺　多发生在蘑菇收摘期，因吸入过量真菌类孢子而引发。本病发病一般较急，可出现咳嗽、咳痰，多在从事栽培工作后数天至数十天发生。

3. 饲鸟者肺　是养鸟者中有少数人发生的可逆性间质性肉芽肿肺泡炎。吸入鸟类脱落的皮屑、羽毛、排泄物等粉尘使机体致敏，当再次吸入同种粉尘时，数小时内即可出现病变。

4. 甘蔗肺　是由于处理发霉甘蔗残渣时反复吸入大量抗原性有机物而引起，主要为嗜热放线菌和（或）真菌孢子引起的外源性变应性肺泡炎，大多在接触后2个月左右发病。

1. 病理改变　急性期表现为肺泡和间质的淋巴细胞炎症，肺泡腔内淋巴细胞聚集，浆细胞和巨噬细胞增多。亚急性期可出现与结节病相似的非干酪化肉芽肿，反复发作可发展为慢性期，出现不同程度的肺间质纤维化。

2. 临床表现　急性期一般在接触致病因子后4~8小时发病。患者常表现为畏寒、发热、头痛、气短伴咳嗽，可有明显的胸闷、气短，常于脱离接触后 2~3 天症状缓解或消失，多误诊为"感冒"。两肺底可闻及小水泡音或捻发音，具有特征性意义。血清沉淀素抗体试验阳性，可作为近期接触指标。相当部分的患者表现为亚急性，接触 2~3 个月，急性症状反复发作，此期气短、咳嗽加重，促使患者就诊的症状是呼吸困难加重。慢性期主要表现为进行性呼吸困难加重，体重明显下降。晚期产生不可逆的肺纤维化，X 线胸片显示蜂窝囊状表现，肺功能表现为限制性通气功能和弥散功能障碍。

3. 诊断 根据《职业性过敏性肺炎的诊断》（GBZ 60—2014）的诊断及分级标准如下。

（1）接触反应 吸入变应原 4~8 小时后出现畏寒、发热、咳嗽、胸闷、气急，胸部 X 线检查未见肺实质改变。上述症状可在脱离接触后 1 周内消退。

（2）急性过敏性肺炎 常在短时间内吸入生物性有机粉尘或特定的化学物质数小时后，出现干咳、胸闷、呼吸困难，并可有高热、畏寒、寒颤、出汗、周身不适、食欲不振、头痛、肌痛等，肺部可闻及吸气性爆裂音；胸部影像学检查显示双肺间质性浸润性炎症改变。

（3）慢性过敏性肺炎 常有急性过敏性肺炎发作的病史，亦可由反复吸入生物性有机粉尘或特定化学物质后隐匿发生，出现渐进性呼吸困难及咳嗽、咳痰，体重明显下降，双肺可闻及固定性吸气性爆裂音；胸部影像学检查显示肺间质纤维化改变。

4. 治疗与处理 早期诊断并避免接触抗原是治疗的关键所在，从患者的接触环境中除去致敏抗原对于治疗和预防都有关键作用。

药物治疗仅对部分病例具有重要辅助作用。对于肺功能损害轻微，脱离抗原接触可自行康复的患者，不需使用激素治疗。对于较重急性发作型患者，使用糖皮质激素缓解症状是重要手段。治疗的前 4 周应动态观察肺功能，客观指标改善后应逐渐减少激素用量，直至停用。

对于难治性、进行性过敏性肺炎可使用细胞毒性药物，如环磷酰胺、环孢菌素及硫唑嘌呤，但对其疗效尚无充分研究；没有细菌感染者不需要使用抗菌药物。其他对症处理视病情而定。

（二）棉尘病

棉尘病（byssinosis）是由于长期接触棉、麻等植物性粉尘而引起的具有特征性的胸部紧束感和（或）胸闷、气短等症状，并有急性通气功能下降的呼吸道阻塞性疾病。长期反复发作可致慢性肺通气功能损害。本病的病因和发病机制尚不完全清楚。

1. 病理改变 肉眼观察，肺门淋巴结肿大，切面充血，并见黑色尘灶；支气管扩张；肺野可见广泛炎症和粉尘灶；有的病例可见大块纤维组织或灰白色数毫米大小的硬结节。部分患者有小叶中心型或全小叶型肺气肿。镜下观察，肺门淋巴结髓质内可见多数黑色尘灶及不整形纤维增生。叶、段支气管可见平滑肌肥厚和黏液腺增生。肺泡壁、肺内支气管、细支气管及血管周围区域可见黑色粉尘沉着。

2. 临床表现 主要出现典型的胸部紧束感或气短和呼吸道刺激症状。早期上述症状主要出现于假日或周末休息后，重新上班的第一天工作几小时后，所以又称"星期一症状"。随着病情进展而加重，一周内有几天出现症状，甚至每天都出现，并有咳嗽、咳痰等呼吸道刺激症状，晚期可出现慢性气道阻塞性症状、支气管炎、支气管扩张甚至肺气肿。由于接触棉尘所引起的肺通气功能损害，表现为阻塞性通气障碍，在早期，上班后的第一秒用力呼气量（$FEV_{1.0}$）可显著低于上班前，这种现象在没有症状的棉工中也可见到。晚期，$FEV_{1.0}$ 持续降低，发展为慢性肺功能损害，棉尘病的 X 线胸片无特异性改变。吸烟可加重棉尘对呼吸功能的损害。

3. 诊断 根据《职业性棉尘病的诊断》（GBZ 56—2016）进行诊断及分级。

（1）观察对象 偶尔有胸部紧束感和（或）胸闷、气短等特征性呼吸系统症状，出现 $FEV_{1.0}$ 下降，但工作班后与班前相比较，下降幅度不超过 10%。

（2）棉尘病 I 级 经常出现公休后第一天或工作周内几天均发生胸部紧束感和（或）胸闷、气短等特征性的呼吸系统症状。$FEV_{1.0}$ 班后与班前相比较，下降 10% 以上。

（3）棉尘病Ⅱ级　呼吸系统症状持续加重，并伴有慢性通气功能损害，$FEV_{1.0}$或用力肺活量（FVC）小于预计值的80%。

4. 治疗与处理　患者按阻塞性呼吸系统疾病治疗原则，以对症治疗为主。观察对象应定期做健康检查，以观察病情变化；棉尘病Ⅰ级患者应进行对症治疗，必要时调离粉尘作业岗位；棉尘病Ⅱ级患者应调离接触棉、麻等植物性粉尘的工作岗位，并进行对症治疗。

练习题

答案解析

1. 生产性粉尘的理化特性及其卫生学意义有哪些？
2. 尘肺病的诊断原则与方法有哪些？
3. 简述尘肺病的诊断标准。
4. 简述尘肺病的分类。
5. 影响矽肺发病的因素有哪些？

（刘成武）

书网融合······

本章小结　　微课　　题库

第五章　物理因素及其对健康的影响

学习目标

知识目标

1. 掌握　不良气象因素、噪声、振动、电离辐射和非电离辐射对机体的影响及其预防措施。

2. 熟悉　不良气象因素、生产性噪声、振动等职业场所常见物理因素的概念及职业接触来源或类型。

3. 了解　物理因素的分类和特点；物理因素所致职业性疾患的处理原则。

能力目标

1. 能运用职业场所常见物理因素影响健康的相关知识进行职业人群健康教育、预防保健指导。

2. 具备职业场所气象因素、生产性噪声等物理因素的监测和评价能力。

素质目标

通过本章的学习，理解职业环境中物理因素适度原则的重要性，能以严谨求实的科学态度分析各类物理因素对健康的影响，树立预防为主的理念，培养遵纪守法、爱岗敬业的职业品格。

第一节　概　述

PPT

在生产和工作环境中，与劳动者健康密切相关的物理因素有：①气象条件，如气温、气湿、气流、气压等；②噪声和振动；③电磁辐射，如 X 射线、γ 射线、紫外线、可见光、红外线、激光、微波和射频辐射等。与化学因素相比，作业场所常见的物理因素具有下列特点。

1. 正常情况下，如气温、可见光等因素是人体生理活动或从事生产劳动所必需的，对人体无害。因此，对于物理因素，除了研究其不良影响或危害以外，还应研究其"适宜"范围，如最适宜的温度范围，以便创造良好的工作环境。

2. 每一种物理因素都具有特定的物理参数，物理因素对人体是否造成伤害以及危害的程度是由这些参数决定的。

3. 作业场所中的物理因素一般有明确来源。当产生物理因素的装置处于工作状态时，其产生的因素可以造成环境污染，影响人体健康；装置停止后，则相应的物理因素参数改变。

4. 作业场所空间中，物理因素的强度一般不是均匀的，多以发生装置为中心，向四周传播，如果没有阻挡，其强度一般随距离增加而呈指数关系衰减。

5. 有些物理因素，如噪声、微波等，可有连续波和脉冲波两种传播形式。性质的不同使得这些因素对人体危害的程度有所不同，在进行现场调查和分析时应注意区分，制订卫生标准时大多需要分别制订。

6. 许多情况下，物理因素对人体的危害程度与物理参数不呈直线相关关系，常表现为在某一范围内无害，当高于或低于这一范围时则对人体产生不良影响，而且影响的部位和表现可能完全不同。比如气温，正常气温对人体是必需的、有益的，而高温则会引起中暑，低温可引起冻伤或冻僵。

鉴于此，对物理因素采取防护措施或制订卫生标准，一般不是为了消除某种因素，也不是将某种因素的强度控制得越低越好，更不能采取用其他因素代替的办法，而是应该通过各种措施将某种因素控制在某一限度或正常范围内。条件容许时，使其保持在适宜范围则更好。

此外，除了某些放射性物质进入人体可以产生内照射以外，绝大多数物理因素在脱离接触后并不会在体内残留，因此对于物理因素对人体所造成的伤害或疾病，其治疗一般不需要采用"驱除"或"排出"有害因素的方法，而是主要针对人体的病变特点和程度采取相应的临床治疗措施。目前，对于许多物理因素引起的严重损伤尚缺乏有效的治疗措施，对于物理因素的职业危害主要应加强预防。

第二节 不良气象条件

PPT

情境导入

情境： 患者，男，35岁，炼钢工人。劳动强度大，上班3小时后出现头晕、头痛、口渴、大量流汗、全身疲乏、心悸、注意力不集中。体格检查：患者面色潮红，脉搏细弱，体温39.1℃，心率108次/分，心肺听诊无异常。

思考：

1. 该患者最有可能患何种疾病？诊断依据是什么？

2. 对该患者的作业环境开展劳动卫生学调查时，应监测哪些气象条件？

3. 对该患者还可进一步做哪些检查项目？

一、高温作业

（一）高温生产环境中的气象条件及其特点

生产环境中的气象条件主要指气温、气湿、气流和热辐射，这些因素共同构成工作场所的微小气候。

1. 气温 生产环境中的气温除取决于大气温度外，还受太阳辐射和生产性热源散热等的影响。产生的热源通过传导、对流来加热生产环境中的空气，同时通过辐射加热四周的物体，形成第二次热源，扩大了加热空气的面积，使气温升高。

2. 气湿 生产环境中的气湿以相对湿度表示。相对湿度在80%以上称为高气湿，30%以下称为低气湿。高气湿主要是由水分蒸发释放蒸汽所致，低气湿常发生于冬季的高温车间。

3. 气流 生产环境中的气流除受外界风力的影响外，主要与厂房中的热源有关。热源使空气受热膨胀而上升，室外冷空气从厂房门窗或下部空隙等通风处进入室内，形成空气对流。室内、外温差越大，产生的气流越大。

4. 热辐射 主要指红外线及部分可见光。红外线不直接加热空气，但可使受照物体或人体加热升温。当物体表面温度超过人体表面温度时，则向人体传递热辐射而使人体受热，称正辐射；反之，称负辐射。热辐射的能量大小与辐射源的温度、表面积和表面温度等有关。热源温度越高，表面积越大，辐射能量也越大。另一方面，辐射能量与辐射源距离的平方成反比。热辐射强度以每分钟每平方厘米表面接受的焦耳（J）热量表示 $[J/(cm^2 \cdot min)]$。

（二）高温作业的类型及其职业接触

高温作业是指在生产过程中，工作地点有高气温或强烈的热辐射或伴有高气湿相结合的异常气象条件、湿球 – 黑球温度（wet – bull globe temperature，WBGT）指数超过规定限值的作业。高温作业按其气象条件的特点，可分为以下三个基本类型。

1. 高温、强热辐射作业 这类作业场所温度高、热辐射强度大，相对湿度较低，呈干热环境。此类型常见于冶金工业的炼焦、炼铁、轧钢等车间，机械制造工业的铸造、锻造、热处理等车间，陶瓷、玻璃、搪瓷、砖瓦等工业的炉窑车间，火力发电厂和轮船的锅炉间等。

2. 高温、高湿作业 其特点是高气温、气湿，热辐射强度不大，呈湿热环境。此类型主要是由于生产过程中产生大量蒸汽或生产上要求车间内保持较高湿度所致，例如印染、缫丝、造纸、深矿井等。如印染、缫丝、造纸等工业中，液体加热或蒸煮时车间气温可达35℃以上，相对湿度常达90%以上；潮湿的深矿井内，气温可达30℃以上，相对湿度达95%以上。以上两种情况下，若通风不良，就容易形成高温、高湿和低气流的不良气象条件，即湿热环境。

3. 夏季露天作业 夏季的农田劳动、建筑、搬运等露天作业，除受太阳的直接辐射外，还受到加热的地面和周围物体二次辐射源的热辐射。露天作业中的热辐射强度虽较高温车间低，但其作用的持续时间较长，加之中午前后气温较高，常形成高温和热辐射的联合暴露。

📎 **知识链接**

高温作业分级

高温作业依据劳动强度、接触高温作业时间、WBGT指数和服装的阻热性，按危害程度分为轻度（Ⅰ级）、中度（Ⅱ级）、重度（Ⅲ级）和极重度（Ⅳ级）。

湿球 – 黑球温度（WBGT）又称为湿球 – 黑球温度指数，可综合反映温度、湿度、气流和热辐射的影响，可用WBGT指数测定仪直接测量。若分别测量湿球、黑球和干球温度，则可通过下列公式计算得到WBGT指数：

室外 WBGT = 湿球温度(℃) × 0.7 + 黑球温度(℃) × 0.2 + 干球温度(℃) × 0.1

室内 WBGT = 湿球温度(℃) × 0.7 + 黑球温度(℃) × 0.3

其中，湿球温度是通过湿球温度计（球部包有纱布，纱布下端浸泡在盛水杯中）测得，干球温度即为气温，两者联合可反映气温和气湿；黑球温度由一个空心铜球（铜球外表面用煤烟熏成黑色）和一支温度计组成的黑球温度计测得，用于评价平均辐射强度。

（三）高温作业对机体的影响

高温作业时，人体可出现一系列生理功能改变，主要包括体温调节、水和电解质代谢、循环系统、消化系统、神经系统、泌尿系统等方面的适应性变化。但若超过机体可调节的生理限度，则可对健康产生不良影响。

1. 体温调节 人体与环境不断进行热交换，使中心体温在37℃保持平衡，其正常变动范围很窄，热蓄积的变化几乎为零。机体与环境的热平衡可用下列公式表示：

$$S = M - E \pm R \pm C_1 \pm C_2$$

式中，S 为热蓄积的变化，M 为代谢产热，E 为蒸发散热，R 为经辐射的获热或散热，C_1 为对流的获热或散热，C_2 为传导的获热或散热。

在高温环境下劳动时，高温环境和劳动所涉及的肌肉与精神活动均增加产热，而人体主要通过皮肤蒸发散热。另外，气象因素亦影响人体热平衡，如气流增大可加强对流和蒸发，而高湿度则抑制蒸发散热。

2. 水和电解质代谢 环境温度越高，劳动强度越大，人体出汗量越多。高温作业工人的一个工作日出汗量可达 3000～4000g，经汗排出电解质达 20～25g，故大量出汗可致水和电解质代谢障碍。出汗量是衡量高温作业工人受热程度和劳动强度的综合指标。一般认为，一个工作日出汗量 6L 为生理最高限度，失水不应超过体重的 1.5%。

3. 循环系统 高温作业时，心脏要向高度扩张的皮肤血管网输送大量血液，以便有效散热，又要向工作肌群灌注足够的血液，以保证工作肌的活动，且要维持适当的血压。同时，出汗导致血液浓缩，有效循环血量减少。这种供求矛盾使循环系统处于高度应激状态。心脏向外周输送血液的能力取决于心输出量，而心输出量又依赖于最高心率和血管血容量。如果工人在高温作业时已达最高心率、机体蓄热又不断增加，则不可能再增加心输出量来维持血压和肌肉灌流，可导致热衰竭。长期高温作业的工人可出现心脏代偿性肥大，血压改变没有明确的规律。

4. 消化系统 高温作业时，消化系统血流减少，导致消化液分泌减弱，消化酶活性和胃液酸度（游离酸和总酸）降低，胃肠道收缩和蠕动减弱，吸收和排空速度减慢，导致工人患食欲减退、消化不良和胃肠道疾病增多。

5. 神经系统 高温作业可使中枢神经系统受抑制，肌肉工作能力降低，产热减少，热负荷减轻。这种抑制可看作人体保护性反应。但由于工人注意力、动作的协调性与准确性及反应速度降低，不仅降低工作效率，且易发生事故。

6. 泌尿系统 高温作业时，大量水分经汗腺排出，肾血流量和肾小球滤过率下降，经肾脏排出的尿液大量减少，若不及时补充水分，血液浓缩使肾负担加重，可致肾功能不全，尿中出现蛋白、红细胞、管型等。

7. 热适应与热习服 热适应是指机体对于长期热环境刺激产生的耐热性提高的生理性适应过程，多见于世居热环境人群，可遗传。热习服是指个体耐受热强度能力渐进性增强的生理性适应过程，是后天获得的，一般高温作业数周即可产生。但热习服状态并不稳定，停止接触热环境 1～2 周后消退，1 个月左右将恢复到适应前的状况，即脱习服。

（四）中暑的临床表现与诊断 ⓔ微课

中暑是高温环境下由于热平衡和（或）水、电解质代谢紊乱等而引起的一种以中枢神经系统和（或）心血管系统障碍为主要表现的急性热致疾病（acute heat illness）。按发病机制及《职业性中暑的诊断》（GBZ 41—2019）可将中暑分为三种类型：热射病（heat stroke）、热痉挛（heat cramp）和热衰竭（heat exhaustion）。三者临床表现常相互伴随存在，很难截然分开，我国职业病名单中统称为中暑。

1. 热射病（包括日射病） 常见于高温高湿环境下进行高强度训练或从事重体力劳动者，为散热途径受阻，体温调节机制失调所致。其临床特点：起病急，少数有数小时至 1 天左右的前驱期，表现为乏力、头痛、头晕、恶心、呕吐等；典型症状为急骤高热，可达 40℃ 以上，皮肤"无汗""干热"，且有不同程度意识障碍、昏迷等中枢神经系统症状，可伴有全身性癫痫样发作、横纹肌溶解、多器官功能障碍综合征。

2. 热痉挛 为大量出汗，体内钠、钾过量丢失所致。主要表现为短暂、间歇发作的肌痉挛，伴有收缩痛，多见于四肢肌肉、咀嚼肌及腹肌，尤以腓肠肌为著，呈对称性；神志清醒，体温一般正常。

3. 热衰竭 是在热应激情况下，体液、体钠丢失过多，水、电解质紊乱导致的以有效循环血容量不足为特征的一种临床综合征，主要表现为多汗、皮肤湿冷、面色苍白、恶心、头晕、心率明显增加、低血压、少尿，体温常升高但不超过 40℃，可伴有眩晕、晕厥，部分患者早期仅出现体温升高。实验室检查可见血细胞比容增高、高钠血症、氮质血症。如得不到及时诊治，可发展为热射病。

上述三种类型的中暑，以热射病最为严重，即使治疗及时，仍有20%~40%的患者死亡。若在高温作业环境下工作一定时间后，仅有症状或虽有体温升高但低于38.0℃，而无中枢神经系统、心血管系统及水、电解质代谢紊乱的体征或实验室和辅助检查结果异常，经休息后病情可缓解，此时为中暑先兆，不属于中暑诊断范畴。

（五）中暑的处理与治疗

1. 中暑先兆 暂时脱离高温现场，到通风阴凉处休息、平卧。给予含盐清凉饮料及对症处理，并予以密切观察。

2. 热痉挛 纠正水、电解质紊乱及对症治疗。

3. 热衰竭 给予物理降温和（或）药物降温，并注意监测体温，纠正水、电解质紊乱，扩充血容量、防止休克。

4. 热射病 快速降温，持续监测体温，保护重要脏器功能，呼吸循环支持，改善微循环，纠正凝血功能紊乱，对出现肝肾功能衰竭、横纹肌溶解者，早期予以血液净化治疗。

（六）预防

1. 技术措施 ①合理设计工艺流程，改进生产设备和操作方法，使工人远离热源、减轻劳动强度，是改善高温作业劳动条件的根本措施。②隔热：是防止热辐射的重要措施。③通风降温：包括自然通风和机械通风。

2. 保健措施 ①供给饮料和补充营养：高温作业工人应补充与出汗量相当的水分和电解质。一般每人每天供水3~5L，电解质20g左右。饮料的电解质含量以0.15%~0.2%为宜。饮水方式以少量多次为宜。②做好个人防护：高温环境的工作服，应采用耐热、导热系数小而透气性能好的织物制成。防止辐射热可用白帆布或铝箔制的工作服。不同作业类型，应根据其需要，供给工作帽、防护眼镜、面罩、手套、鞋盖、护腿等个人防护用品。③加强医疗预防工作：对高温作业人员，应进行就业前和入暑前体检。

3. 组织措施 加强领导，改善管理，严格遵照国家有关高温作业卫生标准和《防暑降温措施管理办法》（安监总安健〔2012〕89号）做好厂矿防暑降温工作。

（七）高温作业卫生标准

高温作业时，人体与环境的热交换和平衡受气象因素和劳动代谢产热的影响。制定卫生标准以机体热应激不超出生理范围为依据，如直肠体温≤38℃，对气象诸因素和劳动强度做出相应规定。

我国目前制订的综合性高温作业卫生标准《工作场所有害因素职业接触限值 第二部分：物理因素》（GBZ 2.2—2007）以WBGT指数反映高温气象诸因素构成的热负荷，并综合考虑劳动强度因素（表5-1）。

表5-1 工作场所不同体力劳动强度的WBGT限值（℃）

接触时间率*	体力劳动强度（强度指数）			
	Ⅰ（≤15）	Ⅱ（15, 20]	Ⅲ（20, 25]	Ⅳ（>25）
100%	30	28	26	25
75%	31	29	28	26
50%	32	30	29	28
25%	33	32	31	30

* 接触时间率指劳动者在一个工作日内实际接触高温作业的累计时间与8小时的比率。

二、低温作业

（一）低温作业及分级

低温作业是指在生产劳动过程中，工作地点平均温度≤5℃的作业类型。按照工作地点的温度和低温作业时间率，可将低温作业分为4级，分别为轻度（Ⅰ级）、中度（Ⅱ级）、重度（Ⅲ级）和极重度（Ⅳ级）（参见 GBZ/T 14440—2021《低温作业分级》）。温度越低、低温作业时间率越长，冷强度越大；若低温作业地点空气相对湿度平均等于或大于80%，其分级应在相应标准的基础上提高一级。

（二）职业接触

低温作业主要包括在寒冷季节从事室外或室内无采暖设备的作业，以及工作场所有冷源装置的作业。作业人员在接触低于0℃的环境或介质时，均有发生冻伤的可能。

（三）低温作业对机体的影响

1. 体温调节　寒冷刺激使得机体散发到环境中的热量减少，同时代谢产热增加，因而体温能够维持恒定。人体具有适应寒冷的能力，但有一定的限度。如果在寒冷（-5℃以下）环境下工作时间过长，或浸于冷水中（可使皮肤温度及中心体温迅速下降），以至超过机体适应能力，体温调节发生障碍，则体温降低，甚至出现体温过低，影响机体功能。

2. 中枢神经系统　低温条件下，机体可出现神经兴奋与传导能力减弱，出现手脚不灵活、运动失调、反应减慢及发音困难。寒冷引起的这些神经效应，使低温作业工人易出现工伤事故。

3. 心血管系统　低温作业的初期，心率加快，心输出量增加；后期则心率减慢，心输出量减少。体温过低影响心肌传导系统，可出现心收缩不全。

4. 冷适应与冷习服　冷适应常指长期或世代生活在冷环境中的人群所产生的耐寒能力提高，可遗传且不易消退。冷习服是后天获得的，是指反复接受冷刺激后人体发生一系列生理和生化的改变，表现为冷应激反应减弱和耐寒力提高。冷习服者在脱离冷环境1~3个月后，习服能力可逐渐消退。

（四）低温作业所致的疾病

长时间低温环境作业可导致冷损伤，主要包括体温过低与冻伤。

1. 体温过低　一般指中心体温在35℃或以下。此时，寒战达到最大程度；体温若再下降，寒战反而停止，且逐渐出现一系列临床症状和体征。

2. 局部冻伤　在寒冷环境中，大量血液由外周流向内脏器官，外周与中心之间形成很大的温度梯度，所以中心体温尚未至过低时即可出现四肢或面部的局部冻伤。局部冻伤时，如组织发生冻结，皮肤表面可呈苍白或紫红色，失去弹性，甚至呈蜡块状。冻结组织融化后，可表现为发红、肿胀、水疱形成，严重者可伴随组织坏死。按照其严重程度，局部冻伤可分为4度：轻度冻伤（Ⅰ度和Ⅱ度）冻伤仅伤及表皮或真皮层，注意患处保暖，一般可于1~3周内自愈；重度冻伤（Ⅲ度和Ⅳ度）可伤及皮下组织甚至深层的肌肉和骨骼组织，如得不到及时而正确的治疗，则易发生组织坏死，且并发症多，致残率高。

（五）处理与治疗

1. 体温过低　迅速搬运患者离开低温环境，注意防止折断或扭伤僵硬的肢体，注意保暖。在内科急救处理的基础上，采用适当的方法恢复患者中心体温，如温水浴浸泡复温、体腔灌流复温、体外血液循环复温等。复温时，应遵循由里到外、由躯干到四肢的原则，切忌先行四肢复温。

2. 局部冻伤　重度冻伤发生时，应尽早脱离低温环境，采取保暖措施，应特别注意避免冻伤部位发生融化后再冻。将患者转送至医院进行复温、抗感染等处理。

（六）预防

1. 做好防寒保暖工作 工业企业应按《工业企业设计卫生标准》（GBZ 1—2010）和《工业建筑供暖通风与空气调节设计规范》（GB 50019—2015）的规定，设置采暖设备，使作业地点保持合适的温度。除低气温外，应注意风冷效应。

知识链接

风冷效应

等效寒温（equivalent chill temperature）又称风冷（wind chill）效应或风冷等感温度，指在低温环境下，以裸露、无风状态为基准，因风速所增加的冷感相当于无风状态下产生同等冷感的环境温度。

2. 加强个人防护 为低温作业人员提供御寒服装。潮湿环境中应使用防湿劳保用品，若衣物浸湿，应及时更换。

3. 增强耐寒体质 低温作业人员可通过主动的耐寒锻炼来促进冷习服的形成，逐渐提高对低温的适应。此外，可适当增加富含脂肪、蛋白质和维生素的食物。

三、高气压

有些特殊工作场所的气压会升高，当恢复正常气压时可能产生减压病。减压病是由于高气压环境作业后减压不当，体内原已溶解的气体超过饱和极限，在血管内、外及组织中形成气泡所致的全身性疾病。在减压过程中或在减压后短时间内发生者，为急性减压病；缓慢演变的缺血性骨或骨关节损害为减压性骨坏死，主要病变发生在股骨、肱骨、胫骨及其骨关节。

（一）高气压作业

1. 潜水作业 是最常见的高气压作业，如深水养殖、打捞沉船、海底施工等需深潜作业。潜水员每下沉 10.3m，压力增加 101.33kPa（1 个大气压），称附加压。附加压与水面大气压之和为总压，称绝对压。

2. 潜涵作业 又称沉箱作业，指在地下水位以下潜涵内进行的作业。如建造桥墩需要高气压沉箱，以防止渗水，工作人员在高气压下的沉箱内工作。

3. 其他 如临床上加压治疗舱、气象学上高气压研究舱的作业等。

（二）发病机制与临床表现

当减压过速或出现事故，外界压力下降幅度太大时，溶解在体内的气体（主要是氮气）可呈气相而在血管内、外及组织与细胞中形成气泡，阻塞血管、压迫组织等，从而产生相应的一系列症状。急性减压病大多在数小时内发病，减压后 1 小时内发病者占 85%，6 小时内发病者占 99%，6～36 小时发病者仅占 1%。一般减压越快，发病越早，病情也越严重。

1. 皮肤 皮肤瘙痒为较早、较常见的症状，并伴有烧灼感、蚁爬感和出汗，是由于气泡对皮下感觉神经末梢直接刺激所致。

2. 肌肉、关节、骨骼系统 关节痛约占减压病病例数的 90%，轻者出现酸痛；重者可呈跳动样、针刺样、撕裂样剧痛，疼痛迫使患者关节呈半屈曲状态，称"屈肢症"。骨质内气泡的远期后果为产生减压性坏死，好发于股骨和肱骨上端。

3. 神经系统 多发生于供血差的脊髓，可产生截瘫、四肢感觉和运动功能障碍及直肠、膀胱功能麻痹等。若脑部、视觉和听觉系统等受累，则出现相应症状。

4. 循环、呼吸系统 血液循环中有大量气泡栓塞时，可引起循环障碍。肺小动脉和毛细血管内气泡严重时，可引起肺栓塞、肺水肿等。

5. 消化系统 大网膜、肠系膜及胃血管中有气泡栓塞时，可有恶心、呕吐、腹痛等。

（三）诊断

根据《职业性减压病的诊断标准》（GBZ 24—2017），急性减压病分为轻、中、重度；减压性骨坏死根据双肩、双髋和（或）双膝关节及邻近长骨的影像学改变和临床表现，分为 I 、 II 、 III 期。

（四）处理与治疗

及时加压治疗以清除体内气泡是根治减压病的唯一手段。将患者立即送入特制的加压舱内，升高舱内气压到作业时的程度，停留一定时间，待患者症状消失后，按减压规程要求，逐渐减至常压，然后出舱。若及时正确运用加压舱，急性减压病的治愈率可达 90% 以上，对减压性骨坏死也有一定的疗效。

（五）预防

1. 技术革新 用常压沉箱代替高压沉箱。

2. 遵守安全操作规程 高气压作业后，须按规定程序减压。

3. 加强安全教育 潜水员应了解减压病的发病原因和预防方法，自觉遵守减压规则。

4. 保健措施 作业前防止过劳，严禁饮酒，加强营养。做好就业前、定期和下潜前的体格检查。凡患神经、精神、循环、呼吸、泌尿、血液、运动、内分泌、消化系统的器质性疾病和明显的功能性疾病者，患眼、耳、鼻、喉及前庭器官的器质性疾病者，年龄超过 50 岁者、各种传染病未愈者、过敏体质者等，均不宜从事此项工作。

四、低气压

通常将海拔在 3000m 以上的地区称为高原地区。高原地区属于低气压环境，海拔越高，大气氧分压与肺泡气氧分压之间的差越小，直接影响肺泡气体交换、血液携氧和结合氧在组织内释放的速率，使机体供氧不足，发生缺氧。

（一）低气压作业

低气压下进行的作业主要见于高原考察、地质勘探、登山等。飞行员短时间快速升到万米左右的高空，如果机舱密封不良或泄漏，气压在短时间内大幅度降低，可发生航空减压病。

（二）临床表现与诊断

低气压作业相关的职业危害主要包括高原病、航空病。职业性高原病是在高海拔低氧环境下从事职业活动所致的一种疾病，低气压性缺氧是主要病因。

根据《职业性高原病诊断标准》（GBZ 92—2008），高原病分为急性高原病和慢性高原病。

1. 急性高原病

（1）急性高原反应 指由低海拔进入发病临界高度或从高海拔地区进入更高的高原后，机体在短时间内出现的一系列急性缺氧表现。数小时至数天内出现头痛、头晕、恶心、呕吐、心悸、胸闷、气短、发绀、乏力、食欲不振、睡眠障碍、尿少等；发病高峰一般在进入高原的第 1～2 天，头痛是主要症状，常见体征为心率加快、呼吸加快，血压轻度异常，颜面或四肢水肿、发绀等。经休息或对症处理后，上述症状在数天内可缓解或消失。

（2）高原肺水肿 近期抵达海拔 3000m 以上高原者，除有急性高原反应症状外，静息状态时出现呼吸困难、发绀、咳嗽、咯白色或粉红色泡沫状痰，肺部出现湿性啰音；胸部 X 线检查显示以肺门为中心向单侧或双侧肺野的点片状或云絮状阴影，常呈弥漫性、不规则分布，亦可融合成大片状；可见肺动脉高压及右心增大征象。

（3）**高原脑水肿** 发病急，主要发生在海拔4000m以上未经习服的登山者。由于缺氧严重，引起大脑皮质损害和脑水肿。患者除有急性高原反应症状外，还可出现：剧烈头痛、呕吐，可伴有不同程度精神症状（如表情淡漠、精神忧郁或欣快多语、烦躁不安等），或有步态蹒跚、共济失调；不同程度意识障碍（如嗜睡、朦胧状态、意识浑浊甚至昏迷），可出现脑膜刺激征、锥体束征；眼底检查出现视乳头水肿和（或）视网膜渗出、出血。

2. 慢性高原病 指长期居住在高原的人失去对高海拔的适应而产生的慢性肺源性心脏病并伴有神经系统症状等临床综合征。

（1）**高原红细胞增多症** 多发生于海拔2500m以上高原，表现为心慌、头痛、呼吸困难、睡眠障碍、全身乏力，出现发绀、杵状指等。高原红细胞增多症常与高血压、心脏病同时存在而呈混合型。根据《职业性高原病诊断标准》（GBZ 92—2008），男性Hb≥210g/L、女性Hb≥190g/L（海拔2500m以上）即可诊断。

（2）**高原心脏病** 因慢性低压低氧引起肺组织结构和功能异常，肺血管阻力增加，导致肺动脉高压，右心室持续负荷过重而增大，最终因失代偿而引起右心衰竭。

（三）处理与治疗

1. 急性高原病 早发现、早诊断、静卧休息并就地对症治疗。大流量给氧或高压氧，并给予糖皮质激素、钙通道阻滞剂、抗氧化剂等治疗，严重者需及时转往低海拔区。

2. 慢性高原病 原则同内科急救治疗。符合"高原转低条件"的从业人员，应转至低海拔地区观察治疗；确诊为"慢性高原病"者，不应再返回高海拔地区工作。

（四）预防

1. 适当控制登高速度与高度 逐渐缓慢步行登山者，发生急性高原病相对较少。故由平原向高山攀登时，应坚持阶梯式升高的原则，逐步适应。

2. 适应性锻炼 高原适应的速度和程度，可以通过适应性锻炼得到逐步提高。

3. 卫生保健措施 高原地区人员的饮食应有足够的热量和合理的营养，如低脂、丰富的碳水化合物及适量蛋白质的饮食有助于人体适应高原环境。应注意保暖，防止急性呼吸道感染等。对进入高原地区的人员需要进行体格检查，凡患有明显的心、肺、肝、肾等疾病以及高血压II期、各种血液病、红细胞增多症者等，均不宜进入高原地区。

第三节 噪 声

PPT

情境导入

情境： 患者，男，47岁，在某面粉公司制粉车间从事磨工、风运工作，无任何个人防护。患者自述听力下降8年余，伴耳鸣，近2年加重，需佩戴助听器对话。检查：电测听双耳感音神经性聋曲线，双耳平均听阈为56dB，声阻抗为双耳鼓室功能曲线正常。

思考：

1. 若需对该患者做出诊断，还应获得哪些资料？

2. 若对患者工作环境噪声进行测量，如何布置测量点？

一、噪声的概念

物体受到振动后，振动能在弹性介质中以波的形式向外传播，传到人耳引起的音响感觉称为声音。

人耳能够感受到的声音频率在 20～20000Hz 之间，这一频率范围的振动波称为声波。频率小于 20Hz 的声波称为次声波，大于 20000Hz 的声波称为超声波。从卫生学意义上讲，凡是人类不需要的、使人感到厌烦或有损健康的声音都称为噪声。生产过程中产生的、频率和强度一般没有规律、使人感到厌烦的声音称为生产性噪声。

二、噪声的物理参数

1. 声压级与响度级 声强和声压是声波的能量强度的两种度量单位。声强是指单位时间内垂直于传播方向的单位面积上通过的声波能量，通常用 "I" 表示，单位为瓦/米^2（W/m^2）。声波在空气中传播时，引起介质质点振动，使空气产生疏密变化，这种由于声波振动而对介质（空气）产生的压力称为声压，以 P 表示，单位为帕（Pa）或牛顿/米^2（N/m^2），$1Pa = 1N/m^2$。

人耳对声音强弱的主观感觉量，称响度。响度的大小与声波能量强弱和频率高低有关。对正常人耳刚能引起音响感觉的声波能量强度（声压或声强）称为听阈。声波能量强度增大至人耳产生不适感或疼痛时，称痛阈。1000Hz 纯音的听阈声压为 $2 \times 10^{-5} N/m^2$，痛阈为 $20 N/m^2$。为了计算和测量方便，用对数值表示声强的等级，称声压级或声强级，单位为分贝（decibel，dB）。

$$L_P = 20 \lg P/P_0 \ (dB)$$

式中：L_p 为声压级（dB），P 为被测声压；P_0 为基准声压（1000Hz 纯音的听阈声压 $2 \times 10^{-5} N/m^2$）。

从上述公式可以看出，听阈和痛阈的声压级相差 120dB。普通谈话声压级约为 50dB（A），载重汽车的声压级为 80～90dB（A），球磨机的声压级约为 120dB（A），喷气式飞机附近声压级可达 140～150dB（A）甚至更高。

人耳对能量强度相同而频率不同的声波产生的音响感觉存在差异。根据人耳对声音的感觉特性，联系声压和频率测定出的人耳对声音音响的主观感觉量，称响度级。具体方法是：以 1000Hz 的纯音作为基准音，其他不同频率的纯音通过实验听起来与某一声压级的基准音响度相同时，即为等响。该条件下的被测纯音响度级（方值）就等于基准音的声压级（dB）。如 100Hz 的纯音，当声压级为 62dB（A）时，听起来与 40dB（A）的 1000Hz 纯音一样响，则该 100Hz 纯音的响度级即为 40 方。从等响曲线（图 5-1）可以看出，人耳对高频声特别是 2000～5000Hz 的声音比较敏感，对低频声则不敏感。

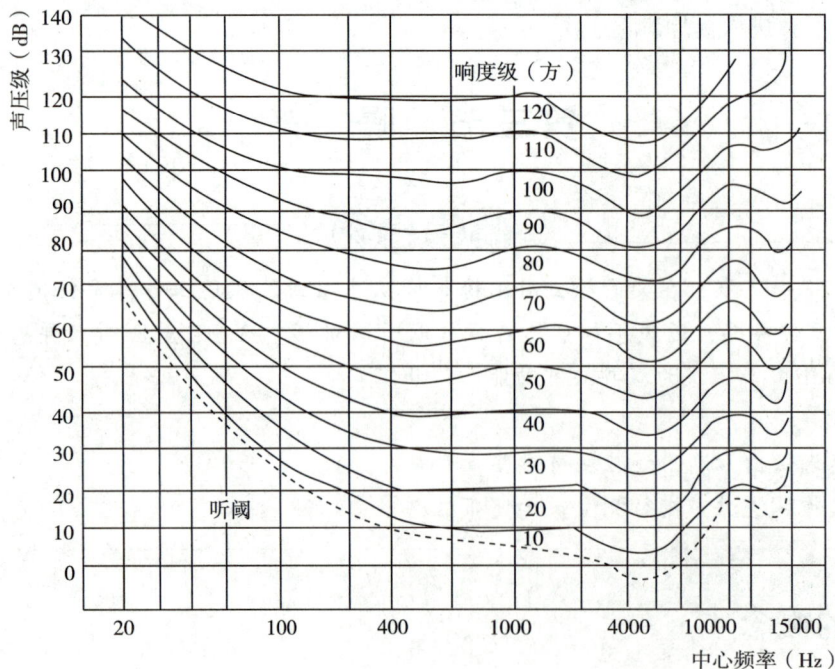

图 5-1　等响曲线

2. 声级　是指使用频率计权网络测得的声压级。声级计是根据人耳对声音的感觉特性（模拟等响曲线），用不同类型的滤波器（计权网络）对不同频率声音进行叠加衰减。计权网络通常有"A""B""C""D"等几种。声级的单位也是分贝（dB），根据滤波器的特点，分别称为 A 声级、B 声级、C 声级、D 声级，分别用 dB（A）、dB（B）、dB（C）、dB（D）等表示。

A 计权网络是模拟人耳对 40 方纯音的响应，对低频声（小于 50Hz）有较大幅度的衰减，对高频声不衰减，这与人耳对高频声敏感、对低频声不敏感的感音特性相似（图 5-1）。B 计权网络模拟人耳对 70 方纯音的响应，对低频声有一定程度的衰减。C 计权网络模拟人耳对 100 方纯音的响应，对所有频率的声音几乎同等程度地通过，故 C 声级可视作总声级。D 计权网络是为测量飞机噪声而设计的，可直接用于测量飞机噪声的噪声级。

国际标准化组织（international organization for standardization，ISO）推荐，用 A 声级作为噪声卫生评价指标。我国的职业卫生标准《工作场所有害因素职业接触限值 第 2 部分：物理因素》（GBZ 2.2—2007）中，也使用 A 计权网络测得的声压级作为噪声职业接触限值的指标。

三、生产性噪声的来源与分类

1. 根据噪声的来源　可分为以下三类。

（1）机械性噪声　指由于机械的撞击、摩擦、转动所产生的噪声，如冲压、切割、打磨机械等发出的声音。

（2）流体动力性噪声　指气体压力或体积的突然变化或流体流动所产生的声音，如空气压缩或施放（气笛）发出的声音。

（3）电磁性噪声　指由于电磁设备内部交变力相互作用而产生的声音，如变压器所发出的声音。

2. 根据噪声随时间的分布情况　可分为连续声和间断声。连续声又可分为稳态噪声和非稳态噪声，还有一类噪声称为脉冲噪声。

（1）稳态噪声　指随着时间的变化，声压波动 <3dB 的噪声。稳态噪声根据其频谱特性，又可分为低频噪声（主频率在 300Hz 以下）、中频噪声（主频率在 300～800Hz）和高频噪声（主频率在 800Hz 以上）。若依据噪声频谱宽度，还可将其分为窄频带和宽频带噪声等。

（2）非稳态噪声　指随时间变化，声压波动 ≥3dB 的噪声。有的呈周期性噪声，如锤击；有的呈无规律的起伏噪声，如交通噪声。

（3）脉冲噪声　指声音持续时间 ≤0.5 秒、间隔时间 >1 秒、声压有效值变化 >40dB 的噪声。脉冲噪声往往是突发的高强噪声，如锻造工艺使用的空气锤发出的声音，爆破、火炮发射所产生的噪声等。

四、噪声对人体健康的影响

长期接触一定强度的噪声，可对人体健康产生不良影响。

（一）听觉系统

噪声引起听觉器官的损伤，一般都经历由生理变化到病理改变的过程，即先出现暂时性听阈位移，如暂时性听阈位移不能得到有效恢复，则逐渐发展为永久性听阈位移。

1. 暂时性听阈位移（temporary threshold shift，TTS）　是指人或动物接触噪声后引起听阈水平变化，脱离噪声环境后，经过一段时间听力可以恢复到原来水平。

（1）听觉适应　短时间暴露在强烈噪声环境中，机体听觉器官敏感性下降，听阈可提高 10～15dB；脱离噪声接触后，对外界的声音有"小"或"远"的感觉，离开噪声环境 1 分钟之内即可恢复。此现象称为听觉适应（auditory adaptation），是机体的一种生理性保护现象。

（2）听觉疲劳 较长时间停留在强噪声环境中，引起听力明显下降，听阈提高15～30dB，离开噪声环境后，需要数小时甚至数十小时听力才能恢复，称听觉疲劳（auditory fatigue）。通常以脱离接触后到第二天上班前的间隔时间（16小时）为限，如果在这样一段时间内听力不能恢复，因工作需要而继续接触噪声，即前面噪声暴露引起的听力变化未能完全恢复又再次暴露，导致听觉疲劳逐渐加重，听力下降出现累积性改变，听力难以恢复，听觉疲劳便可能发展为永久性听阈位移。

2. 永久性听阈位移（permanent threshold shift，PTS） 是指由噪声或其他因素引起的不能恢复到正常听阈水平的听阈升高。永久性听阈位移属于不可恢复的改变，具有内耳病理性改变。常见的病理性改变有听毛倒伏、稀疏、缺失，听毛细胞肿胀、变性或消失等。永久性听阈位移的大小是评判噪声对听力系统损伤程度的依据，也是诊断职业性噪声聋的依据。

噪声引起的永久性听阈位移在早期常表现为高频听力下降，听力曲线在3000～6000Hz（多在4000Hz）出现"V"形下陷，又称听谷（tip）。此时患者主观无耳聋感觉，交谈和社交活动能够正常进行。随着病损程度加重，除了高频听力继续下降以外，语言频段（500～2000Hz）的听力也受到影响，出现语言听力障碍。高频听力下降（特别是在4000Hz）是噪声性耳聋的早期特征。

3. 职业性噪声聋 是指劳动者在工作过程中，由于长期接触噪声而发生的一种渐进性的感音性听觉损伤，属于我国最常见的法定职业病之一。根据我国《职业性噪声聋的诊断》（GBZ 49—2014），职业性噪声聋的诊断需要有明确的噪声接触职业史［连续噪声作业工龄不低于3年，暴露噪声强度超过职业接触限值，即8小时等效声级（A计权）≥85dB］，有自觉听力损失或耳鸣等其他症状，纯音测听为感音性聋，结合动态职业健康监测资料和现场卫生学调查，进行综合分析，排除其他原因所致听力损失（如语频听损大于高频听损，中毒性或外伤性听损），方可诊断。

4. 爆震性耳聋（explosive deafness） 是指在某些特殊条件下，如进行爆破，由于防护不当或缺乏必要的防护设备，可因强烈爆炸所产生的冲击波造成急性听觉系统的外伤，引起听力丧失。爆震性耳聋因损伤程度不同，可伴有鼓膜破裂、听骨破坏、内耳组织出血等，还可伴有脑震荡等。患者主诉耳鸣、耳痛、恶心、呕吐、眩晕，听力检查显示严重障碍或完全丧失。经治疗，轻者听力可以部分或大部分恢复，损伤严重者可致永久性耳聋。

知识链接

声波传入听觉系统的途径

听觉系统是感受声音的系统，外界声波传入听觉系统有两种途径。一是通过空气传导，声波经外耳道进入内耳，使鼓膜振动，此振动波通过中耳的听骨链传至内耳卵圆窗的前庭膜，引起耳蜗管内的外淋巴振荡，内淋巴受此影响而振荡，从而使基底膜上的毛细胞感受振动，毛细胞将此振动转变成神经纤维的兴奋，经第Ⅷ对脑神经传达到中枢，产生音响感觉。另外一条途径是骨传导，即声波经颅骨传入耳蜗，通过耳蜗骨壁的振动传入内耳。

（二）非听觉系统

噪声的危害是全身性的，噪声引起的非听觉器官不良影响包括：头痛、头晕、心悸、睡眠障碍、注意力不集中、记忆力减退和全身乏力等症状；心率加快或减慢、血压不稳（长期接触以高血压多见）等心血管系统的变化；胃肠功能失调、食欲缺乏、胃紧张度降低、胃蠕动减慢、胃液分泌减少等消化系统症状；肾上腺皮质功能改变，免疫功能降低，脂质代谢失调，血胆固醇升高；女工月经异常，妊娠期高血压发病率有增高趋势；工作效率降低，易诱发工伤事故等。

五、噪声危害的预防措施

（一）控制噪声源

控制或消除噪声源是从根本上解决噪声危害的方法。可以采用无声或低声设备代替发出强噪声的机械，如用无声液压代替高噪声的锻压、以焊接代替铆接等；将噪声源移至车间外或更远的地方；提高机器制造的精度，尽量减少机器部件的撞击和摩擦，减少机器的振动；在进行工作场所设计时，合理配置声源，将噪声强度不同的机器分开放置，有利于减少噪声危害。

（二）控制噪声的传播

传播可采用隔声（用隔离材料或装置密闭噪声源，防止噪声的传播，如隔声罩、隔声墙、隔声门窗等）、消声（为控制流体动力性噪声的主要措施，如在风道、排气管口等部位安装各种消声器，以降低噪声）、吸声（采用吸声的多孔材料装饰车间内表面来吸收声能，或在工作场所内悬挂吸声体，降低噪声的强度）等。为了降低通过固体传播的噪声，可在建筑施工中于机器或振动体的基础与地板、墙壁连接处设隔振或减振装置。

（三）制订工业企业卫生标准

制订合理的卫生标准，将噪声强度限制在一定范围之内，是防止噪声危害的重要措施之一。表 5 – 2 为我国现阶段执行的《工作场所有害因素职业接触限值 第 2 部分：物理因素》（GBZ 2.2—2007）规定的噪声职业接触限值。

表 5 – 2　工作场所噪声职业接触限值

接触时间	接触限值 ［dB(A)］	备注
5d/w，=8h/d	85	非稳态噪声计算 8 小时等效声级
5d/w，≠8h/d	85	计算 8 小时等效声级
≠5d/w	85	计算 40 小时等效声级

在脉冲噪声工作场所，噪声声压级峰值和脉冲次数不应超过表 5 – 3 的规定。噪声测量方法按 GBZ/T 189.8—2007 规定的方法进行。

表 5 – 3　工作场所脉冲噪声职业接触限值

工作日接触脉冲次数（n，次）	声压级峰值 ［dB(A)］
$n \leqslant 100$	140
$100 < n \leqslant 1000$	130
$1000 < n \leqslant 10000$	120

（四）个体防护

佩戴个人防护用品是保护劳动者听觉器官的一项有效措施。最常用的是耳塞，一般由橡胶或软塑料等材料制成，根据人体外耳道形状，设计大小不等的各种型号，隔声效果可达 20 ~ 35dB（A）。此外还有耳罩、帽盔等，其隔声效果优于耳塞，可达 30 ~ 40dB（A），但佩戴时不够方便，成本也较高，普遍采用存在一定的困难。在某些特殊环境下，由于噪声强度很大，需要将耳塞和耳罩合用，使作业人员听觉器官实际接触的噪声低于 85dB（A），以保护作业人员的听力。

（五）健康监护

从事噪声作业的工人应进行上岗前体检，取得听力相关的基础资料，便于观察、比较。凡有听觉器官疾患、中枢神经系统和心血管系统器质性疾患或自主神经功能失调者，不宜从事强噪声作业。在对噪声作业工人进行定期体检时，特别是听力检查，若发现高频听力下降者，应注意观察。对于上岗前听力正常、接触噪声 1 年便出现高频段听力改变，即在 3000Hz、4000Hz、6000Hz 任一频率任一耳听阈达 65dB（HL）者，应调离噪声作业岗位。对于诊断为轻度以上噪声聋者，更应尽早调离噪声作业岗位，并定期进行健康检查。

（六）合理安排劳动和休息

对生产环境噪声强度超过卫生标准的，应根据噪声强度的大小，限制连续工作时间。在休息时间内尽量减少或避免接触较强的噪声（包括音乐），同时保证充足的睡眠。

第四节 振 动

PPT

情境导入

情境： 患者，男，30 岁，高尔夫球头厂工人，从事打磨工作，主诉：2014 年开始自觉双手中指、食指及无名指麻木、变冷、感觉迟钝。检查可见：双手中指和食指从中间指节至远端苍白，双手痛觉和触觉呈手套样明显减退，振动觉消失。双手掌正位 X 线摄片未见异常。神经肌电图检查显示，轻微神经性损害，以远端潜伏期延长为主。冷水复温试验结果：5 分钟复温率，左手 20.0%、右手 29.4%；10 分钟复温率，左手 40.0%、右手 60.0%。

思考：

1. 该患者最有可能患何种疾病？
2. 诊断依据还需要进行怎样的完善？

振动是指物体在外力作用下，沿直线或弧线围绕平衡位置（或中心位置）做往复运动或旋转运动。物体离中心位置的最大距离为振幅，单位时间（秒）内振动的次数称为频率。频率是评价振动对人体健康影响的最基本参数。

一、振动的分类与接触机会

根据振动作用于人体的部位和传导方式，可将生产性振动划分为全身振动和局部振动。

（一）全身振动

全身振动是指工作地点或座椅振动，人体足部或臀部接触振动，通过下肢或躯干传导至全身。常见接触全身振动的作业有交通工具上作业如驾驶拖拉机、收割机、汽车、火车、船舶和飞机等，或在作业台如钻井平台、振动筛操作台、采矿船上作业。

（二）局部振动

局部振动又称手传振动，是通过振动机械或振动工具传向操作者的手和臂。常见接触手传振动的作业为使用风动工具（如风铲、风镐、风钻、气锤、凿岩机、捣固机或铆钉机）、电动工具（如电钻、电锯、电刨等）和高速旋转工具（如砂轮机、抛光机等）。

二、振动对人体健康的影响

适宜的振动有益于身心健康，具有增强肌肉活动能力、解除疲劳、减轻疼痛、促进代谢、改善组织营养、加速伤口恢复等功效。在生产条件下，作业人员接触的振动强度大、时间长，对机体可能产生不良影响，甚至引起疾病。

（一）全身振动对人体的不良影响

人体接触振动最敏感的频率范围：对垂直方向的振动（与人体长轴平行）为 4 ~ 8Hz，对水平方向的振动（垂直于人体长轴）为 1 ~ 2Hz。超过一定强度的振动可以引起不适感，甚至不能忍受。

大强度的剧烈振动可引起内脏移位或某些机械性损伤，如挤压、出血甚至撕裂，但这类情况并不多见。

低频率（2 ~ 20Hz）的垂直振动可损害腰椎。接触全身振动的作业工人脊柱疾病居首位（约24%），如工龄较长的各类司机中腰背痛、椎间盘突出、脊柱骨关节病变的检出率增加；其次为胃肠疾病（胃溃疡、疝等）。

低频率、大振幅的全身振动，如车、船、飞机等交通工具的振动可引起运动病，也称晕动病，是振动刺激前庭器官出现的急性反应症状。常见表现为眩晕、面色苍白、出冷汗、恶心、呕吐等。脱离振动环境后，经适当休息可以缓解，必要时给予抗组胺或抗胆碱类药物，如茶苯海明、氢溴酸东莨菪碱，但不宜作为交通工具司乘人员的预防用药。

全身振动因其直接的机械作用或对中枢神经系统的影响，可使姿势平衡和空间定向发生障碍，外界物体不能在视网膜上形成稳定的图像，从而出现视物模糊，视觉分辨力下降，动作准确性降低；或因其对中枢神经系统的抑制作用，可使注意力分散、反应速度降低、疲劳，从而影响作业效率或导致工伤事故的发生。

全身振动的长期作用还可导致：前庭器官刺激症状及自主神经功能紊乱，如眩晕、恶心、血压升高、心率加快、疲倦、睡眠障碍；胃肠分泌功能减弱，食欲减退，胃下垂患病率增高；内分泌系统调节功能紊乱，月经周期紊乱，流产率增高。

（二）局部振动对人体的不良影响

局部接触强烈振动是以手接触振动工具的方式为主。长期接触较强的手传振动可以引起外周和中枢神经系统的功能改变，表现为条件反射抑制，潜伏时间延长，神经传导速度降低和肢端感觉障碍，如感觉迟钝、痛觉减退等。检查可见神经传导速度减慢、反应潜伏期延长。自主神经功能紊乱表现为组织营养障碍、手掌多汗等。手传振动对听觉也可以产生影响，引起听力下降，振动与噪声联合作用可以加重听力损伤，加速耳聋的发生和发展。手传振动还可影响消化系统、内分泌系统、免疫系统功能。

手传振动可以引起外周循环功能改变，外周血管发生痉挛，表现为皮肤温度降低，冷水负荷试验时皮温恢复时间延长，出现发作性手指变白。振幅大、冲击力强的振动往往引起骨、关节的损害，主要改变在上肢，出现手、腕、肘、肩关节局限性骨质增生，骨关节病，骨刺形成，囊样变和无菌性骨坏死；也可见手部肌肉萎缩、掌挛缩病等。

三、手臂振动病

手臂振动病（hand – arm vibration disease）是指长期从事手传振动作业而引起的以手部末梢循环和（或）手臂神经功能障碍为主的疾病，并可引起手、臂骨关节 – 肌肉的损伤。其典型表现为振动性白指（vibration – induced white finger，VWF）。

知识链接

手臂振动病的发病机制

手臂振动病的发病机制目前尚不明确，已有的研究认为可能与以下因素有关：①振动使局部组织压力增加，内皮细胞受损，致使内皮细胞产生的收缩因子释放增加，引起局部血管收缩；②振动还可通过躯体感觉－交感神经反射，使手指血管运动神经元兴奋性增高，血管平滑肌对去甲肾上腺素的反应增强，造成血管痉挛；③寒冷刺激可引起手指血管平滑肌收缩，导致局部血管痉挛，组织缺血缺氧，诱发白指。

（一）临床表现

手臂振动病早期表现多为手部症状和类神经症。手部症状中，手麻、手痛、手胀、手僵等较为普遍。类神经症常表现为头痛、头晕、失眠、乏力、记忆力减退等，也可出现自主神经功能紊乱表现。

检查可见皮温降低，振动觉、痛觉阈值升高，前臂感觉和运动神经传导速度减慢和远端潜伏期延长，肌电图检查可见神经源性损害。

手臂振动病的典型表现是振动性白指（VWF），又称职业性雷诺现象。其发作具有一过性特点，一般是在受冷后，患指出现麻、胀、痛，并由灰白变苍白，由远端向近端发展，界限分明，可持续数分钟至数十分钟，再逐渐由苍白变潮红，恢复至常色。白指常见的部位是食指、中指和无名指的远端指节，严重者可累及近端指节，以至全手指变白。白指可在双手对称出现，亦可在受振动作用较大的一侧手发生。手部受冷，尤其全身受冷时容易发生白指，故冬季早晨上班途中主诉白指较多，春秋季出现白指也往往见于气温在13℃以下的阴雨或冷风天气。每次发作时间不等，轻者5～10分钟，重者20～30分钟。白指在振动作业工龄长者中明显多见，发作次数也随病情加重而逐渐增加。严重病例可见指关节变形和手部肌肉萎缩等。

（二）诊断

按我国《职业性手臂振动病的诊断》（GBZ 7—2014），根据一年以上连续从事手传振动作业的职业史，以手部末梢循环障碍、手臂神经功能障碍和（或）骨关节肌肉损伤为主的临床表现，结合末梢循环功能、神经－肌电图检查结果，参考作业环境的职业卫生学资料，综合分析，排除其他病因所致类似疾病，方可诊断。

（三）处理原则

目前尚无特效疗法，基本原则是根据病情进行综合性治疗。应用扩张血管及营养神经的药物，改善末梢循环。也可采用活血化瘀、舒筋活络类的中药治疗并结合物理疗法、运动疗法等，促使病情缓解。必要时进行外科治疗。患者应加强个人防护，注意手部和全身保暖，减少白指的发作。

轻度手臂振动病患者调离接触手传振动的作业岗位，进行适当治疗，并根据情况安排其他工作；中度手臂振动病和重度手臂振动病患者必须调离振动作业岗位，积极进行治疗。如需做劳动能力鉴定，参照《劳动能力鉴定 职工工伤与职业病致残等级》（GB/T 16180—2014）的有关条文处理。

四、影响振动对机体作用的因素

（一）振动的频率

一般认为，低频率（20Hz以下）、大振幅的全身振动主要作用于前庭、内脏器官。振动频率与人体器官固有频率一致时，可产生共振，使振动强度加大，作用加强，加重器官损伤。低频率、大强度的手传振动主要引起手臂骨－关节系统的障碍，并可伴有神经、肌肉系统的变化。

（二）接触振动的强度和时间

手臂振动病的患病率和严重程度取决于接触振动的强度和时间。流行病学调查表明：VWF 检出率随接触振动强度增大和接触时间延长而增高，严重程度亦随着接触振动时间延长而提高。

（三）气温、气湿等环境因素

环境温度和湿度是影响振动危害的重要因素，手臂振动病的发病和流行多在寒冷地区和寒冷季节。低气温、高气湿可以加速手臂振动病的发生和发展，全身和局部受冷是诱发 VWF 的重要条件。

（四）操作方式和个体因素

劳动负荷、工作体位、技术熟练程度、加工部件的硬度等均能影响作业时的姿势、用力大小和静态紧张程度。人体对振动的敏感程度与作业时的体位及姿势有很大关系，如立位时对垂直振动比较敏感，卧位时则对水平振动比较敏感。有些振动作业需要采取强迫体位，甚至胸腹部直接接触振动工具或物体，更容易受到振动的危害。静态紧张影响局部血液循环并增加振动的传导，会加重振动的不良作用。

常温下女性皮肤温度较低，对寒冷、振动等因素比较敏感。年龄较大的工人更易遭受振动的危害，并且治疗效果较差，较难康复。

五、振动危害的预防措施

控制振动危害的措施主要包括消除和减低振动、限制接振时间、改善寒冷等不良作业条件、进行健康检查、采取个体防护措施。

（一）控制振动源

改革工艺过程，减轻或消除振动源的振动，是预防振动职业危害的根本措施。例如，采用液压、焊接、粘接等新工艺替代风动工具铆接工艺；设计自动或半自动的操纵装置，减少手部和肢体直接接触振动的机会；工具的金属部件改用塑料或橡胶，减少因撞击而产生的振动；采用减振材料降低交通工具、作业平台等大型设备的振动。

（二）限制作业时间和振动强度

国家职业卫生标准《工作场所有害因素职业接触限值 第 2 部分：物理因素》（GBZ 2.2—2007）规定，作业场所手传振动职业接触限值以 4 小时等能量频率计权振动加速度 $[a_{hw(4)}]$ 不得超过 $5m/s^2$。当振动工具的振动暂时达不到标准限值时，可按振动强度大小相应缩短日接振时间（表 5－4）。

表 5－4　振动容许值和日接振时间限制

频率计权振动加速度（m/s²）	日接振容许时间（小时）
5.00	4.0
6.00	2.8
7.00	2.0
8.00	1.6
9.00	1.2
10.00	1.0
>10.00	<0.5

我国职业卫生标准《工业企业设计卫生标准》（GBZ 1—2010）规定了全身振动强度卫生限值（表

5-5）。

表 5-5　全身振动强度卫生限值

工作日接触时间（t，小时）	卫生限值（m/s²）	工作日接触时间（t，小时）	卫生限值（m/s²）
$4 < t \leqslant 8$	0.62	$0.5 < t \leqslant 1.0$	2.4
$2.5 < t \leqslant 4$	1.10	$t \leqslant 0.5$	3.6
$1.0 < t \leqslant 2.5$	1.40		

（三）改善作业环境

加强个人防护作业环境的防寒、保温措施有重要意义，特别是在寒冷季节的室外作业，需有必要的防寒和保暖设施。振动工具的手柄温度如能保持40℃，对预防振动性白指的发生和发作具有较好的效果。控制作业环境中的噪声、毒物和气湿等对预防振动职业危害也有一定作用。合理配备和使用个人防护用品如防振手套、减振座椅等，能够减轻振动危害。

（四）加强健康监护和组织措施

1. 加强就业前和定期健康体检　发现职业禁忌证和早期发现健康损害。

2. 加强宣传教育　加强对手臂振动病及其防护基本知识的宣传教育，提高劳动者保健意识。

3. 加强组织管理　定期监测振动工具的振动强度，结合卫生标准，科学地安排作业时间。

第五节　非电离辐射

PPT

情境导入

情境：某省区高频热处理工作人员发现，其工作场所的电场强度为20~120V/m，磁场强度为2~10A/m。有1/4的被检查者出现头痛、乏力、嗜睡、失眠、多梦、记忆力减退、胸闷、多汗症状，女工出现月经紊乱、性欲下降，血压水平下降，心电图检查出现窦性心动过缓。经过2~3年随访观察，工人脱离接触后症状减少或消失。

思考：

1. 什么是非电离辐射？其波谱如何划分？

2. 射频辐射对人体的主要影响有哪些？如何进行防护？

电磁辐射根据生物学作用的不同，可分为非电离辐射和电离辐射。在电磁辐射波谱中，波长大于100nm、能量小于12eV的电磁波不足以引起物质电离，为非电离辐射。非电离辐射按照频率范围由大到小、波长范围由小到大，涵盖包括紫外线、可见光、红外线、激光和射频辐射在内的电磁辐射谱。电离辐射是量子能量水平大于12eV、对生物体有电离作用的电磁辐射，如X射线、γ射线等。本节主要介绍几种常见的非电离辐射。

一、射频辐射

射频辐射是指频率在100kHz~300GHz、波长范围在1mm~3km的电磁辐射，是电磁辐射中量子能量较小、波长较长的频段，包括高频电磁场和微波（表5-6）。

表 5 – 6 射频辐射波谱

波段	高频电磁场				微波		
	长波	中波	短波	超短波	分米波	厘米波	毫米波
波长	3km ~	1km ~	100m ~	10m ~	1m ~	10cm ~	1cm ~ 1mm
频率	100kHz ~	300kHz ~	3MHz ~	30MHz ~	300MHz ~	3GHz ~	30 ~ 300GHz
频谱	低频（LF）	中频（MF）	高频（HF）	甚高频（VHF）	特高频（UHF）	超高频（SHF）	极高频（EHF）

（一）职业接触机会

射频辐射已广泛应用于工业、医学及研究领域乃至家庭，如收音机、电视机及无线电通信（长途电话、蜂窝电话等）、雷达、高频炉、感应炉、无线开关及计算机监视器等均在此频段工作。射频是一种热源，工业上的射频辐射场合有高频淬火、塑料制品热合、微波发射和加热设备等。

1. 高频感应加热 高频热处理、焊接、冶炼；半导体材料加工，如区域熔炼和外延等。使用频率多为 300kHz ~ 30MHz。

2. 高频介质加热 加热对象为不良导体，如塑料制品热合，木材、棉纱的烘干，橡胶的硫化等。使用频率为 10 ~ 30MHz。

3. 微波 主要用于雷达导航、探测、通信、电视及核物理科学研究等。频率一般为 3 ~ 30GHz。微波加热用于木材、纸张、药材、皮革的干燥，食品加工，医学上的理疗等。

（二）对人体健康的影响

射频辐射能通过加热而影响机体，造成灼伤、生殖能力的暂时性或永久性损伤。较大强度的射频辐射可引起人体中枢神经和自主神经功能障碍，可导致神经衰弱综合征、自主神经功能紊乱，女工有月经周期紊乱，个别男工有性功能减退主诉。射频辐射可引发心血管系统疾病、晶状体浑浊、白内障，严重时甚至可导致死亡。

射频辐射的生物学效应机制尚不完全清楚，有致热效应和非致热效应学说。

1. 致热效应 是指生物体组织接受一定强度的射频辐射，达到一定的时间会使照射局部或全身的体温升高。在非常条件下或生产操作事故中，接触高强度微波辐射可致体温升高、性器官及晶状体受热损伤。

2. 非致热效应 是指热效应以外的其他特殊生理影响，如中枢神经系统、内分泌、免疫和生殖功能的改变。在实际工作中，人体处于射频辐射场中并未发现有体温升高的现象，也未测定出人体局部温度的上升，但工人却有一系列主观诉述，有时也能见到客观体征。人们把这种不足以引起人体产热而产生的健康影响称为非致热效应。

生物学效应的一般规律是随频率增加、波长变短而递增，故其强弱顺序为微波 > 超短波 > 短波 > 中长波，但在微波波段以厘米波危害最大。场强越大、作用时间越长、作用间隙期越短，对机体影响越严重。此外，功率密度相同时，脉冲波的作用大于连续波。辐射强度随着与辐射源距离的加大而递减。

（三）防护措施

对射频辐射的防护，应根据需要采用不同的有效方式。

1. 场源的屏蔽 对辐射源可采取屏蔽措施，屏蔽材料一般应选用导电性和透磁性良好的材料，如铜、铝等。对中短波，网眼可大些；对微波，网眼要小。可做成屏蔽网、屏蔽罩、屏蔽室等。

2. 远距离操作和自动化 由于电磁场辐射源所产生的场能与距离的平方成反比，应在不影响操作的前提下尽量远离辐射源。例如，当不可能对辐射源进行屏蔽时，可在隔离屏蔽室内操作或采用机械手、自动控制操作等。

3. 合理布局　射频辐射产生场所尽可能远离非专业工人的作业点和休息场所。

4. 健康检查　定期进行健康检查，重点关注晶状体、心血管系统和外周血常规。

5. 个人防护　常用的防护用品有金属防护服、防护帽和护目镜。

二、红外辐射

红外辐射即红外线，亦称热射线。红外线可分为三部分，即近红外线（0.76～1.40μm）、中红外线（1.40～3.0μm）、远红外线（3.0～1000μm）。凡温度高于绝对零度（－273℃）的物体，都能发射红外线。物体温度越高，辐射强度越大，其辐射波长越短（即近红外线成分越多）。

（一）职业接触机会

自然界的红外线辐射源以太阳为最强。在生产环境中，主要红外线辐射源包括熔炉、熔融态金属和玻璃、强红外线光源以及烘烤和加热设备等。职业性损伤多发生于轧钢工、炼钢工、玻璃熔吹工、焊接工等。

（二）对人体健康的影响

红外线的生物学效应与波长有关，一般不能穿透到组织深部，红外辐射对机体的影响主要是皮肤和眼睛的作用。

1. 对皮肤的作用　红外线照射皮肤时，大部分可被吸收，约1.4%被反射。较大强度短时间照射，皮肤局部温度升高，血管扩张，出现红斑反应，停止照射后红斑消失。反复照射，局部可出现色素沉着。过量照射后，特别是近红外线（短波红外线），除发生皮肤急性灼伤外，还可透入皮下组织，加热血液及深部组织。

2. 对眼睛的作用　长期暴露于低能量红外线下，可致眼的慢性损伤，常见为慢性充血性睑缘炎。短波红外线能被角膜吸收，导致角膜的热损伤，并能透过角膜伤及虹膜，而白内障多见于工龄长的工人。诱发白内障的波段主要是0.8～1.2μm和1.4～1.6μm。早期，患者除自觉视力逐渐减退外，无其他主诉。晶状体后皮质外层可出现边界清晰的混浊区，小泡状、点状及线状混浊，逐渐发展为边界清晰而不规则的盘状混浊，然后循晶状体轴线方向伸入皮质，或形成板状混浊，最终导致晶状体全部混浊，与老年性白内障相似。上述改变一般两眼同时发生，但进展缓慢。波长＜1μm的红外线和可见光可到达视网膜，主要损伤黄斑区。

（三）防护措施

生产过程中的机械自动化可工人远离红外线作业，是预防红外线辐射的关键措施。反射性铝制遮盖物和铝箔衣服可减少红外线暴露量及降低熔炼工、热金属操作工的热负荷。严禁裸眼观看强光源。热操作工应佩戴能有效过滤红外线的防护眼镜。定期检查眼部。

三、紫外辐射

紫外辐射又称紫外线是波长范围为100～400nm的电磁辐射。太阳辐射是紫外线的最大天然源，根据生物学效应又可分为三个区带。①远紫外区（短波紫外线，UV－C）：波长100～290nm，具有杀菌和微弱致红斑作用，为灭菌波段。②中紫外线区（中波紫外线，UV－B）：波长290～320nm，具有明显的致红斑和角膜、结膜炎症效应，为红斑区。③近紫外区（长波紫外线，UV－A）：波长320～400nm，可产生光毒性和光敏性效应，为黑线区。波长短于160nm的紫外线可被空气完全吸收，而长于此波段则可透过真皮、眼角膜甚至晶状体。

（一）职业接触机会

凡物体温度达 1200℃ 以上时，即可产生紫外辐射。随着温度升高，紫外线的波长变短，强度增大。冶炼炉（高炉、平炉）炉温在 1200～2000℃ 时，产生紫外线的波长在 320nm 左右。电焊、气焊、电炉炼钢，温度达 3000℃ 时，可产生短于 290nm 的紫外线。乙炔气焊及电焊温度达 3200℃ 时，紫外线波长可短于 230nm。探照灯、水银石英灯发射的紫外线波长为 220～240nm。因此，从事上述工种以及紫外线灯消毒工作可能会受到紫外线的过度照射。

（二）对人体健康的影响

适量紫外线对人的健康有积极作用，如促进人体所必需的维生素 D_3 的产生，但过强的紫外线辐射则对机体有害。与红外辐射相似，紫外辐射对机体的影响主要也是对皮肤和眼的作用。

1. 对皮肤的作用　皮肤对紫外线的吸收随波长而异。波长在 200nm 以下，几乎全被角质层吸收；波长在 220～330nm，可被深部组织吸收。强烈紫外线辐照可引起皮炎，表现为红斑，有时伴有水疱和水肿。停止照射后，一般经过 24 小时可消退，伴有色素沉着。接触 300nm 波段可引起皮肤灼伤，其中 297nm 的紫外线对皮肤的作用最强，可引起皮肤红斑并残留色素沉着。这些反应常出现在暴露紫外线较多的部位，如躯干和腿部。长期暴露，由于结缔组织损害和弹性丧失，可致皮肤皱缩和老化，更严重的是诱发皮肤癌。

2. 对眼睛的作用　波长为 250～320nm 的紫外线可被角膜和结膜上皮大量吸收，引起急性角膜、结膜炎，称电光性眼炎，多见于电焊辅助工。在阳光照射的冰雪环境下作业时，会受到大量反射的紫外线照射，引起急性角膜、结膜损伤，称雪盲症。雪盲症发作需经过一定的潜伏期，一般为 6～8 小时，故常在夜间或清晨发作。早期、轻症电光性眼炎的临床表现仅有双眼异物感或轻度不适；重度则有眼部烧灼感或剧痛，伴有高度畏光、流泪和视物模糊。检查可见球结膜充血、水肿，瞳孔缩小，对光反应迟钝，眼睑皮肤潮红。严重时，角膜上皮有点状甚至片状剥脱，荧光素杂色呈阳性。若及时处理，一般在 1～2 天内即可痊愈，不影响视力。症状较轻的患者无需特别处理；症状较重者可用 0.5% 丁卡因滴眼，有镇静、止痛作用。

（三）预防措施

正确使用防护用具是预防紫外线损伤的重要措施，以屏蔽和增大与辐射源的距离为原则。电焊工及其辅助工必须佩戴专门的面罩和防护眼镜，并穿戴适宜的防护服和手套。电焊工操作时应使用移动屏障围住操作区，以免其他工种工人受到紫外线照射。非电焊工禁止进入操作区域裸眼观看电焊。对电焊时产生的有害气体和烟尘，宜采用局部排风加以排除。接触低强度 UV 源（如低压水银灯、太阳灯、黑光灯等）操作，可使用玻璃或塑料护目镜、风镜，以保护眼睛。

🔗 知识链接

激光

激光是物质受激辐射所发出的光放大，故称激光。它是一种人造的、特殊类型的非电离辐射，具有高亮度、方向性和相干性好等优异特性。激光的接触机会主要包括：工业上的激光通信、激光打孔、切割焊接等；在军事和航天事业上用于激光雷达、激光通信、激光测距、激光制导、激光瞄准等；在医学上用于眼科、外科、皮肤科、肿瘤科等多种疾病的治疗；在生命科学等领域的研究中也被广泛应用。激光与生物组织的相互作用主要表现为热效应、光化学效应、机械压力效应和电磁场效应。激光伤害的人体靶器官主要为眼和皮肤，其中，激光所致眼（角膜、晶状体、视网膜）损伤为法定职业病。

PPT

第六节　电离辐射

情境： 一位农民在某地区环境检测站宿舍工地干活，捡到一个亮晶晶的小东西，便放进了上衣口袋，几小时后便出现恶心、呕吐等症状，十几天后死亡。没过几天，在他生病期间照顾他的父亲和弟弟也得了同样的"病"而相继去世，妻子也病得不轻。后来经过医务工作者的调查，才找到了真正的病因，那个亮晶晶的小东西是废弃的钴 60，其放射性强度高达 10 居里。

思考：

1. 超剂量外照射所致放射病的类型和临床特征是什么？

2. 急性外照射性放射病的处理原则包括哪几个方面？

3. 如何预防电离辐射危害？

人类生活在地球上，每时每刻都受到环境中各种辐射线照射的影响。从 1895 年伦琴发现 X 射线以来，人们一直在对电离辐射进行开发和利用，直至今天，电离辐射在各行各业得到了广泛的应用，主要应用在工业、通信、医疗卫生、军事、科学研究、核燃料循环设施等行业。电离辐射的广泛应用，在给人类带来巨大利益的同时，也危及人类健康。电离辐射具有波的特性和穿透能力，与职业卫生有关的辐射类型主要有五种，即 X 射线、γ 射线、α 粒子、β 粒子和中子（n）。

一、电离辐射的职业接触机会

1. 核工业系统放射物质运用　核工业系统放射物质的开采、冶炼和加工，以及核反应堆的建立和运转。

2. 射线发生器的生产和使用　加速器、X 射线和 γ 射线的医用和工农业生产用辐射源。

3. 放射性核素的加工生产和使用　核素化合物、药物的合成及其在实验研究和诊疗上的应用。

4. 天然放射性核素伴生或共生矿生产　磷肥、稀土矿、钨矿等的开采和加工。

5. 医源性接触　在医疗检查和诊断过程中，患者身体受到一定剂量的放射性照射。

二、影响电离辐射对机体损伤作用的因素

（一）电离辐射因素

1. 辐射的物理特性　辐射的电离密度和穿透力是影响损伤的重要因素。例如，α 粒子的电离密度虽较大，但穿透力很弱，其主要危害是进入人体后的内照射，而外照射的作用很小；β 粒子电离能力较 α 粒子为小，但高能 β 粒子具有穿透皮肤表层的能力；X 射线和 γ 射线的穿透力远较 β 粒子强，尤其是高能 X 射线或 γ 射线可穿透至组织深部或整个人体组织，具有强大的贯穿辐射作用。

2. 剂量与剂量率　吸收剂量指受照射物质吸收能量的水平，专用单位为戈瑞（Gy）。普遍规律是剂量越大，生物效应越强，但并不完全呈直线关系。剂量率是单位时间内机体所接受的照射剂量，常以 Gy/d、Gy/h 或 Gy/min 表示。一般情况下，剂量率大，效应也大。剂量当量是根据综合因素修正后的吸收剂量，其 SI 单位为是"希沃特"（Sievert，Sv），用于度量不同类型电离辐射的生物学效应。

3. 照射部位　一般腹部照射的反应最强，其次为盆腔、头颈、胸部和四肢。

4. 照射面积　受照面积越大，作用越明显。同样的照射量，局部照射作用不明显；若全身接受照射面积达 1/8，则可产生明显的辐射效应。

（二）机体因素

种系演化越高，机体组织结构越复杂，辐射易感性越强。组织对辐射的易感性与细胞的分裂活动成正比，与分化程度成反比。辐射敏感性还与细胞间期染色体的体积成正比，即与细胞的 DNA 含量有关。具有增殖能力的细胞所处的细胞周期不同，辐射敏感性也不同，以 DNA 合成期敏感性最高。不同种类细胞的辐射敏感性由高至低可依次排列为：淋巴细胞、原红细胞、髓细胞、骨髓巨核细胞、精细胞、卵细胞、空肠与回肠的腺窝细胞、皮肤及器官的上皮细胞、眼晶状体上皮细胞、软骨细胞、骨母细胞、血管内皮细胞、腺上皮细胞、肝细胞、肾小管上皮细胞、神经胶质细胞、神经细胞、肺上皮细胞、肌细胞、结缔组织细胞和骨细胞。

三、电离辐射的生物效应

电离辐射按剂量－效应关系分类，可分为随机性效应和确定性效应。随机性效应是指发生概率（而不是严重程度）与剂量有关，但不存在剂量的阈值，主要有致癌效应和遗传效应。确定性效应也称为非随机性效应，是指严重程度随剂量而变化的效应。对于这种效应存在着剂量阈值，低于这个阈值，不会发生有害效应。确定性躯体效应表现为机体功能的改变，例如形成白内障、皮肤的良性损伤、骨髓中细胞的减少、生育能力的减退、血管或结缔组织的损伤等，这些效应不会表现在后裔身上，所以不属于遗传效应。

电离辐射按效应发生的个体分类，可分为躯体效应和遗传效应。出现在受照者本人身上的称为躯体效应，出现在受照射者后裔身上的称为遗传效应。当损伤发生在体细胞时，则可能在体内形成突变的细胞克隆，有可能致癌；当损伤发生在性腺生殖细胞时，则可能将错误的遗传信息传递给后代而引起遗传效应，从而对胚胎或子代产生影响。其中，显性突变和伴性隐性突变主要导致先天畸形，而伴性显性致死突变表现为流产、死产和不育。胎儿宫内受照射发生的胚胎和胎儿效应是一种特殊的躯体效应。

四、电离辐射对人体健康的影响

一定剂量的电离辐射作用于人体所引起的全身性或局部性放射损伤，在临床上分为外照射放射病和内照射放射病，外照射放射病又分为急性、亚急性和慢性放射病。

（一）外照射急性放射病

外照射急性放射病是指人体一次或短时间（数天）内受到多次全身照射，吸收剂量达到 1Gy 以上所引起的全身性疾病。该病多见于事故性照射和核爆炸。病程具有明显的时相性，有初期、假愈期、极期和恢复期四个阶段。根据临床表现，该病可分为三种类型。①骨髓型（1~10Gy）：最为多见，主要引起骨髓等造血系统损伤。临床表现为白细胞数减少和感染性出血。口咽部感染灶最为明显。时相性特征多见于此型。②胃肠型（10~50Gy）：表现为频繁呕吐、腹泻，水样便或血水便，可导致失水，并常发生肠麻痹、肠套叠、肠梗阻等。③脑型（>50Gy）：受照后患者短时出现精神萎靡，很快转为意识障碍、共济失调、抽搐、躁动和休克。

根据明确的大剂量照射史、初期表现、血常规检查结果和估算受照剂量，按照 GBZ 104—2017《职业性外照射急性放射病诊断》标准进行早期分类诊断。对急性放射病的治疗主要包括应用抗放射药物、改善微循环、防感染、防治出血、造血干细胞移植和应用细胞因子等。

（二）外照射亚急性放射病

外照射亚急性放射病是指人体在较长时间（数周至数月）内受电离辐射连续或间断较大剂量外照射，累积剂量大于1Gy时所引起的一组全身性疾病。

造血功能障碍是外照射亚急性放射病的基本病变，主要病理变化为造血组织破坏、萎缩、再生障碍，骨髓细胞异常增生，骨髓纤维化。

诊断须依据受照史、受照剂量、临床表现和实验室检查，并结合健康档案综合分析，排除其他疾病，方可做出正确诊断。治疗原则是保护和促进造血功能恢复，改善全身状况，预防感染和出血等并发症。

（三）外照射慢性放射病

外照射慢性放射病是指放射工作人员在较长时间内连续或间断受到超当量剂量限值0.05Sv的外照射而发生的全身性疾病。在累积当量剂量达到1.5Sv以上时，以造血组织损伤为主，并伴有其他系统症状。

早期临床症状主要为无力型神经衰弱综合征。表现为头痛、头晕，睡眠障碍，疲乏无力，记忆力下降等，伴有消化系统障碍和性功能减退。早期可无明显体征，后期可见腱反射、腹壁反射减退等神经反射异常。妇女可表现有月经紊乱，经量减少或闭经。

实验室检查方面，外照射慢性放射病患者的外周血细胞有不同程度的减少，并与辐射损伤的严重程度和受照射的累积剂量密切相关。一般来说，血细胞减少的顺序是白细胞、血小板、红细胞。白细胞总数先增加、后进行性下降是辐射损伤最早出现的变化之一。白细胞分类显示，中性粒细胞百分比减少，淋巴细胞百分比相对升高。外周血淋巴细胞染色体畸变率是辐射效应的一个灵敏指标。长期小剂量照射时，染色体畸变的特点是：以断片为主；染色体畸变率和畸变细胞率相等；稳定性畸变（臂间倒位、易位）增加；畸变率与剂量的关系不明显。

外照射慢性放射病诊断的主要依据是骨髓造血细胞的增生程度。常见的有：增生活跃；增生低下；骨髓造血某一系统，特别是粒细胞系统成熟障碍。

（四）内照射放射病

内照射放射病是指大量放射性核素进入体内，作为放射源对机体照射而引起的全身性疾病。内照射放射病比较少见，临床工作中见到的多为放射性核素内污染，即指体内放射性核素累积超过其自然存量。

放射性核素可随污染的饮食经口进入消化道，或以气态、气溶胶或粉尘状态经呼吸道进入体内。大部分放射性核素不易透过健康皮肤，但有一些气（汽）态的放射性核素（氚、氡、碘等）和某些可溶性的放射性核素（如磷、铝等）可透过健康皮肤进入体内。皮肤破损时可大大增加吸收的速率和吸收率。

内照射放射损伤的特点是放射性核素在体内持续作用，新、旧反应或损伤与修复同时并存，而且时间迁延，造成临床上无典型的分期表现；靶器官的损伤明显，如骨骼、单核－吞噬细胞系统、肝、肾、甲状腺等；某些放射性核素本身放射性很弱，但具有很强的化学毒性，如铀对机体的损伤即以化学毒性为主。内污染可造成远期效应。

（五）放射性复合伤

放射性复合伤是指在战争时核武器爆炸及和平时核事故发生时，人体同时或相继出现以放射损伤为主的复合烧伤、冲击伤等的一类复合伤。

目前对复合伤尚无统一的分类方法。放射性复合伤中各种损伤的名称按损伤的主次顺序排列，如放烧冲复合伤表明放射损伤是主要损伤，烧伤是次要损伤，冲击伤更次。除此之外，还有放烧复合伤、放冲复合伤以及烧冲复合伤。其中最常见的放烧冲复合伤的特点是：死亡率高，存活时间短；发病急，症状出现早；休克多见；感染难以控制；造血组织破坏严重；烧伤和创伤愈合困难等。

五、电离辐射的远后效应

（一）电离辐射诱发恶性肿瘤

辐射致癌效应为随机效应，是人类最严重的辐射远期效应。电离辐射可诱发人类恶性肿瘤，是在发现 X 射线后不久就被认识的辐射生物学效应。铀矿工肺癌发病率的增加和镭接触工人骨肉瘤的发生，引起了人们普遍的关注。已知，电离辐射可诱发的人类恶性肿瘤包括白血病、甲状腺癌、支气管肺癌、乳腺癌和皮肤癌等。白血病是全身照射后诱发的最主要的远期效应。

知识链接

电离辐射诱发恶性肿瘤案例

在日本原子弹受害者中，爆后 2~3 年已发现急性粒系白血病，爆后 5 年发生率最高，照后 26 年仍然高于对照人群；类型以急性白血病多见，其他各种类型的急、慢性白血病都可发生；受照时年龄越小，则发病越早且危险性越大。

1986 年切尔诺贝利核电站事故发生后，甲状腺癌是所诱发的最严重的肿瘤，主要发生于受照射的儿童和青少年。1989 年，受照儿童和少年的甲状腺癌数量比 1986 年增加 1 倍多，2004 年比 1986 年增加 18.7 倍。

可见，无论是战争还是核电站安全事故，都会对人类造成严重危害。

（二）其他电离辐射远后效应

电离辐射的远后效应是指受照射后几个月、几年、几十年或直至终生才发生的慢性效应。这种效应可以显现在受照者本人（躯体效应），也可显现在后代（遗传效应）。远后效应可发生于一次大剂量的急性照射之后，也可发生于长期小剂量累积作用。

白内障是电离辐射引起的确定性效应，当射线达到一定剂量后便可发生。出现白内障的时间可以从受照后数月至数年不等。照射剂量越大，年龄越小者，潜伏期也越短。多见于核事故后的中、重度急性放射病恢复后以及头面部放疗的患者。

生长发育障碍是指母体从妊娠期开始受照射，对胎儿、新生儿的生长发育产生的不良影响。患者可表现为发生畸形和发育障碍、智力发育不全，并出现迟钝、脑积水、脊柱裂、肢体畸形、斜视、先天盲，且发生率随着剂量的增加而增高，在身高、体重等方面也低于正常人。

性腺是对电离辐射敏感的器官。男性全身或睾丸局部受一定剂量照射后，可使精子数显著减少，活动度降低及畸形精子增加。受照剂量越大，精子数减少越明显，甚至可以引起永久性不育。在妇女则可引起月经不调甚至绝经。

六、电离辐射防护措施

放射防护的目标是防止对健康危害的确定性效应，同时采取积极措施，尽可能减少随机效应的发生率，使照射剂量达到可接受的安全水平。2002 年所制定的《电离辐射防护与辐射源安全基本标准》（GB 18871—2002）是我国现行的放射防护标准，包括行为准则和剂量限值两个部分。

（一）执行放射防护三原则

任何照射必须具有正当理由，防护应当实现最优化，应当遵守个人剂量限值的规定。

外照射防护必须具备有效的屏蔽设施，与辐射源保持一定的安全距离以及安排合理的工作时间。内照射防护主要采取防止放射性核素经呼吸道、皮肤和消化道进入人体的一系列相应措施，同时应十分重视防止核素向空气、水体和土壤逸散。

（二）辐射监测

辐射监测是为估算公众及工作人员所受辐射剂量而进行的测量，是辐射防护的重要组成部分，是衡量公众和工作人员生活环境条件的重要手段。辐射监测分为个人剂量监测和放射性场所监测。

1. 个人剂量监测　是对个人实际所受剂量大小的监测。它包括个人外照射剂量监测、皮肤污染监测和体内污染监测。

2. 放射性场所监测　目的是保证场所的辐射水平及放射性污染水平低于预定的要求，以保证工作人员处于合乎防护要求的环境中，同时还要及时发现一些剂量波动的原因，以便及时纠正和采取临时防护措施。放射性场所监测一般包括：工作场所 β、γ、X 射线和中子外照射水平监测；工作场所表面污染监测；空气中气载放射性核素浓度监测。

（三）放射工作人员的健康检查

健康检查分为：就业前检查、就业后的定期检查、脱离放射工作时的检查和其后的随访。放射工作人员应建立个人健康档案，当工作调动时，随职员档案一起移交。

✐ **练习题**

答案解析

1. 简述作业场所常见物理因素的特点。
2. 简述职业性中暑的诊断与处理原则。
3. 简述生产性噪声对人体健康的影响。
4. 预防生产性噪声健康危害的措施有哪些？
5. 手臂振动病的具体表现有哪些？
6. 振动危害的防护措施有哪些？
7. 什么是电离辐射的随机效应和确定性效应？
8. 电离辐射的防护有哪些措施？

（朱丹丹　王　颖）

书网融合……

本章小结　　　　微课　　　　题库

第六章　职业性有害因素所致其他职业病

学习目标

知识目标

1. **掌握**　职业性致癌因素的作用特征及分类；职业性肿瘤的分类及预防原则。
2. **熟悉**　常见职业性肿瘤的发病情况；职业性皮肤病常见的类型及预防措施。
3. **了解**　炭疽芽孢杆菌、布鲁氏菌和森林脑炎病毒的职业接触机会、临床表现及防治原则等；职业性五官疾病的分类及临床表现。

能力目标

1. 能够运用职业性传染病、职业性肿瘤和职业性皮肤病的相关知识，对接触有关职业性有害因素的人群开展健康教育及分类处理。
2. 具备对职业性传染病、职业性肿瘤、职业性皮肤病开展三级预防的能力。

素质目标

通过本章的学习，培养积极参与职业性传染病、职业性肿瘤和职业性皮肤病的职业卫生服务的意识，树立预防优先的职业理念，培养为自己和他人的健康保驾护航的职业精神。

第一节　职业性传染病 📱微课

PPT

情境导入

情境： 炭疽是世界上最古老的疾病之一，可追溯到古巴比伦。我国有关炭疽的最早记载出现在《黄帝内经》中；20 世纪 50 年代，我国炭疽病的发病率较高，为 0.576/10 万，被列为法定传染病。随着国家对炭疽病防治、研究和管理的加强，其防治工作取得显著进展，发病率呈逐年下降趋势，2022 年全国炭疽病例为 349 人，发病率为 0.0247/10 万。但本病近年仍见于非洲、亚洲中部和南部等地，根据WHO 统计，世界范围内每年发生 2 万~10 万例新发病例，其临床类型主要为皮肤型。

思考：

1. 我国是怎样采取措施使得炭疽的发病人数从 20 世纪 50 年代的 0.576/10 万下降至 2022 年的 0.0247/10 万的？
2. 炭疽的临床类型主要有哪些？
3. 炭疽是职业病吗？你还知道哪些职业性传染病？

一、概述

生物性有害因素是指存在于生产原料和生产环境中的对职业人群健康存在有害影响的一类生物因素，包括致病微生物、寄生虫及动植物、昆虫等及其所产生的生物活性物质。尤其是近年流行的人类禽流感等新的传染性疾病对相关职业人群的健康造成了较大影响。

职业性传染病是指在生产过程中，接触某种传染病病原体而引起的疾病。职业性传染病涉及范围很广，可见于许多行业，但通常以从事畜牧业及畜产品加工生产者发病较多。依其病原体的不同，一般可分为：①职业性细菌传染病，如炭疽、布鲁氏菌病等；②职业性病毒传染病，常见的有森林脑炎、口蹄疫、狂犬病等；③职业性真菌病，如放线菌病、皮肤真菌病等；④职业性螺旋体传染病，如钩端螺旋体病；⑤职业性寄生虫病，常见的有牧民包囊虫病、绦虫病、钩虫病等。

由于科技进步及产业结构调整等，畜牧业、养殖业、食品加工业及第三产业长足发展，接触职业性和非职业性生物性有害因素的机会增多、人数也在增长。此外，新兴的生物基因工程技术高速发展，基因重组和基因突变有产生新的生物致病原的潜在危害，其有害因素对职业人群的健康损害不容忽视。

二、炭疽

炭疽（anthrax）是由于感染炭疽芽孢杆菌而引起的一种人畜共患病，是《中华人民共和国传染病防治法》规定的乙类传染病，其中，肺炭疽按照甲类传染病管理。职业性炭疽是我国法定职业病之一。

（一）生物学特征

炭疽芽孢杆菌（*Bacillus anthracis*），简称炭疽杆菌，革兰染色阳性，需氧或兼性厌氧，呈竹节状排列的粗大杆菌，不能运动，有荚膜，无鞭毛。炭疽芽孢杆菌以繁殖体和芽孢体两种形式存在于自然界。繁殖体存在于人、畜体内，芽孢体则是在体外干、热等不良环境中形成的休眠体。炭疽芽孢杆菌在人工培养基或外界环境中易形成芽孢，芽孢对外界环境具有极强的抵抗力。芽孢在干燥的室温环境中能存活20余年，在皮革中能存活数年，在土壤中可存活数十年。干热140℃ 3 小时、103.4kPa 高压 121℃ 蒸汽灭菌 10~15 分钟可破坏芽孢。芽孢抵抗力很强，一般消毒方法均不能将其杀死；但对碘敏感，在 1∶2500 碘液中 10 分钟即可被杀灭。

（二）流行病学

1. 传染源　炭疽芽孢杆菌最易感染食草动物，如牛、马、羊等。传染源主要是患者、病畜及其尸体和携带炭疽芽孢杆菌的食草动物。

2. 传播途径　人类感染炭疽的主要途径包括皮肤、呼吸道和消化道三种，职业炭疽主要是劳动者在职业活动过程中直接接触病畜或动物制品而造成炭疽芽孢杆菌通过破损的皮肤和呼吸道侵入人体而发病。

3. 职业人群　人群普遍易感，是否感染主要取决于接触病原体的程度和频率。能够接触炭疽传染源的主要职业人群包括牧场动物饲养、屠宰、搬运、剪羊毛、皮革鞣制、纺毛、缝皮等职业人群，还包括兽医和畜牧产品检疫人员等。

（三）致病机制

一定量的芽孢侵入皮肤破损部位、被吞入胃肠道或吸入呼吸道后，当人体抵抗力减弱时，病原菌借其荚膜的保护，在适当的环境下芽孢开始发育形成繁殖体，同时在细菌大量繁殖的过程中产生外毒素和抗吞噬作用的荚膜物质。外毒素可导致组织及脏器出血、水肿及坏死，形成原发性皮肤炭疽、肠炭疽及肺炭疽等。

（四）临床表现

潜伏期因侵入途径不同而异，一般为 1~5 天，也有短至 12 小时、长至 2 周的。

1. 皮肤炭疽　为常见型，占炭疽病例的 90%~95%。病变多见于面、颈、肩、手和脚等易接触污染物的裸露部位的皮肤，一般只有一个病灶。芽孢由皮损部位进入皮肤之后，24~36 小时形成溃疡，并伴有水疱，内含淡黄色液体，3～5天内出现无痛而发痒的丘疹，周围组织硬而肿胀，不断扩大，呈现非凹陷性肿胀。继而呈现稍凹陷的出血性坏死，周围大量密集小水疱，水肿区继续扩大。第5～7天，坏死区有出血渗出物凝固而形成黑色结痂，痂下有肉芽组织形成（即炭疽痈）。黑痂坏死区的直径为1～6cm不等，其周围皮肤浸润及水肿范围较大，直径可达5～20cm。病变部位淋巴积聚肿胀明显，皮肤不发红，无发热，无明显疼痛，称无痛性溃疡，这是皮肤炭疽的特征。病变部位淋巴结常有不同程度的肿大与压痛，此后水肿消退，经1～2周脱痂，再经数天愈合成瘢痕。起病1～2天后体温升高，伴有头痛、局部淋巴结肿大及脾大。

2. 肺炭疽 较少见，约占炭疽病例的5%。大多为原发性，由吸入炭疽杆菌芽孢所致，也可继发于皮肤炭疽病。起病急，临床表现分为两期，初期有短暂低热、寒战（颤）、干咳、头痛、全身不适、呕吐等症状，体征和实验室检查亦无特异性，常误诊为上呼吸道感染。一旦进展为第二期，则表现为严重呼吸窘迫症状，突然高热、咳血性痰、呼吸困难、发绀、血性胸腔积液以及全身中毒症状严重，进展快，胸部出现少量湿啰音及喘鸣音。胸部 X 线检查以纵隔增宽、支气管肺炎和胸腔积液为特征。

3. 肠炭疽 极罕见，约占炭疽病例1%。肠道感染炭疽以腹部表现为主，主要症状有恶心、呕吐、食欲消失、高热、腹痛、血便等，有的患者腹部有明显的压痛、反跳痛，极似外科急腹症，易并发败血症和感染性休克。

4. 其他 脑膜炎型炭疽大多继发于伴有败血症的各型炭疽，原发性少见，表现为明显脑膜刺激征，脑脊液大多呈血性，患者可在发病2～4天内死亡。败血症型炭疽多继发于肺、肠和严重皮肤炭疽，除原发部位表现外，可伴有高热、寒战（颤）、感染性休克等。

（五）诊断

职业性炭疽的诊断参照我国卫生行业标准《炭疽诊断标准》（WS 283—2020），主要依据职业接触史、临床表现、职业流行病学调查资料以及病原学和特殊实验室检查结果，综合分析，排除其他原因所致类似疾病，方可诊断。标准中，炭疽的诊断可分为疑似病例、临床诊断病例和确诊病例。

（六）防治原则

1. 治疗

（1）一般治疗 本病患者应严密隔离，对其污染物和排泄物按芽孢的消毒方法，如高压蒸汽灭菌法进行处理或焚毁。患者卧床休息，补足足够的营养和液体。

（2）抗生素治疗 炭疽芽孢杆菌对青霉素敏感，临床上常作为首选药物应用。感染部位在颈部或伴有严重水肿者、吸入型炭疽、胃肠型炭疽、脑膜炎及败血症者，需用大剂量青霉素治疗，且疗程需延长。同时加用1～2种其他抗菌药物（氟喹诺酮类如环丙沙星，氨基糖苷类如庆大霉素等）联合治疗。

（3）对症治疗 对呕吐、腹泻或进食不足者，给予适当静脉补液；对有出血休克和神经系统症状者，应进行相应处理。对严重病例可应用肾上腺皮质激素，对于控制局部水肿的发展及减轻毒血症有效，一般可用氢化可的松100～300mg/d，分次静脉滴注，但必须在青霉素的治疗下采用。有弥漫性血管内凝血（DIC）者，应及时进行抗 DIC 治疗。皮肤炭疽局部可用1∶2000高锰酸钾液冲洗，敷以无刺激性抗生素软膏（如四环素软膏），用消毒纱布包扎，切忌挤压或切开病灶，以免病灶扩散。

2. 预防控制

（1）管控传染源 炭疽为乙类传染病，肺炭疽应按甲类传染病进行管理。加强兽医监督，发现动物有炭疽不要屠宰、剥食，应禁止销售病畜肉及相应肉制品、乳品、皮毛等。病畜、死畜处理时必须整体深埋同时加生石灰覆盖，严禁剥皮、解剖。对可疑病畜进行隔离观察，对疫区内的草食动物进行疫苗接种、动物检疫等广泛兽类医疗措施。患者应隔离至创口愈合，痂皮脱落或症状消失，分泌物或排泄物培养2次阴性（每次间隔5天）为止。

（2）切断传播途径　对家畜要实行圈养，严禁放养，家畜圈舍要定期用生石灰消毒，新进家畜要先分圈饲养观察一段时间。病畜隔离饲养，及时淘汰。对患者的衣服、用具、废敷料、分泌物、排泄物等分别采取煮沸、漂白粉、环氧乙烷、过氧乙酸、高压蒸汽等消毒灭菌措施。对工业、农牧业人群接触的污染物进行甲醛消毒处理。对从事可疑污染物接触人群加强劳动保护。牧畜收购、调运、屠宰加工要有兽医检疫，被污染的畜厩或土壤需进行消毒，埋入深坑，防止水源污染，加强饮食饮水监督。在加工皮、毛等制品时，可用高压蒸汽灭菌法进行消毒；皮毛加工生产过程机械化，如可采用刮皮机、洗皮机代替人工操作，以传送带代替手工搬运等；作业场所要有防尘设备。

（3）保护易感人群　对牲畜免疫接种。在疫区，家畜每年注射一次炭疽芽孢疫苗。个人的卫生防护对职业性接触家畜及畜产品者十分重要。加强卫生宣传教育，从事家畜养殖、屠宰、皮毛加工、挤奶、肉类和乳制品加工销售等人员工作时要做好个人防护，戴口罩、手套，穿工作服。工作服严禁穿出工作场所，工作中禁止吸烟、饮水和进食，工作后及时洗手消毒并淋浴。为家畜接生时要戴手套，禁止徒手接生，家畜流产物要进行深埋消毒处理。工作中如有皮肤破损，应立即停止工作，并立即涂抹3%～5%碘酒，以免引起感染，注意对伤口的观察。因肺炭疽早期与上呼吸道感染症状相似，发现上呼吸道感染患者时，应由专人跟踪访视；发现患者，立即送传染病院治疗。高风险职业人群应接种无毒活菌苗。

三、布鲁氏菌病

布鲁氏菌病（brucellosis）简称"布病"，是布鲁氏菌侵入机体引起的人畜共患的急性传染病（乙类），也是我国法定职业病之一。

（一）生物学特征

布鲁氏菌是极小的球杆菌，革兰染色阴性，无鞭毛、不形成芽孢，但光滑型菌株有荚膜。布鲁氏杆菌染色后油镜下形态及菌落形态比较特殊，表现为一短小杆菌，两端钝圆，油镜下染色弱，呈细沙样排列，这个特点对初步诊断很有帮助。

布鲁氏菌属分为6个种19个生物型：羊种（3个型），牛种（8个型），猪种（5个型），犬种、绵羊附睾种及沙林鼠种各1个型。不同种型菌属有不同的致病力，其中羊种菌致病力最强、猪种菌次之、牛种最弱，其余各型对人的危害不大。

该菌在自然条件下易于繁殖生长，37℃、pH 6.6～7.4生长最佳。该菌在土壤、皮毛和乳制品中能存活数周至数月，但对日光、热、常用消毒剂很敏感。阳光照射10～20分钟，湿热60℃持续时间30分钟，3%漂白粉和来苏水数分钟内均可将其杀灭，在100℃时可立即死亡。

（二）流行病学

1. 传染源　患病动物是布鲁氏菌病的主要传染源，在我国以羊为主，牛次之。人和其他家畜及野生动物虽可受感染，但作为传染源无重要意义。布鲁氏菌感染的动物会长期或者终身带菌，因而作为其他动物或人类的危险传染源。

2. 传播途径　人类感染布鲁氏菌病的主要途径是接触传播、消化道传播和呼吸道传播。接触传播主要通过皮肤黏膜直接接触带菌动物的胎盘或流产物、血液、尿液或乳汁等而感染，也可通过间接接触污染的环境及物品而感染。消化道传播是通过食用病畜肉、乳，吸入含菌气溶胶而感染。呼吸道传播是通过吸入病菌污染环境中的气溶胶而感染。

3. 职业人群　人群普遍易感。职业人群主要是农牧民、兽医、皮毛加工及屠宰工等。

（三）致病机制

侵入人体的布鲁氏杆菌随淋巴可进入局部淋巴结，当布鲁氏杆菌在淋巴结中繁殖达到一定数量后，即可突破淋巴结屏障侵入血液，引起发热等菌血症表现。布鲁氏杆菌可随血液侵入肝、脾、骨髓、淋巴结等组织器官生长繁殖，并形成新的感染灶。当血液中的布鲁氏杆菌逐渐消失、体温逐渐恢复正常后，新感染灶内的细菌再次侵入血液时，体温会再次升高。因细菌间断性释放入血，反复引发菌血症，临床表现为不规则热。

（四）临床表现

布鲁氏菌病的临床症状多种多样，病情轻重的差别也很大。本病可侵犯各种组织器官，病程可分为急性期、亚急性期和慢性期。

1. 急性期、亚急性期 潜伏期 10 天左右，短至 1 周，长达半年。主要表现为发热、多汗和关节肌肉疼痛。发热是最常见的临床表现，95% 以上患者表现为发热，热型不定，发热常呈弛张热或波浪热（5%～20%），亦可见不规则热或持续低热。多汗是本病的突出表现之一，热退时大汗淋漓，部分患者有盗汗，不发热时也大汗不止。关节疼痛较明显，70% 以上患者可有骨、关节疼痛。疼痛多发生于膝、髋、肩等大关节，锥刺样痛，一般镇痛剂不能缓解。大腿内侧、臂及臀部可出现痉挛性肌肉疼痛。20%～40% 男性患者可出现睾丸及附睾炎。女性患者可见卵巢炎、输卵管炎，还可引发早产、流产等。心肌、血管、神经、呼吸等各器官系统损害也较常见。

2. 慢性期 病程持续半年以上为慢性期，有继发于急性期者，也有起病即呈慢性者。慢性期可以是由于急性期不恰当治疗和局部病灶的持续感染而致，也可缺乏急性病史，由无症状感染者或轻症者逐渐变为慢性。慢性期症状多不明显，也不典型，呈多样性表现，以疲乏、关节肌肉疼痛、低热、失眠、全身不适为主要表现，亦可见慢性关节炎、神经炎及泌尿生殖系统等的慢性损害表现。

（五）诊断

依据我国《布鲁氏菌病诊疗方案（2023 年版）》，结合流行病学、临床表现、实验室检查综合分析，做出诊断。标准中，布鲁氏菌病的诊断分为疑似病例、临床诊断病例、确诊病例和隐性感染。有确切职业接触史，波状热、关节肌肉疼痛等临床表现，结合实验室细菌学及血清学检查结果阳性等综合分析，排除风湿热、伤寒、肺结核等疾病后可确诊。

（六）防治原则

1. 治疗 布鲁氏菌病的治疗原则为早期、联合、足量、足疗程，必要时延长疗程。治疗方案包括一般治疗和病原治疗。一般治疗应注意休息，注意水、电解质及营养补充，给予高热量、足量 B 族维生素以及易于消化的饮食；高热者物理降温，必要时适当使用退热剂等。病原治疗常用四环素、利福霉素类药物，治疗过程中注意定期监测血常规、肝肾功能等。严重中毒者则可短期应用肾上腺皮质激素。

2. 预防控制

（1）管理传染源 及时发现病畜、彻底消灭传染源、建立检疫隔离制度是根除传染源的先决条件。具体做法包括：加强疫区、物流、海关及皮毛市场等的检疫；定期开展检疫，对健康畜群（牛、羊群）每年至少检疫 1 次；对污染群每年至少检疫 2～3 次。检出的阳性病畜若数量不多，宜采取淘汰法处理；如数量较大，应成立病畜群，严格控制与健康动物直接或间接接触，并制定相应的消毒制度。布鲁氏菌病患者应住院隔离治疗，直至症状消失、血培养阴性为止。

（2）切断传播途径 被病畜及其排泄物、分泌物等污染的场地、用具及尚未食用的奶制品均须严格消毒处理；加强粪、水管理，防止病畜或患者的排泄物污染水源。禁止销售及食用病畜肉、乳。从疫区收购的皮毛需经检验或消毒处理才可出售。

（3）保护易感人群及家畜 预防接种是增强疫区人群、畜群免疫力的有效方法。牧民、兽医等相关职业人员，实验室工作人员及疫区人群均应每年接种 1 次；家畜每年免疫覆盖率不应低于 90%。

四、森林脑炎

森林脑炎（forest encephalitis），又称蜱传脑炎，是由森林脑炎病毒（Tick – borne encephalitis virus, TBEV）引起的一种以侵袭宿主中枢神经系统为主的自然疫源性传染病。劳动者在森林地区从事职业活动过程中因被蜱叮咬而感染的森林脑炎，即职业性森林脑炎，是我国法定职业性传染病之一。

（一）生物学特征

森林脑炎病毒属于黄病毒科，病毒内有蛋白壳体核心，为单股 RNA。病毒外膜有类网状脂蛋白包裹，呈"绒毛"状棘突。其形态结构及培养特性类似乙型脑炎病毒。

病毒对外界因素的抵抗力不强，对高温及消毒剂敏感，60℃加热 10 分钟可灭活，100℃煮沸 2 分钟死亡，对乙醚、丙酮均敏感。本病毒耐低温，在脑组织中可存活 70 天，在 50% 甘油中可保存 3 个月以上（4℃），在 20℃时能存活数月。

（二）流行病学

1. 传染源 森林脑炎病毒寄生于啮齿类动物如松鼠、野鼠及鸟类等的血液中，蜱叮咬被感染的野生动物，吸血后病毒侵入蜱体内进一步繁殖，蜱虫的唾液、卵巢及卵中病毒浓度最高，蜱叮咬牛、马、羊、狗等家畜后，家畜把蜱带到居住地，成为人感染的传染源。

2. 传播途径 蜱类既是森林脑炎病毒的传播媒介，又是长期宿主。因此，森林脑炎的传播途径是蜱叮咬感染的动物后携带病毒，再次叮咬人类将病毒传播给人群。

3. 职业人群 感染者多与森林作业有关，如林区采伐工、放养蜜蜂人员、森林调查队员、筑路工人等。近年因旅游事业发展，旅游者感染及儿童感染也屡有报告。

（三）致病机制

森林脑炎病毒致病性与乙型脑炎病毒相同，主要侵犯中枢神经系统，其发病机制尚未完全阐明。被带有病毒的蜱叮咬后，病毒侵入人体，在局部淋巴结、脾、肝及其他单核－吞噬细胞系统中复制。复制的病毒不断释放入血液，引起病毒血症，可出现一般病毒血症症状。由于特异性抗体的形成，大多数患者呈隐性感染或表现为轻型的不典型病例；仅一小部分患者，病毒随血流侵入神经细胞，亦可通过淋巴及神经途径抵达中枢神经系统而产生广泛性炎症性病变，临床上表现为脑炎症状。

（四）临床表现

潜伏期 1 ~ 2 周，最短 1 天，最长 30 天以上。临床分为普通型、轻型和重型。

1. 普通型 大多起病急，1 ~ 2 天内即达高峰，出现不同程度意识障碍、颈及肢体瘫痪和脑膜刺激征。

2. 轻型 起病较缓慢。前驱期 3 ~ 4 天，有发热、头痛、全身酸痛等类上呼吸道感染表现。随后出现中枢神经系统受损的症状和体征。

3. 重型 突起高热或超高热、头痛、恶心、呕吐、意识障碍和脑膜刺激征，数小时内即可出现昏迷、抽搐等危象，常因呼吸衰竭而死亡。

（五）诊断

本病诊断主要依据《职业性森林脑炎诊断标准》（GBZ 88—2017），根据职业人群春夏季节在森林地区工作且有蜱的叮咬史、突然发热、典型急性中枢神经系统损伤的临床表现及特异性血清学检查阳性，参考现场森林脑炎流行病学调查结果，综合分析，排除乙型脑炎、脑膜炎、恶性疟疾等其他类似疾病，方可诊断。

（六）防治原则

1. 治疗　本病目前尚无特效疗法，对症治疗和支持疗法是治疗本病的主要措施。重度患者的处理与乙型脑炎相同。早期患者可用免疫血清疗法，注射适量恢复期患者的血清，直到体温降至38℃以下。有瘫痪等后遗症者可采用针刺、按摩、理疗等措施，促进神经肌肉功能康复。

2. 预防控制　本病有严格的地区性，因此应做好环境保护和个人防护，凡进入森林地区的人员，必须积极做好预防措施。

（1）个人防护　在林区进行野外活动时，应穿戴"五紧"的防护服：即扎紧领口、袖口、裤脚口，领口可喷杀虫剂，头戴防虫罩。身体外露部分如手、颈、耳后等处，可涂邻苯二甲酸酯。此外要注意，在野外活动时可每2小时互相检查一次，尤其注意颈、腋、腰、阴部，因为蜱攀附宿主后，先到处爬行2小时才叮刺，缓慢吸血，发现后应立即杀灭。如果发现蜱已刺入皮肤，不可猛拉，以免蜱的刺器断于皮肤内。可用烟头烫蜱的尾部使之退出，也可用油类或乙醚滴于蜱体致死，然后轻轻摇动，缓缓拔出。

（2）疫苗接种　因接种后1~2个月才能产生抗体，即将进入森林疫区工作的人员应提前3个月完成预防接种。疫苗有效期约为1年，林区工作者每年均需重复注射疫苗。

（3）保护职业人群　在森林地区住地及工作所在地周围，应搞好环境卫生，清除杂草、枯叶，减少人、兽受蜱侵袭的机会，加强灭鼠、灭蜱工作。

第二节　职业性肿瘤

PPT

情境导入

情境：恶性肿瘤与职业因素的关系较早就已受到关注。英国外科医生Pott发现进行大烟囱清扫工作的年轻男孩患阴囊癌的发病率上升，并率先提出化学物、职业与癌症存在关联（1775年）。此后一个时期，人们陆续发现砷化合物（1822年）、煤焦油（1876年）、X射线（1879年）、紫外线（1894年）与皮肤癌、苯（1897年）与白血病的关系。1895年，德国外科医生Rehn首次报告染料厂工人因接触芳香胺类物质而发生职业性膀胱癌。1922年，英国化学家Kennway从煤焦油中分离出多种多环芳烃，其中有几种诱发出动物的皮肤癌，证实了化学物的致癌性。1954年，英国学者Case对染料行业的膀胱癌进行流行病学调查，确认了β-萘胺及联苯胺的致癌性。

思考：

1. 职业暴露和职业性肿瘤存在着怎样的关系？
2. 大多数职业性致癌因素具有哪些共同特征？
3. 如何预防职业性肿瘤？

一、概述

癌症是人类健康的主要杀手之一，也是阻碍人类期望寿命延长的重要因素。2021年IARC发表的全球癌症统计报告显示，2020年全世界约有1930万新发癌症病例，近1000万患者死于癌症。世界卫生组织发布数据显示，全球范围内所有癌症中，19%由工作环境等因素引起；除了工作环境外，工作时间、工作中不良姿势或行为也可能成为癌症的"助推剂"。由于职业人群相对稳定、职业暴露较为明确且有可能获得连贯的健康监护资料，重视开展职业相关的恶性肿瘤调查研究有助于探索人类肿瘤的病因和发病机制，有利于针对致癌因素采取预防措施，从而有效降低其因职业接触所致的超额发病率，或可将其危险度控制在最低水平。

职业性肿瘤（occupational tumor），又称职业癌（occupational cancer），是在工作环境中接触致癌因素（carcinogen），经过较长的潜隐期而罹患的某种特定肿瘤。在一定条件下能使正常细胞转化为肿瘤细胞且能发展为可检出肿瘤的与职业有关的致病因素，称职业性致癌因素（occupational carcinogen）。

2017 年 5 月我国颁布的国家职业卫生标准《职业性肿瘤的诊断》（GBZ 94—2017）规定了职业性肿瘤的诊断原则以及各特定职业性肿瘤的诊断细则。职业性肿瘤的诊断原则包括有明确的致癌物长期职业接触史，出现原发性肿瘤病变，结合实验室检测指标和现场职业卫生学调查，经综合分析，原发性肿瘤的发生应符合工作场所致癌物的累计接触年限要求，肿瘤的发生部位与所接触致癌物的特定靶器官一致，并符合职业性肿瘤发生、发展的潜隐期要求，方可诊断。

二、职业性致癌因素

职业性肿瘤较临床上个体罹患肿瘤的不同点在于，职业性肿瘤往往病因明确，都有职业性致癌因素的接触史。职业性致癌因素包括化学因素、物理因素和生物因素，其中最多见的是化学性因素。若能控制或消除职业性致癌因素，相应职业性肿瘤的发病率就会明显下降或不发生。

（一）职业性致癌因素的作用特征

1. 潜隐期一般较长 机体首次接触职业性致癌因素至肿瘤发生所需的时间称为潜隐期。不同致癌因素所致职业性肿瘤有不同的潜隐期。例如，接触苯所致白血病最短时间仅为 4 ~ 6 个月，石棉诱发间皮瘤最长可达 40 年以上。大多数职业性肿瘤的潜隐期较长，为 12 ~ 25 年。

2. 大多数毒物存在致癌阈值 大多数毒物的毒作用存在阈值或阈剂量，即超过这个剂量时才可引起健康损害。阈剂量是制订安全接触剂量的主要依据，但对于职业性致癌因素来说，是否存在阈值尚有争论，目前多数学者逐渐趋向于认为有阈值。我国《工作场所有害因素职业接触限值 第 1 部分：化学有害因素》（GBZ 2.1—2019）规定了具有致癌作用的化学物质，依据 IARC 公布的化学致癌性物质分类，在备注栏内加注致癌标识作为职业病危害预防控制的参考；同时规定，对于标有致癌标识的化学物质应采取技术措施与个人防护，减少接触机会，尽可能保持最低接触水平。

3. 多数致癌物存在剂量 – 反应关系 大量动物实验和流行病学调查研究证明，多数致癌物存在剂量 – 反应关系，即暴露于同一致癌物总剂量（累加上通过非职业途径接触剂量）较大的人群相比于接触剂量小的人群，肿瘤发病率和死亡率都高。

4. 职业性肿瘤有比较固定的好发部位 一般情况下，职业性肿瘤多发生在人体最常接触部位和接触剂量最多的部位。由于皮肤和肺是危害物质进入人体的主要途径，职业性肿瘤多见于呼吸系统和皮肤，并可能累及同一系统的邻近器官，如致肺癌的职业致癌物可引发气管、咽喉、鼻腔或鼻窦的肿瘤；亦可发生在远隔部位，如皮肤接触芳香胺导致膀胱癌。同一致癌物也可能引起不同部位的肿瘤，如砷可诱发肺癌和皮肤癌。此外，还有少数致癌物可引起大范围的肿瘤，如电离辐射可引起白血病、肺癌、皮肤癌、骨肉瘤等。

5. 致癌病理类型 职业性致癌因素种类不同，各自导致的职业性肿瘤具有不同的特定病理类型。例如，铀矿工肺癌大部分为未分化小细胞癌，铬暴露多致肺鳞癌，家具木工和皮革制革工的鼻窦癌大部分为腺癌。接触职业性致癌因素的强度不同，亦可导致不同的特定病理类型。另外，职业性肿瘤一般恶性程度较高，如苯所致白血病，多为急性，发展较快，患者存活时间较短。

6. 病因明确 职业性肿瘤的特征之一是病因明确，都有明确的致癌因素接触史。职业性肿瘤要在一定条件下才能发生，主要与职业性致癌因素的理化特性、强度、作用方式等有关。例如，金属镍微粒有致癌性，而块状金属镍无致癌性；苯胺的同分异构体中，β 位异构体为强致癌物，而 α 位异构体则为弱致癌物；不溶性的铬盐及镍盐只有经肺吸入才能致癌，而将它们涂抹于皮肤或经口摄入均无致癌作用。职业性肿瘤是否发生还与接触者的健康状况、个体易感性、行为与生活方式等有关。如接触石棉且吸烟者，其肺癌发病率可以增加 40~90 倍。

（二）职业性致癌因素的分类

IARC 开展致癌物分类已持续多年，目前已将分类的范围扩大到化学物、化学混合物、职业和环境暴露、物理因素、生物因素和生活方式，主要根据从流行病学调查、实验动物致癌性资料和生物学机制研究资料中获得的证据进行致癌物分类。

2019 年 IARC 专题报告中对致癌物分类做了更改，将原来的四类五组（1 类、2A 类、2B 类、3 类和 4 类）简化为三类四组（1 类、2A 类、2B 类和 3 类）。根据 2024 年 7 月 IARC 更新的数据：1 类，确定对人类具有致癌性的单一因素、混合物或暴露环境，129 种；2A 类，很可能对人类有致癌性，96 种；2B 类，可能对人类有致癌性，321 种；3 类，对人类的致癌性尚无法分类，499 种。

（三）职业性肿瘤的识别与确认

目前，职业性致癌因素的识别与确认主要通过以下三种途径。

1. 临床资料是识别和确认职业性肿瘤的起点　大量的临床资料和病例分析通常是识别和确认职业性肿瘤的起点。如 Pott 医生从大量病例中揭示出阴囊癌与扫烟囱工作之间的联系，接触煤焦油的工人易患皮肤癌，接触放射性物质的人员多发肺癌、白血病等，这些实例均来源于临床观察。可见，病例分析往往能为病因探索提供重要线索，是进一步研究的起点；但不能成为确定病因的依据，尚需要大量流行病学资料提供依据。

2. 实验研究是确认职业性肿瘤的依据　科学进行动物实验对于推断化学物对人的致癌性具有重要价值。通过动物诱癌实验，观察某一可疑致癌物是否能诱发与人类相似的肿瘤，这是研究职业性致癌因素的首选方法。

（1）动物实验　目前，IARC 已有标准的动物实验设计的基本要求，严格的动物实验设计是获得可靠实验结果的保证，从而判定某种化学物是否对被试动物具有致癌性。

（2）体外试验　不需要长期观察和随访就可以检测到某些化学物质是否具有致突变或诱导染色体损伤的能力，其依据是 DNA 突变会引发肿瘤，从而推断其致癌性。这种试验可弥补动物实验费用高、时间长的缺点，如通过体外试验发现某化学物质有致突变性，为确认其致癌性，可以进一步用整体动物实验和流行病学调查加以证实。但其结果仅有初筛意义，单一短期试验结果不足以作为判断和识别致癌物的证据。

3. 职业流行病学调查是确认职业性肿瘤的可靠证据　职业流行病学调查是指在人群中获得某种职业性致癌因素和人类致癌性的关系，是识别和判定某种物质对人的致癌性最可靠的证据。如出现异常聚集肿瘤病例、癌症高发年龄提前、肿瘤发病性别比例异常、某种肿瘤的发病均与某一相同因素有关、存在接触剂量–反应关系、出现罕见肿瘤高发现象，提示可能具有某种致癌因素存在的危险，也为流行病学深入调查提供了线索。

（四）职业性肿瘤的分类及诊断标准

肺癌、恶性间皮瘤和膀胱癌是职业性肿瘤中最常见的肿瘤类型，近 1/10 的肺癌死亡患者可能是由于致癌物职业暴露所致。目前，经 IARC 综合评定后定性为 1 类的致癌物中，涉及我国 2013 年发布的《职业病分类和目录》中明确规定的 11 种职业性肿瘤：石棉所致肺癌、间皮瘤；氯甲醚、双氯甲醚所致肺癌；砷及其化合物所致肺癌、皮肤癌；焦炉逸散物所致肺癌；六价铬化合物所致肺癌；毛沸石所致肺癌、胸膜间皮瘤；煤焦油、煤焦油沥青、石油沥青所致皮肤癌；联苯胺所致膀胱癌；β–萘胺所致膀胱癌；苯所致白血病；氯乙烯所致肝血管肉瘤。根据《职业性肿瘤的诊断》（GBZ 94—2017），将常见的职业性肿瘤及其诊断标准总结于表 6 - 1 中。

表 6 - 1　常见的职业性肿瘤及其诊断标准

序号	致癌物质	类别	所致职业性肿瘤	接触行业或接触生产过程或接触人员	诊断标准
1	石棉	1 类	肺癌、间皮瘤	采矿；制造业副产品；绝缘；造船厂工人；金属板工人；石棉水泥工业	不合并石棉肺的肺癌患者，在诊断时应同时满足：①原发性肺癌诊断明确②石棉粉尘的职业接触累计年限 1 年以上（含 1 年）③潜隐期 15 年以上（含 15 年） 不合并石棉肺的间皮瘤患者，在诊断时应同时满足：①间皮瘤诊断明确②石棉粉尘的职业接触累计年限 1 年以上（含 1 年）③潜隐期 15 年以上（含 15 年）
2	氯甲醚、双氯甲醚	1 类	肺癌	塑料和橡胶生产；化学中间产物；烷化剂；实验室试剂；离子交换树脂和聚合体	所致肺癌诊断时应同时满足：①原发性肺癌诊断明确②氯甲醚或双氯甲醚的职业接触累计 1 年以上（含 1 年）③潜隐期 4 年以上（含 4 年）
3	砷及其化合物	1 类	肺癌、皮肤癌	有色金属冶炼；含砷杀虫剂的生产、包装和使用；羊毛纤维的生产；含砷矿物开采	所致肺癌在诊断时应同时满足：①原发性肺癌诊断明确②砷及其化合物职业接触累计年限 3 年以上（含 3 年）③潜隐期 6 年以上（含 6 年） 无慢性砷中毒病史者所患皮肤癌在诊断时应同时满足：①原发性皮肤癌诊断明确②砷职业接触累计年限 5 年以上（含 5 年）③潜隐期 5 年以上（含 5 年）
4	焦炉逸散物	1 类	肺癌	烟囱清洁工人；采暖服务人员；泥瓦匠及助手；建筑爆破工；消防人员；冶金人员；涉及有机物燃烧的工作	所致肺癌诊断时应同时满足：①原发性肺癌临床诊断明确②焦炉逸散物职业接触累计年限 1 年以上（含 1 年）③潜隐期 10 年以上（含 10 年）
5	六价铬化合物	1 类	肺癌	铬生产；燃料和色素；电镀；铬铁合金生产；不锈钢焊接；木材防腐剂；皮革制造；水处理；墨水；钻井泥浆；合成香料；焰火；防腐剂	所致肺癌诊断时应同时满足：①原发性肺癌临床诊断明确②六价铬化合物职业接触累计年限 1 年以上（含 1 年）③潜隐期 4 年以上（含 4 年）
6	毛沸石	1 类	肺癌、胸膜间皮瘤	废物处理；污水处理；土壤改良剂；大气污染控制系统；水泥聚集物；建筑材料	所致肺癌、胸膜间皮瘤诊断时应同时满足：①原发性肺癌诊断明确；胸膜间皮瘤诊断明确②毛沸石粉尘职业接触累计年限 1 年以上（含 1 年）③潜隐期 10 年以上（含 10 年）
7	煤焦油、煤焦油沥青、石油沥青	1 类	皮肤癌	精制化学药品和煤焦油产品的生产；焦炭的生产；煤气制备；铝生产；铸造；铺路和建造	所致皮肤癌诊断时应同时满足：①原发性皮肤癌诊断明确②煤焦油、煤焦油沥青、石油沥青职业接触累计年限 6 个月以上（含 6 个月）③潜隐期 15 年以上（含 15 年）

序号	致癌物质	类别	所致职业性肿瘤	接触行业或接触生产过程或接触人员	诊断标准
8	联苯胺	1类	膀胱癌	生产；染料和色素生产	所致膀胱癌诊断时应同时满足：①原发性膀胱癌诊断明确 ②联苯胺职业接触累计年限 1 年以上（含 1 年）③潜隐期 10 年以上（含 10 年）
9	β-萘胺	1类	膀胱癌	生产；染料和色素生产	所致膀胱癌诊断时应同时满足：①原发性膀胱癌诊断明确 ②β-萘胺职业接触累计年限 1 年以上（含 1 年）③潜隐期 10 年以上（含 10 年）
10	苯	1类	白血病	生产；制鞋工业中的溶剂；化学、医药和橡胶工业；印刷工业；汽油添加剂	无慢性苯中毒病史者患白血病，在诊断时应同时满足：①白血病诊断明确 ②苯职业接触累计年限 6 个月以上（含 6 个月）③潜隐期 2 年以上（含 2 年）
11	氯乙烯	1类	肝血管肉瘤	聚合氯乙烯塑料制造；萃取剂；气溶胶推进燃料	所致肝血管肉瘤诊断时应同时满足：①原发性肝血管肉瘤诊断明确 ②氯乙烯单体职业接触累计年限 1 年以上（含 1 年）③潜隐期 1 年以上（含 1 年）

三、职业性肿瘤的预防策略

职业性肿瘤的预防策略仍然要遵循三级预防原则，应控制或消除职业性致癌因素，尽量减少或避免职业性致癌物的接触或将其危险度控制在最低水平；对于接触职业性致癌因素的劳动者，应做到定期体检、早期发现、及时诊断治疗；对于已患职业性肿瘤的劳动者，应积极合理进行临床治疗和康复治疗，减缓肿瘤的进展，促进功能恢复。

知识链接

职业性肿瘤的防治

每年的 2 月 4 日是世界癌症日。2022—2024 年世界癌症日主题为"整合卫生资源，医疗人人共享"，呼吁全社会共同关注、支持和参与肿瘤防治事业，践行预防为主、关口前移的癌症防控战略。肿瘤防治工作不仅受到国际重视，我国同样采取诸多行动以推动我国癌症防控事业的发展，其中就包括劳动者所患职业性肿瘤的防治。

2023 年我国发布的《健康中国行动—癌症防治行动实施方案（2023—2030 年）》中强调：推进职业性肿瘤防治工作。深化职业健康保护行动，推进健康企业建设，保障劳动者的身心健康。用人单位依法依规组织开展工作场所职业危害因素的定期检测、劳动者职业健康检查和个体防护管理等，全面落实职业病防治主体责任。

（一）加强对职业性致癌因素的控制和管理

1. 发现致癌物，改革落后工艺，加强卫生技术措施 用人单位在新建项目后需要进行职业病危害预评价，评价机构通过对生产原料、辅料、中间品、产品、副产品和生产工艺过程的安全性进行准确预测，尤其是新的化学物质，发现致癌性强者，须停止生产和使用。

对已明确的致癌物质，应尽可能予以消除、取代。对不能立即消除也无法取代者，应从工艺改革着手，提高机械化、密闭化、管道化程度，杜绝跑、冒、滴、漏，防止污染环境，并辅以个人防护，减少接触。积极推广和应用有利于职业病防治的新技术、新工艺、新材料，采用先进适用技术改造和提升传统产业。提倡采用无毒代替有毒、低毒代替高毒，限制使用或淘汰危害劳动者健康的落后技术、工艺和材料，严禁使用未经毒性鉴定的有毒化学品。

2. 严格管理和定期监测致癌物

（1）建立致癌物的管理登记制度。

（2）加强环境定期监测的管理登记制度，使致癌物浓度控制在国家规定的阈值以下，并尽最大能力使之降至最低水平。

（3）禁止使用的和暂时仍需使用的致癌物要严格按照国家有关规定执行。

（4）处理致癌物时，应严防污染厂外环境。

（二）加强健康教育，提高自我保护能力

1. 减少接触各种致癌因素的机会　工作后应当及时换下工作服，淋浴，不把工作服带回家，防止致癌物的二次污染。接触强致癌物或皮肤受污染后务必及时洗净，特别要注意手臂与面颈部皮肤。

2. 提高劳动者自我保健意识　经常开展健康教育，使劳动者养成良好的生活习惯，培养文明健康生活方式，能掌握规范操作、依从健康检查、正确使用个人防护用品等。

3. 锻炼身体，合理膳食　加强锻炼，劳逸结合，保持心情舒畅，生活规律，达到自我约束、自我保护，增强抗病能力，提高自身防癌抗癌的能力。合理膳食，避免吃烟熏、霉烂和含致癌物的食物，多吃低脂肪、高蛋白的食物和新鲜蔬菜、水果。

（三）健全肿瘤高危人群医学监护制度

1. 就业前体检　通过就业前体检，筛检高危人群，筛检出易感者，可以有效控制高危人群的患病率。

2. 定期健康检查　早期发现肿瘤前期的异常改变或早期阶段的肿瘤。对职业性膀胱癌，可定期检查尿沉渣中的脱落细胞，做到早期发现、及时诊断、迅速治疗。但对其他肿瘤，尚未建立起有效的监护指标。

3. 建立快速致癌性筛检试验方法　目前已建立起若干快速的致癌性筛检试验方法，如回复突变、DNA 合成修复、细胞转化等。这些试验对于快速发现致癌物及预测某化学物对人体的致癌性均具有重要意义。

第三节　职业性皮肤及五官疾病

PPT

一、职业性皮肤病

职业性皮肤病是指在劳动过程中接触化学、物理及生物等职业性有害因素从而引起的皮肤及其附属器的疾病。皮肤是人体同外界环境接触的第一道防线，也是生产性有毒有害因素首先接触的器官。职业性皮肤病的发病原因比较复杂，常常是多种因素综合作用的结果。常见的职业性皮肤病类型如下。

（一）职业性皮炎

职业性皮炎包括职业性接触性皮炎、职业性光接触性皮炎、职业性电光性皮炎、职业性药疹样皮炎。

1. 职业性接触性皮炎 指在劳动或者作业环境中通过直接或间接接触有刺激性（或致敏作用）的职业性有毒有害因素而引起的急、慢性皮肤炎症性改变，可分为刺激性接触性皮炎（irritant contact dermatitis，ICD）和变应性接触性皮炎（allergic contact dermatitis，ACD）。ICD 包括急性反应（在接触后短时间内发生）和慢性反应（微小损伤慢性反复积累所产生）；而 ACD 由接触变应原致敏引起，仅少数人因接触而发生。在所有职业性皮炎中，职业性接触性皮炎占职业性皮肤病的 90%～95%。

（1）接触机会　ICD 主要职业性刺激原包括肥皂、洗涤剂、有机溶剂、石油产品、粉尘及物理因素等。ACD 主要职业性刺激原包括杀虫剂、染料、橡胶促进剂等。

（2）临床表现　急性皮炎呈境界清楚的红斑、水肿、丘疹，严重时水肿加重，出现水疱或大疱，并破溃糜烂。自觉灼痛或瘙痒。慢性炎症局部呈慢性湿疹样变，或不同程度浸润、增厚、脱屑或皲裂。

（3）诊断与预防　诊断依据《职业性接触性皮炎诊断标准》（GBZ 20—2019），包括职业接触史、现场流行病学调查、临床表现及实验室检查。预防措施包括：用无刺激物或弱刺激物代替强刺激物；对于无法替代的刺激物，操作过程中尽量采取自动化操作；对于必须人工操作的刺激物，工作人员在工作过程中必须采取相应的防护措施，如戴防护手套、穿防护服等。此外还需对易感人群采取特殊的保护措施，在就业前即对工人进行斑贴试验，阳性者应视为有职业禁忌证。

2. 职业性光接触性皮炎 可分为光变态反应和光毒反应。其中，光毒反应为非免疫反应；而光变态反应为免疫反应，仅在少数过敏体质的个体出现。某些化学物质可以同时引起光变态反应和光毒反应。

（1）接触机会　主要致敏物质包括煤焦油、沥青（包括沥青中的蒽及中间体等）、化妆品香料（例如柠檬油）、植物衍生物（例如呋喃香豆素）等。

（2）临床表现　光毒性接触性皮炎皮损局限于面部、颈部、手指等暴露部位；而光变应性接触性皮炎则是在此基础上，皮炎会迅速向周围乃至全身扩散。轻者出现红斑、水肿伴有烧灼感，重者可出现水疱，伴有少量渗出。光毒性接触性皮炎还可伴有眼结膜炎及头痛、头晕、乏力、口渴、恶心等全身症状，皮炎消退后留有色素沉着是其特点之一。

（3）诊断与预防　诊断依据《职业性光接触性皮炎诊断标准》（GBZ 21—2006），包括职业接触史、现场流行病学调查、临床表现及实验室检查。预防的关键是隔离或减少致病因素的接触，采取综合性的预防措施。改善劳动条件，操作过程自动化、机械化，加强设备的管理、清洁和维修；加强个人防护，工人从事工作时应着全套防护服，对于外露的皮肤、脸部和颈部应涂抹防护膏。

3. 职业性电光性皮炎 电焊工与其他操作人工紫外线光源的职业人员在操作过程中缺乏防护措施时发生。

（1）接触机会　焊接产生的电弧光主要包括紫外线、可见光和红外线。职业上的接触包括人工光源如电焊、乙炔焰或氢氧焰气焊、炭精灯等。

（2）临床表现　红斑、疼痛和灼热，严重者可出现肿胀和局部皮肤功能丧失。在紫外线持续辐射局部皮肤后，会引发黝黑作用。

（3）诊断与预防　诊断依据《职业性电光性皮炎诊断标准》（GBZ 19—2002），包括职业接触史、现场流行病学调查、临床表现及实验室检查。预防措施主要包括：提高焊接技术，改进焊接工艺和材料；加强个人防护措施；强化宣传教育和现场跟踪监测。

4. 职业性药疹样皮炎 指接触三氯乙烯（TCE）、甲胺磷或乐果等物质引起的以重症多形红斑、大疱性表皮坏死松解症或剥脱性皮炎等临床表现为主的皮损，常累及黏膜，并伴有发热，严重时发生肝、肾或其他脏器损害。一般发病率不高，但发病病情严重。

（1）接触机会　常见的职业性药疹样皮炎由 TCE 引起。作为一种常见的工业材料，TCE 可作为去脂剂、干洗剂等，由于其良好的脱脂去污性能，常用于金属表面的清洁及电路板的清洗。工人缺乏必要的防护措施时，常常发生该病。

（2）临床表现　三氯乙烯药疹样皮炎多伴有发热及浅表淋巴结肿大，严重者出现肝脏损害等，死亡率高。根据患者皮损特点及黏膜损害情况，可将皮炎分为剥脱性皮炎型、多形红斑型、重症多形红斑型、大疱性表皮坏死松解症型。起病急，多伴有发热与瘙痒，出现皮疹，常呈全身对称性泛发。

（3）诊断与处理原则　诊断依据《职业性皮肤病的诊断 总则》（GBZ 18—2013）和《职业性三氯乙烯药疹样皮炎诊断标准》（GBZ 185—2006），包括职业接触史、现场流行病学调查、临床表现及实验室检查。预防措施包括：严格上岗前体检；加强新工人工作前 4 个月内的医学观察；优化工艺设计，降低毒物浓度，改善生产条件；改革生产工艺；加强工人健康教育。治疗成功的关键在于合理使用糖皮质激素，应遵循"及早、足量及规则减量"的原则；同时应积极防治感染，及时处理各种并发症。

（二）职业性痤疮

职业性痤疮是指在生产劳动中接触矿物油类或某些卤代烃类所引起的皮肤毛囊、皮脂腺系统的慢性炎症损害。职业性痤疮是常见的职业性皮肤病之一，其发病率仅次于职业性皮炎。

1. 接触机会　根据接触的致痤疮物质的不同，职业性痤疮可分为两大类：由于接触石油、煤焦油及其分馏产品等引起的，称油痤疮（油疹）；由于接触卤代烃类化合物（主要为二噁英和二苯并呋喃）引起的，称氯痤疮。

2. 临床表现　职业性痤疮易发生于脂溢性体质者，潜伏期为 1~4 个月，常在接触部位（易受油脂污染及被油类浸渍衣服的摩擦部位如指背、手背）发生毛囊性皮肤损害。油痤疮损害通常包括黑头粉刺、丘疹性损害及毛囊炎两类，后者有明显的炎症现象，可发展为脓疱及囊肿。氯痤疮则以黑头粉刺为主，炎性丘疹较少见，耳廓周围及阴囊等部位常有草黄色囊肿，有人将此现象作为氯痤疮的特征性体征之一。

3. 诊断与处理原则

（1）诊断　根据《职业性痤疮诊断标准》（GBZ 55—2002），包括职业接触史、现场流行病学调查、临床表现及实验室检查。

（2）预防措施　对从事接触石油、焦油类化学物的工人，应开展上岗前体检；建立定期体检制度；改善生产环境与劳动条件，加强通风；加强个人防护，穿戴不透油的工作服，暴露部位涂抹皮肤防护剂。

（3）治疗原则　囊肿较大者可考虑手术切除；油痤疮可涂复方硫磺洗剂；氯痤疮可用碳酸氢钠水溶液洗涤后，涂用 3% 碳酸氢钠软膏；病情重者可给予抗生素或其他消炎药，或服中药五味消毒饮，以及其他对症处理。

（三）职业性皮肤溃疡

职业性皮肤溃疡是指生产劳动中皮肤直接接触某些铬、砷、铍等化合物所致的形态较特异、病程较长的慢性皮肤溃疡，俗称"鸟眼状"溃疡。

1. 接触机会　职业性皮肤溃疡的致病物主要为六价铬化合物和铍化合物。这些化合物在高浓度时是剧烈的氧化剂，具有明显的局部刺激作用和腐蚀作用，并能通过皮肤吸收。

2. 临床表现　皮损多发于四肢远端，特别是指、腕、踝关节处。溃疡一般发生于皮肤破损部位，在皮肤损伤的基础上，再接触致病物时容易发生。皮损多为单发，有时也呈多发性。皮损初期多为局限性水肿性红斑或丘疹，继之中心坏死，并于数天内破溃，绕以红晕。典型的溃疡多呈现直径 2~5mm 的圆形，表面常有少量分泌物，外观与鸟眼相似，故称"鸟眼状"溃疡，也有的随皮肤的外伤而形成其他形状的溃疡。疼痛症状不明显，很难治愈。

3. 诊断与处理原则　诊断依据《职业性皮肤溃疡诊断标准》（GBZ 62—2002），包括职业接触史、现场流行病学调查、临床表现及实验室检查。预防措施主要包括：加强生产设备的管理、清洁和维修，杜绝跑、冒、滴、漏现象的发生；加强个人防护，建立定期体检制度，及时处理破损皮肤。若皮肤破损后接触了致病物，应立即用肥皂水和10%亚硫酸钠溶液清洗，再用流水冲洗，防止溃疡形成。

（四）化学性皮肤灼伤

化学性皮肤灼伤是指常温或高温的化学物直接对皮肤刺激、腐蚀作用及化学反应热引起的急性皮肤损害，可伴有眼灼伤和呼吸道损伤。某些化学物可经皮肤、黏膜等方式吸收而引起中毒。

1. 接触机会　在工作过程中，接触化学性皮肤灼伤化学物质（包括硫酸、盐酸、冰醋酸、氨气等）可引起化学性皮肤灼伤。

2. 临床表现　化学性皮肤灼伤包括以下四类。Ⅰ度：可损伤至表皮层，临床表现为红斑，轻度红、肿、热、痛，感觉过敏，无水疱、干燥。浅Ⅱ度：可损伤至真皮浅层，临床表现为剧痛，感觉过敏，水疱形成，水疱壁薄，基底潮红、明显水肿。深Ⅱ度：可损伤至真皮深层，临床表现为皮肤可有（或无）水疱，若撕去表皮可见基底潮湿、苍白，上有出血点，水肿明显，痛觉迟钝。数天后如无感染，可出现网状栓塞血管。Ⅲ度：可损伤全层皮肤，累及皮下组织或更深处，临床表现为皮肤呈现皮革样，蜡白或焦黄炭化，感觉消失，干燥，痂下水肿，可出现树枝状静脉栓塞。

3. 诊断与处理原则　诊断依据《职业性化学性皮肤灼伤诊断标准》（GBZ 51—2009），包括职业接触史、现场流行病学调查、临床表现及实验室检查。预防措施主要为加强个人防护，工作时必须穿戴工作服等防护用品。治疗原则为阻止毒物继续吸收并清洗创面，同时进行对症治疗。

🔗 知识链接

职业性黑变病

职业性黑变病是指劳动或作业环境中存在的职业性有害因素（主要是煤焦油、石油及其分馏产品，橡胶添加剂，某些颜料、染料等）引起的慢性皮肤色素沉着性疾病，主要表现为色素沉着、色素代谢障碍性皮肤病。

工龄较长的剧团演员由于演出需要，需较长时间使用各色油彩对面部进行化妆，若化妆前不做皮肤防护措施，演出结束后卸妆时面部油彩不易洗干净，面部皮肤常有疼痛感、刺痒感，经过敏原筛查、面部B超等手段可能诊断为职业性黑变病。

二、职业性五官疾病

我国颁布的《职业病分类和目录》中，职业性眼病包括化学性眼部灼伤、电光性眼炎、白内障（含放射性白内障、三硝基甲苯白内障），职业性耳鼻喉口腔疾病包括噪声聋、铬鼻病、牙酸蚀病和爆震聋。

（一）职业性化学性眼部灼伤

职业性化学性眼部灼伤是指在工作中眼部直接接触酸性、碱性或其他化学物的气体、液体或固体所致眼组织的腐蚀破坏性损伤。

1. 接触机会　能引起化学性眼部灼伤的化学物有10余类超过25000种，主要为酸、碱、金属腐蚀剂、有机溶剂等毒物（例如盐酸、硫酸、碳酸钠、硝酸银等），碱性的损害更大，其中化学烟雾所致化学性眼灼伤约占发生总数一半以上。

2. 临床表现 因接触化学物性质种类、浓度及接触时间的不同，可引起不同程度的眼组织损害。

（1）化学性结膜、角膜炎 主要表现为眼部刺激症状，如眼痛、灼热感或异物感、流泪、眼睑痉挛等。

（2）眼睑灼伤 表现为一眼或双眼睑缘皮肤充血、水肿、起水疱等症状，也会发生睑裂闭合不全等并发症。

（3）眼球灼伤 轻者表现为结膜、角膜水肿，出血，角膜浑浊；重者角膜缘缺血，角膜溃疡、穿孔，巩膜坏死，可致完全失明。

3. 诊断与处理原则

（1）诊断依据 按《职业性化学性眼灼伤诊断标准》（GBZ 54—2002），根据职业接触史、现场流行病学调查、临床表现及实验室检查进行诊断。

（2）预防措施 改革工艺，更新陈旧设备；加强个体防护，工作过程中穿防护服，戴防护眼镜；加强安全教育，严格遵守操作规程。

（3）治疗原则 眼球灼伤者立即用流水冲洗，去除残留化学物；预防感染，加速创面愈合，防止睑球粘连和其他并发症；用1%阿托品散瞳，防止虹膜后粘连。

（二）职业性电光性眼炎

职业性电光性眼炎又称雪盲，是指眼部受强紫外线照射所导致的急性角膜结膜炎，常见于电焊工及接触其他强紫外线辐射的作业者。

1. 接触机会 目前，患电光性眼炎的最常见工种为电焊工及电焊辅助工。

2. 临床表现 轻症者仅有眼部异物感或轻度不适；重者表现为头痛，眼睑红肿，结膜充血水肿，有剧烈的异物感和疼痛，眼部烧灼感、剧痛、畏光、流泪等症状。

3. 诊断与处理原则 诊断依据《职业性急性电光性眼炎（紫外线角膜结膜炎）诊断标准》（GBZ 9—2002），包括职业接触史、现场流行病学调查、临床表现及实验室检查。预防措施主要在于加强个人防护及健康教育。

（三）职业性白内障

职业性白内障可根据病因的不同分为4类：中毒性白内障、电离性白内障、非电离辐射性白内障和电击性白内障。我国《职业性白内障诊断标准》（GBZ 35—2010）规定了诊断和处理的基本原则。

1. 中毒性白内障 是指由职业性有毒物质所产生的局部或全身作用导致的眼晶状体变性浑浊，常见的致病因素为三硝基甲苯，可按照白内障常规治疗处理；如晶状体大部分或完全浑浊，可施行白内障摘除、人工晶状体植入术。

2. 电离性白内障 主要指放射性白内障，即由 X 线、γ 线、中子及高能 β 射线等电离辐射所致的眼晶状体浑浊。早期对视力一般不会产生影响，随着病变的发展会出现不同程度的视力损伤。放射性白内障是辐射损伤的晚期效应，有一定的潜伏期。因此，对于相关作业人员，根据作业条件做好相应的防护措施，并定期做晶状体检查；若晶状体浑浊所致视力障碍影响正常生活或工作，可施行白内障摘除及人工晶状体植入术。明确诊断为职业性放射性白内障的患者应脱离带有放射性的工作岗位，并定期开展复查。

3. 非电离辐射性白内障 包括以下3类。

（1）微波白内障 指劳动者暴露于电磁波中 300MHz～300GHz 频率范围或波长范围 1mm～1m 波长范围所致的眼晶状体损伤。

（2）**红外线白内障** 高热物体（如熔融的玻璃和钢等）可产生红外线，主要损伤晶状体和视网膜黄斑部。

（3）**紫外线白内障** 指波长大于290nm的长波紫外线被晶状体吸收后发生光化学反应，导致蛋白变性、凝固而浑浊。

4. 电击性白内障 主要指检修带电电路、电器，或因电器绝缘性能降低所致漏电等电流接触体表后发生的电击而造成的晶状体浑浊。

（四）职业性铬鼻病

职业性铬鼻病是指职业接触铬酸、铬酐、铬酸盐及重铬酸盐等六价铬化合物引起的鼻部损害。

1. 接触机会 主要接触者为从事开采、冶炼、镀铬、颜料、染料、油漆、鞣皮、橡胶、陶瓷、照相和印刷业的劳动者。

2. 临床表现 流涕、鼻塞、鼻出血、鼻干燥、鼻灼痛、嗅觉减退等症状，及鼻黏膜充血、肿胀、干燥、萎缩等体征；严重者可出现鼻中隔黏膜或鼻甲黏膜糜烂、鼻中隔黏膜溃疡，甚至出现鼻中隔软骨部穿孔、缺损。

3. 诊断与处理原则 诊断依据国家职业卫生标准《职业性铬鼻病的诊断》（GBZ 12—2014），包括职业接触史、现场流行病学调查、临床表现及实验室检查。预防措施主要在于加强个人防护及健康教育。治疗应以局部治疗为主，可应用促进黏膜修复的制剂，局部可应用硫代硫酸钠溶液或溶菌酶制剂；鼻黏膜糜烂较重患者可暂时脱离铬作业岗位，久治不愈者可考虑调离铬作业。

（五）职业性牙酸蚀病

职业性牙酸蚀病是指较长时间接触酸雾、酸酐或其他酸性物质所引起的牙体硬组织脱钙缺损，是生产和使用酸的工人常见的口腔职业病。

1. 接触机会 致病物质为各种酸性物质形成的酸雾等，例如盐酸形成的盐酸雾、制造硫酸接触 SO_2 和硫酸雾、制造硝酸接触 NO_2 和硝酸雾、乙酸、氢氟酸、酸酐进入口腔形成酸。

2. 临床表现 致病快慢与空气酸雾浓度及种类有关，接触硫酸4~5周即可发生牙酸蚀病。主要损害无唇颊覆盖、直接暴露于含酸空气的上、下颌前牙，以中切牙和侧切牙唇面为主。症状与牙体缺损程度有关。早期出现对冷、热、酸、甜或碰触等刺激发生酸痛感觉的牙本质过敏症状，严重者牙冠缺损或仅留残根。

3. 诊断与处理原则 诊断依据国家职业卫生标准《职业性牙酸蚀病的诊断》（GBZ 61—2015），包括职业接触史、现场流行病学调查、临床表现及实验室检查。该标准只适用于在制造和应用各种酸的过程中较长时间接触酸雾或酸酐而引起的职业性牙酸蚀病。预防措施的根本在于加强通风，降低空气中的酸雾浓度；加强个人防护，坚持戴防酸口罩；工人应经常使用含氟、防酸牙膏，并采用正确的刷牙方法；养成不用口呼吸、不说话时闭口的良好个人卫生习惯；定期做口腔检查，发现问题及时治疗。对牙本质过敏症状者，可给予含氟或防酸脱敏牙膏刷牙或含氟水漱口，必要时可用药物进行脱敏治疗；有牙冠缺损者应给予相应的修复。

（六）职业性噪声聋和爆震聋

职业性噪声聋是指劳动者在工作中长期接触噪声而发生的一种渐进性感音性听觉损害，是我国法定职业病，主要症状为进行性听力减退、耳鸣、耳痛、头痛及眩晕。爆震性耳聋是指强烈的爆炸所产生的振动波造成的听觉器官急性损伤，导致听力丧失，主要临床表现为耳鸣、耳痛、眩晕、恶心、呕吐、听力严重障碍或完全消失。相关内容可参见第五章第三节"噪声"部分内容。

练习题

答案解析

1. 皮毛加工厂工人由于其工作的特殊性和自身防护不当，很容易患上职业性人畜共患传染病。用所学知识分析：其在工作中可能患哪几种人畜共患病？临床表现各是什么？怎样预防此类疾病？

2. 我国法定的职业性肿瘤有多少种？分别是什么？

3. 可以从哪些环节入手来控制和消除职业性肿瘤？

4. 哪些职业性有害因素能够引起呼吸系统肿瘤？

5. 简述化学性皮肤灼伤的概念及临床表现。

6. 简述职业性白内障的分类。

（刘美彤　于礼亮）

书网融合……

| 本章小结 | 微课 | 题库 |

第七章 职业性有害因素的识别与评价

> **学习目标**
>
> **知识目标**
>
> **1. 掌握** 职业性有害因素识别的基本方法；职业卫生基本情况调查的主要内容；职业性有害因素评价的分类；职业病危害控制效果具体评价内容与指标。
>
> **2. 熟悉** 工作场所空气样品的采集与保存。
>
> **3. 了解** 生物监测的概念、特点和策略；生物接触限值的分类。
>
> **能力目标**
>
> 1. 能运用空气采样器在作业现场进行空气采集。
>
> 2. 具备职业卫生现场调查的能力。
>
> **素质目标**
>
> 通过本章的学习，增强对识别职业环境中职业性有害因素的严谨性，培养从源头找原因的思路，真正做到为职业人群解决问题，树立保护劳动人民健康的大局观。

第一节 职业性有害因素的识别 📱微课

PPT

职业性有害因素是指在职业活动中产生和（或）存在的、可能对职业人群健康、安全和作业能力造成不良影响的因素或条件，包括化学、物理、生物等方面的因素。

职业环境中可能存在和产生的职业性有害因素主要来源于生产工艺过程、劳动过程和生产环境，最主要的是生产工艺过程中所产生的。因此，识别和筛选职业性有害因素的关键在于对原辅材料、产品副产品和中间产品、生产工艺、生产设备、劳动方式等可能存在和产生职业性有害因素的各个环节进行综合分析，辨识出职业性有害因素的种类、分布、产生原因和危害程度。

一、目的与意义

职业性有害因素识别是评价职业性有害因素危害程度以及其他评价内容的重要基础，只有对职业性有害因素的存在及其特征进行充分、准确的识别，才能对职业性有害因素的危害程度和接触水平进行准确评估，从而对职业病防治的可行性与有效性做出科学的评价。

二、职业性有害因素识别的基本方法

（一）已知职业性有害因素的识别方法

1. 工程分析法 是对职业活动中整个生产工艺流程、生产设备布局、化学反应原理以及所选原辅材料及其所含有毒杂质的名称、含量等进行分析，推测可能存在的职业性有害因素的方法。

2. 检查表法 主要是针对职业活动中可能产生的职业性有害因素，事先将要检查的内容以提问方

式编制成表，随后进行系统检查，识别可能存在的职业性有害因素的方法。

3. 经验法 是专业人员根据实际职业卫生工作经验和掌握的相关专业知识来推测工作场所中可能存在的职业性有害因素的方法。该方法主要适用于一些传统行业中采用成熟工艺的工作场所中职业性有害因素的识别。

4. 类比法 是利用与识别对象在生产规模、生产工艺、生产设备、工程技术、安全卫生防护设施、环境特征等方面相同或相似的职业卫生调查结果，工作场所职业性有害因素检测、监测数据以及统计资料进行类推的识别方法。

5. 检验检测法 是对工作场所中可能存在的职业性有害因素进行现场采样，通过仪器设备进行测定分析的方法。

6. 资料复用法 是利用已完成的同类建设项目或从文献中检索到的同类建设项目的职业病危害资料进行类比分析、定性和定量识别的方法。

在实际工作过程中，可根据实际情况综合运用。此外，还可结合工作需要采用理论推算法、专家论证等方法进行识别。

（二）未知职业性有害因素识别的基本方法

1. 临床病例观察 是职业性有害因素识别和判定的起点和线索。该方法主要是通过临床医生对职业相关疾病的细致观察和科学分析，从职业人群的特定病例中分析找出职业与疾病的关联。

2. 实验研究 是识别和判定职业性有害因素的有效手段。在动物体内实验和体外实验的阳性结果中寻找线索，确定某个因素是否为职业性有害因素。

3. 职业流行病学研究 可为识别和判定职业性有害因素提供最有力的证据。

三、典型职业性有害因素识别

（一）毒物和粉尘的识别

毒物和粉尘是作业环境中最主要的职业性有害因素，分布行业广泛，大多数生产过程都伴随各种有毒有害物质和（或）粉尘的产生。

1. 毒物的识别 生产性毒物主要来源于生产过程中所涉及的各种原辅料、中间产品、成品、副产品、夹杂物或废弃物等。因此，毒物的识别关键在于生产物料的确认和生产工艺过程的调查分析。

2. 粉尘的识别 首先要了解基本生产过程，分析存在或产生粉尘的主要环节，检测作业环境空气中粉尘浓度、分散度及二氧化硅含量等，准确地识别生产性粉尘。

（二）物理性有害因素的识别

1. 噪声和振动的识别 噪声的识别主要包括对噪声的来源、强度、频率分布以及暴露时间等特性的识别。振动的识别主要是识别生产过程中接触振动的作业和振动源。

2. 高温作业的识别 关键在于对生产性热源以及作业场所微小气候的辨识和检测。根据作业场所的气象条件特点，一般高温作业分为高温强辐射作业、高温高湿作业和夏季露天作业。

3. 非电离辐射与电离辐射的识别 非电离辐射的识别关键环节在于详细了解生产设备运行时的电磁辐射状况，并且充分考虑作业工人的接触情况，通过对不同频率、不同波长电磁辐射的辐射强度进行测定来进一步识别非电离辐射。电离辐射的识别除了明确放射源以外，还应进行个人暴露剂量测定、环境电离辐射检测、放射性核素的分析测量等。

四、案例分析

通过工程分析法、类比现场调查法对某铁矿建设项目采矿单元中存在的职业性有害因素及其来源、分布和影响人员进行分析，见表 7 – 1。

表 7 – 1　某铁矿采矿单元职业性有害因素识别示例

岗位/工作场所	职业性有害因素	来源	接触岗位
掘金、凿岩、钻孔、采矿	粉尘、噪声、振动	机械运行与扬尘	掘金工、凿岩工、钻孔工、采矿工
爆破	粉尘、噪声、炮烟（一氧化碳、二氧化氮等）	爆破	爆破工
柴油铲运车	粉尘、噪声、炮烟（一氧化碳、二氧化氮等）	车辆运行、扬尘	铲运车司机
给料、破碎、充填	粉尘、噪声	车辆运行、扬尘	给料工、破碎工、充填工
推（翻）罐、输送带巡检	粉尘	矿石运输与装卸	推（翻）罐、输送带巡检工

第二节　工作场所环境监测

PPT

情境导入

情境： 拉油脱水注水站是原油开采、集输作业的一个重要系统，生产工艺及相应的作业系统为：计量、原油混输、油气分离、原油脱水、原油外输（加热）、污水处理及回注等。输送介质为原油及原油伴生气，原油及原油伴生气的化学成分主要为碳氢化合物（烷烃、环烷烃、芳香烃）、氮、二氧化硫、硫化氢等。

思考：

1. 拉油脱水注水站生产过程中主要的职业病化学危害因素有哪些？

2. 作业场所现场应采用哪种空气采集方法？

3. 如何确定采样位置和数量？

工作场所环境监测是对劳动者作业环境进行有计划、有目的的系统性检测，分析作业环境中有毒有害因素的性质、强度及其在时间、空间上的分布及消长规律。

一、目的

通过工作场所环境监测可掌握生产环境中危害因素的性质、强度（浓度）及其在时间和空间上的分布情况。估计劳动者的接触水平，为探讨接触水平与健康的关系提供基本依据。了解生产环境的卫生状况，评价劳动生产条件是否符合职业卫生标准。对预防措施效果进行评价，为进一步控制危害因素及制定、修订卫生标准提供依据。监测后可提供历史记录、检测率、合格率等数据，为职业病的诊断提供依据。

二、监测对象的确定

在生产过程中，劳动者会不可避免地接触各种化学物。因此，关键在于确定劳动者可能接触的化学物质以及它们对健康造成的危害。要想全面识别生产过程中的各种毒物，必须要有预测、识别的基础。可以通过以下几种方法来确定监测对象：查阅、分析生产工艺过程，检查原料使用清单；现场查看以及倾听劳动者的反应；参考其他类似企业的监测经验；参考有害因素的毒理学和流行病学资料。

需注意的是，并不是用人单位所使用的全部化学品以及生产过程中的中间产物、产品或废弃物都要检测。对一些属实无毒或工作环境中浓度肯定很低且不会引起明显健康损害的化学品，就不一定要探究其在作业环境中的确切浓度。

三、样本采集与保存

不同化学物质以不同形态存在于工作场所环境中，因此需选用不同的采样方法和设备来采集和保存样品。

（一）空气样品采集

作业场所空气中的化学物质大多来源于工业生产过程中逸出的废气和烟尘，一般以气体、蒸气、雾、烟和尘等不同形态存在，有时则以多种形态同时存在于空气中。

1. 主动采集 以一定流量的仪器采集空气样品，仪器通常由抽气动力和流量调节装置等组成。方法主要有以下几种类型。

（1）溶液吸收法 是以吸收管为采样容器（收集器），液体介质为吸收液，抽气泵为动力进行采样，利用空气中待测物能迅速溶解于吸收液或与吸收液迅速反应生成稳定化合物而被采集的采样方法。该法适用于气体、蒸气和部分气溶胶采集，主要用于定点采样。

常用的吸收管有气泡吸收管和多孔玻板吸收管两种（图7-1）。气泡吸收管只适用于采集气态、蒸气态物质，有大、小两型。多孔玻板吸收管是U型吸收管，可用于采集烟雾状气溶胶类物质。为提高采样效率，通常将同样两支吸收管串联，保证待测物完全吸收。

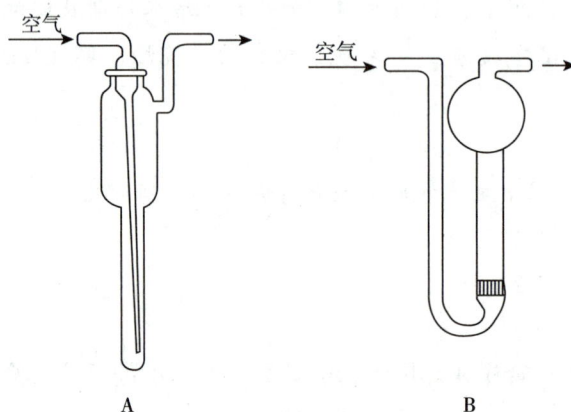

图7-1　吸收管

A. 气泡吸收管　B. 多孔玻板吸收管

（2）固体吸附 是将固体吸附物装入一定粗细和长短的玻璃管，现场空气通过玻璃管时，被测物被吸附阻留，适用于气体、蒸气物质采集。常用的吸附物质有颗粒状吸附剂、纤维状滤料和筛孔状滤料。该法可用于定点采样和个体采样。

（3）冷冻浓缩 是一种特殊的固体吸附方法。空气中某些沸点较低、易挥发的气态物质在常温下不易采集，将采集器置于冷冻剂中，在低温下采样。常用冷冻剂有冰水、干冰、液氮等。

知识链接

使用气泡吸收管和多孔玻板吸收管的注意事项

在使用吸收管进行串联时，要注意吸收管和采样器并不是随意连接的，连接错误可能会使吸收液倒吸入采样仪器，造成仪器的损坏。所以在连接时，要遵循长进短出的原则，即将吸收管的短端与采样器相连接。而在实际应用中，为了防止连接错误，通常会在吸收管和采样器中间再连接一个缓冲瓶，起到保险作用。

2. 被动采集 又称无泵型采样。被动采集有扩散和渗透两种原理类型。被动采集方法不需要抽气泵和流量计，依靠被测气体分子扩散而采集到样品。所用仪器体积小、重量轻，可佩戴于作业人员领口或胸前，采集一个工作日的样品，适合个体采样。

3. 集气法 是将被测空气收集到一个特定容器（如大容量注射器、铝箔袋、球胆和输液袋等）中，带回实验室进行分析。该法适用于空气中被测物浓度较高，或测定方法的灵敏度较高，或采集不易被吸收液及固体吸附剂吸附的化学物；一般用于采集气体或蒸气态物质。

4. 直读式检测仪 是应用化学和物理学原理制成的各种测定仪器和检测器，可直接显示空气中被测化学物浓度，有的还可自动记录浓度变化并进行报警。通常，直读式检测仪检测的灵敏度低于常规采样所开展的实验室检测，但已经足够识别能引起任何急性危害的水平，因此在预防急性中毒方面非常有效。

（二）空气样品保存

工作场所空气样品的保管要遵循《工作场所空气中有害物质监测的采样规范》（GBZ 159—2004）的要求。所有采样的准备工作应在无污染区进行，原则上不应在采样现场灌装吸收液、吸附剂或滤料，特别是在采样时间非常短的情况下。样品采集后，要妥善保存，在运输和保存过程中应防止样品的污染、变质和损失。如滤膜样品，应将滤膜的接尘面朝里对折两次，放入清洁纸袋；含油样品应放入铝箔袋，再置于塑料袋中；有滤膜盒的，则装在盒内保存。样品送交实验室检测时要认真交接，避免差错。

四、工作场所环境监测方案

为全面了解劳动者工作场所的环境质量，需建立监测体系，拟定监测方案。监测方案的制定应基于详细了解和观察，根据检测目的合理确定采样点、采样方式、采样时机、采样时间和监测类型。

（一）定点采样

1. 采样点的选择原则 选择尽可能靠近劳动者又不影响劳动者正常操作且有代表性的工作地点，包括空气中有害物质浓度最高、劳动者接触时间最长的工作地点。空气收集器应尽量接近劳动者工作时的呼吸带，一般情况下距地面1.5m。评价工作场所防护设备或措施的防护效果时，应根据设备的情况选定采样点。采样点应设在工作地点的下风向，远离排气口和可能产生涡流的地点。

2. 采样点数量的确定 要尽可能满足采样点的代表性，并涵盖最高浓度点。一般情况下，一个车间内若有1~3台同类生产设备，设1个监测点；4~10台，设2个点；10台以上，则至少设3个点。仪表控制室和劳动者休息室内一般设1个点。

3. 采样时段的选择 为了避免人为因素的影响，采样必须在正常工作状态和环境下进行；选择空气中有害物质浓度最高的时段作为重点采样时段。

（二）个体采样

1. 采样对象的确定 在现场调查的基础上，根据检测的目的和要求来选择采样对象；在工作过程中，凡接触和可能接触有害物质的劳动者都应列入采样对象范围，采样对象中必须包括不同工作岗位、接触有害物质浓度最高和接触时间最长的劳动者，其余的采样对象应随机选择，满足代表性要求。

2. 采样对象数量的确定 在采样对象范围内能够确定接触有害物质浓度最高和接触时间最长的劳动者时，每种工作岗位按表7-2选定采样对象的数量，其中应包括接触有害物质浓度最高和接触时间最长的劳动者。每种工作岗位劳动者数不足3名时，全部选为采样对象。

表7-2　同一班组中不同劳动者数应采样人数（1）

劳动者数	采样对象数
3~5	2
6~10	3
>10	4

在采样对象范围内不能确定接触有害物质浓度最高和接触时间最长的劳动者时，每种工作岗位按表7-3选定采样对象的数量。每种工作岗位劳动者不足6名时，全部选为采样对象。

表7-3　同一班组中不同劳动者数应采样人数（2）

劳动者数	采样对象数
6	5
7~9	6
10~14	7
15~26	8
27~50	9
>50	11

第三节　生物监测

PPT

情境导入

情境： 三硝基甲苯（TNT）在工作场所中可经呼吸道和皮肤吸收而进入体内。TNT是一种多器官全身性毒物，主要靶器官为肝脏、睾丸、眼晶状体和血液系统等。目前我国职业接触限值为PC-TWA 0.2mg/m³、PC-STEL 0.5mg/m³。在对涉及TNT生产和应用的企业进行多年跟踪调查后发现，在TNT空气浓度符合我国职业卫生标准时，部分劳动者仍被检出肝脏损伤和白内障。

思考：

1. 在工作场所环境符合卫生要求的情况下，为什么劳动者还会出现中毒情况？

2. 单纯的环境暴露评价是否可以满足保护劳动者健康的需要？

3. 还可以通过什么评价来更全面地了解劳动者实际接触水平？

生物监测是指定期（有计划）地、系统地监测人体生物材料（血、尿和呼出气等）中化学物及其代谢产物的含量或由它们所致的生物效应水平，将测得值与参考值进行比较，以评价人体接触化学物质的程度及其对健康产生的潜在影响。

一、生物标志物与生物监测

生物标志物是指反映生物系统与外源性化学物、外源性物理因素和生物因素之间相互作用的任何可测定指标。根据生物标志物代表的意义，又可将生物标志物分为接触性生物标志物、效应性生物标志物和易感性生物标志物（图7-2）。

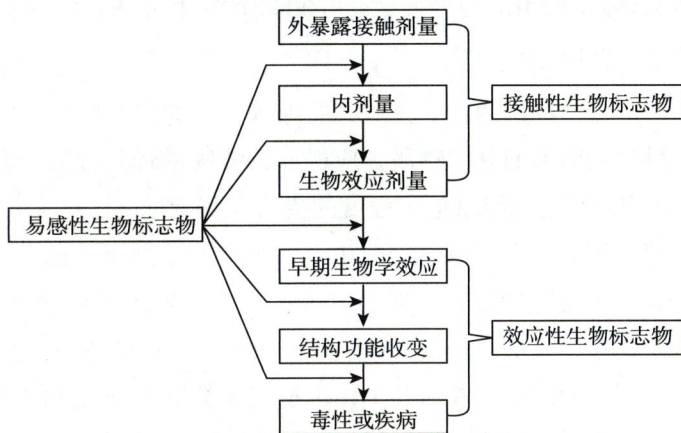

图 7 - 2　三类生物标志物及环境暴露与疾病之间的关系

（一）接触性生物标志物

接触性生物标志物能反映机体生物材料中外源性化学物或其代谢产物与某些靶细胞或靶分子相互作用产物的含量。例如，血铅可以反映接触铅后吸收到体内的剂量水平。

（二）效应性生物标志物

效应性生物标志物是指机体中可测出的生化、生理、行为或其他改变的指标。例如，铅接触可抑制 δ - 氨基 - γ - 酮戊酸脱水酶活性和血红素合成酶活性。

（三）易感性生物标志物

易感性生物标志物包括反映机体先天遗传性和后天获得性的两类标志物。例如缺乏 N - 乙酰转移酶，机体对芳香胺化合物及多环芳烃较敏感。在职业卫生领域，易感性生物标志物的主要用途为筛查发现高危人群，采取针对性的预防和保护措施。

二、生物监测的特点

（一）反映机体总的接触量和负荷

生物监测可反映不同途径（呼吸道、消化道和皮肤等）和不同来源（职业和非职业接触）机体总的接触量和总负荷以及生理生化等改变，能较好地评价职业性有害因素的接触程度和健康影响。

（二）具有系统性和连续性

生物监测强调定期（有计划）地进行，即指不能将生物监测单纯地看作生物材料中化学物质及其代谢产物或效应的一次性检测。只有定期对接触者进行监测，才能评价人体接触化学物质的程度及可能的健康影响，达到控制和降低其接触水平的目的。

三、生物监测策略

生物监测包括监测项目和指标的选择，选择的原则依据被监测物质毒理学特别是中毒机制与毒物代谢动力学规律和监测目的而定，同时需要考虑样品的采集和贮存、采样的时间和频率以及检测方法及结果评价等。

（一）毒物代谢动力学与生物标志物选择

毒物代谢动力学主要研究化学物经机体吸收、分布、生物转化和排泄过程的动态变化规律，需要用数学模型和计算公式来表达毒物在体内的变化，进而揭示毒物在体内存在的部位、含量和时间三者之间的关系。

（二）生物监测指标的选择原则

1. 对已制定职业接触生物限值的待测物，按照其要求选择生物监测指标即可。

2. 对尚未制定职业接触生物限值的有害物质，应根据待测物的理化性质及其在人体内的代谢规律，选择能够真实反映接触有害物质程度或健康危害程度的生物监测指标。

3. 所选择指标的本底值（即非职业接触人群的浓度水平）明显低于接触人群。

4. 所选择的指标应具有一定的特异性、足够的灵敏度，即反映生物接触水平的指标与环境接触水平要有较好的剂量－反应（效应）关系，且在不产生有害效应的暴露水平下仍能维持这种关系。

5. 所选择的指标，其监测分析的重复性以及个体生物差异都应在可接受的范围内。

6. 所选择的指标，其毒代动力学参数特别是清除率和生物半减期的信息有助于采样时间的选择（表7-4）。

7. 所选择的指标要有足够的稳定性，以便于样品的运输、保存和分析。

8. 所选择的指标采样时最好对人体无损伤，能为受试者所接受。

表7-4　生物半减期与合适的采样时间

半减期（小时）	合适的采样时间
半减期 < 2	半减期太短，不适合用于生物监测
2 ≤ 半减期 < 10	班末或次日班前
10 ≤ 半减期 < 100	班末或周末
半减期 > 100	采样时间不严格

（三）生物监测样品的选择

最常用的生物监测样品有尿、血和呼出气，主要依据被测化学物的毒代动力学特性、样品中待测物的浓度以及分析方法的灵敏度而定，此外还要考虑采样和样品保存的难易程度等因素。

知识链接

新型生物监测样本

一些新型生物监测样本也能起到很好的作用，例如：测定乳汁和脂肪组织可反映亲脂毒物（如有机氯农药等）的负荷，也可用于评价毒物是否能影响新生儿。由于活体检测技术的开发，体内的靶部位原位研究也有了很大进展，如用 X 荧光方法测定骨铅、用中子活化法测定肾皮质及肝脏中的镉。

四、生物接触限值

在我国颁布的职业卫生标准中，职业接触生物限值是指接触有害化学物的劳动者生物材料（血、尿、呼出气等）中化学物或其代谢产物或其引起生物反应的限量值。职业接触生物限值主要用于保护绝大多数劳动者的健康，但不能保证在该限值下对每个劳动者不产生任何有损害健康的作用。

五、生物监测结果的解释及局限性

（一）生物监测结果的解释

1. 个体评价　是将个体监测所得结果与生物接触限值或合适的参考值进行比较。

2. 群体评价 可以将生物监测结果在群体基础上进行比较，即将群体的监测数据通过统计分析做出评价。

（二）生物监测的局限性

有些化学物不能或难于进行生物监测。例如对于刺激性卤素、无机酸类、二氧化硫等酸酐、肼等化学活性大、刺激性强的化合物，由于在接触呼吸道黏膜或皮肤时就起反应，急性刺激作用明显，不需做生物监测。此外，生物监测方法学有待完善，例如不能反映车间空气中化学物瞬间浓度变化的规律；还存在生物监测指标个体间差异较大、影响因素较多的局限性。

第四节 职业卫生调查

PPT

情境导入

情境： 随着汽车销售量持续上升，由此带来的职业健康问题也日趋严重。对汽车制造业进行职业卫生基本情况调查，可以获取职业性有害因素的信息以及对职业人群接触状况与健康损害等资料，可为预防职业损害的发生进而保护从业者身体健康提供科学依据。

要了解汽车制造业的职业卫生基本情况，需着重调查企业的生产过程和职业环境中的有害因素，并据此判断职业人群可能出现的职业性损害。

思考：

1. 如何对汽车制造业的职业卫生基本情况进行调查？
2. 汽车制造业的主要职业性有害因素有哪些？
3. 汽车制造业的劳动者可能会出现哪些职业性损害？

职业卫生调查是在工、矿、企业等工作场所进行的调查，以职业环境和职业人群为研究对象，制定周密的调查设计，通过口头询问、资料查阅、环境监测、生物监测、健康检查等方法，获取职业性有害因素的信息以及职业人群接触状况与健康损害等资料，以了解劳动条件及其对职业人群安全、健康和工作效率的影响，为预防控制职业病、改善劳动条件提供科学依据。

一、目的与内容

根据调查目的的不同，职业卫生调查可分为基本情况调查、专题调查和事故调查三大类。以下主要介绍职业卫生基本情况调查。

（一）职业卫生基本情况调查的目的

了解企业职业卫生基本情况，如生产装置和生产规模，主要原材料及用量，主要产品及产量，生产工艺过程和一般卫生防护等情况。

（二）职业卫生基本情况调查内容

1. 被调查单位基本情况 单位名称、注册类型、法人代表、规模、地址、联系方式、单位的历史、隶属关系、所属行业、机构设置、男女职工人数、装置的生产规模、产品种类、有害作业情况、接触有害因素的人数等。

2. 主要产品和工艺流程 记录所使用原料、辅料的名称及用量，中间产品、副产品、产品的名称及产量，使用的生产设备，生产设备布局，生产设备机械化或自动化程度、生产过程，并绘制工艺流程图。

3. 主要工作场所的劳动条件　主要车间、工段和工种是否按照卫生要求进行合理布局，采光照明是否符合卫生要求，车间微小气候状况如何，相邻车间的配置是否合理或有无相互影响等。

4. 劳动组织及班次　劳动者与用人单位的关系，包括年工时、周工时、日工时、加班加点情况及在外有无兼职等。

5. 职业性有害因素的基本情况　职业性有害因素的种类、分布、危害程度及其接触人数。

6. 作业环境及接触者健康状况　总平面布置、防护设施、应急设施、生活辅助设施、建筑物的卫生学、警示标志等；职业性有害因素对健康影响的早期表现、职业病、工作相关疾病以及工伤的发生频率和分布情况，以往工作场所环境监测和健康监护资料等。

7. 防护设备的使用、维修及防护效果等情况　针对职业性有害因素所采用的工程设计和职业卫生防护设施及其防护效果等的调查。

8. 生活福利和医疗卫生服务情况　例如有无生活设施。

9. 接触者的反应　工作场所环境中不同接触人群对职业性有害因素危害身体健康的反应。

10. 职业卫生管理情况　职业卫生管理目标、制度，职业病防治工作计划、职业卫生防治经费预算和使用情况、职业卫生管理年度总结等。

11. 建设项目职业卫生"三同时"情况　职业危害防护设施同时设计、同时施工、同时投入使用情况以及职业危害预评价、控制效果评价等。

12. 职业卫生培训情况　培训时间、对象、人数、内容、效果、组织部门等。

13. 其他职业卫生情况　职业卫生工作会议、活动情况。

（三）调查示例

某煤矿于 2006 年 11 月建成投产，设计生产能力为年产 100 万吨原煤。在 2011—2014 年连续 4 年对该矿进行职业卫生现场调查，调查结果如下。①该矿 118 处定点采样和 139 处个体采样检测显示煤尘定点采样最大超限倍数为 7.7 倍，个体检测时间加权平均浓度最大值达 $5.11mg/m^3$，均超过国家标准限值。采掘工作面粉尘浓度超标较严重，其防尘条件有限，主要依靠洒水喷雾、通风等措施，而这些防护设施需要人工操作，工人在作业时未及时开启防尘设施，导致工作场所粉尘浓度过高。②噪声作业岗位定点采样检测显示，达标率为 52.9%，超标最严重的是打眼工岗位。这与矿井设备产生噪声但缺乏有效的消声或隔声设施有关。另外，作业工人噪声暴露时间长，个体防护仅靠 3M 耳塞，甚至有些工人因个人防护意识差或者耳塞佩戴舒适度不高而导致个人防护用品使用率低，防护效果不佳。③检测 4 小时等能量频率计权振动加速度，结果显示该矿打眼工人的接振强度为 $8.2m/s^2$，超过职业接触限值 $5m/s^2$。④CO、CO_2、NO、NO_2、SO_2、H_2S 这 6 种有害气体均符合职业接触限值要求，表明该矿井下通风分配合理，风量适当，对有害气体的职业病危害控制效果良好。

该案例属于职业卫生基本情况调查，通过对厂矿企业的职业状况和背景资料，职业性有害因素的来源、种类和分布，以及卫生管理和卫生防护状况的调查，初步了解接触人群的接触途径和水平、健康状况和职业病危害程度，为企业开展职业卫生管理提供基本资料，为监督管理部门提供科学依据，为制订和修订有关法律法规提供基础资料，同时还为保护劳动者健康提供必要的信息。根据职业卫生学调查的结果，建议加强宣传教育，定期监测粉尘浓度，并及时更新防尘设备，加强防噪基础设施建设和噪声高暴露岗位的个人防护，进一步加强监管与健康监护，做好手传振动作业工人的个人防护。

二、职业卫生调查步骤

（一）准备阶段

1. 制订调查计划

（1）明确调查目的：应明确、具体，避免概念化。明确在调查中要解决哪些问题、应获取什么样的资料以及获取这些资料有什么用处等。同时预测可能会遇到什么问题，并想出应对策略。

（2）调查对象、对照的选择：根据调查目的确定调查总体，调查对象要具体，明确时间、地点、人物；根据调查目的，确定是否需要对照以及对照的标准。

（3）调查方法和资料收集方法的确定：根据调查目的、调查对象范围和具备的调查条件来确定调查方法。职业卫生调查常采用问卷访谈法、观察法、生物医学测量法、文献法和专家咨询法等资料收集方法。

（4）确定样本大小和抽样原则：在保证调查结果可靠性的前提下，确定最小样本例数。

（5）调查项目、观察指标和测定方法，所需器材、经费和人力。

（6）人员培训、调查队伍组织及协作关系。

（7）现场联系及时间安排。

（8）预期结果。

（9）数据处理，资料整理、分析和总结等。

2. 试点调查

在开展全面的正式调查前，有必要预先在小范围人群中完全按照计划进行一次小型试点调查，以检查所预定计划是否切实可行，及时发现调查中存在的问题且能够锻炼和考核整个调查队伍的运作，以进一步统一实际操作规程，尽可能控制误差和减小不同调查者间的差异，积累经验，提高工作效率和质量。

（二）实施阶段

在全面展开工作时，严格按照制定好的方案开展职业卫生现场调查，测定工作场所职业性有害因素的浓度（或强度），并进行职业病危害防护设施的防护效果和接触者的健康状况分析。

在组织实施过程中，专题调查组要建立系统性的组织网络，例如由项目负责人、现场调查督导人以及调查员、检验员组成的工作网，明确各级分工和责任。同时，应当设立反馈复核机制，随时反馈调查中出现的问题，并及时解决，抽查原始记录，及时复核补漏，汇总和整理调查资料。

（三）总结阶段

调查工作结束后，要及时地整理、分析调查结果，撰写并提交完整的调查报告。调查报告要求客观、全面，准确描述调查对象、地点、时间和方法，要求充分挖掘和科学分析调查数据，采用规范的统计图表和文字来描述、记录调查结果。需要做出评价意见的报告，必须公正、客观地给出评价意见。

三、职业卫生调查示例

以汽车制造业的职业卫生基本情况调查为例，基本情况调查除了企业基本情况外，着重调查企业的生产过程和工作场所环境中的有害因素，并据此判断职业人群可能出现的职业性损害。汽车制造业职业卫生基本情况调查的主要内容如下。

1. 生产过程

汽车制造业的基本生产过程为：用铸造、锻造方法制成汽车制造过程所需零件的粗坯；经热处理、机械加工等工序，制成零件成品，进行诸如变速器、发动机、驱动桥等部件装配后进入总装配；最后进行车内装潢，成为整车。这些生产过程主要由铸造、锻造、热处理、机械加工、油漆及装配车间完成，每个车间又有各自的工艺过程。掌握这些基本生产过程，即可找出各个工序所存在的职业性有害因素。

2. 主要职业性有害因素（以铸造车间为例）

（1）粉尘　型砂原料为硅砂、陶土、黏土、煤粉等，型砂成分均含有一定量的游离 SiO_2，在造型材料配制、铸型、落砂、清理过程中，均可造成游离 SiO_2 粉尘飞扬。

（2）高温及热辐射　熔铁炉、砂芯干燥炉、熔融的金属及新浇铸的铸件等都是生产性热源，熔炼和浇铸过程还可产生强烈的热辐射。

（3）有毒化合物　金属熔炼和浇铸过程可产生一氧化碳；制芯和造型中使用的呋喃、酚醛、尿素甲醛、尿烷树脂以及石油树脂等有机黏合物，在混合、吹风、撞击、干燥或者烘烤，以及浇注、清壳处理和热分解时，可产生乙烷、乙烯、苯、甲苯、二甲苯、甲醛、酚、萘、多环芳烃类有毒化合物。

（4）噪声和振动　砂型捣固机、清砂用风动工具、铸造时使用的各种锻锤，以及机械加工中的磨光和抛光等作业，均可产生生产性噪声和手传振动。

（5）其他有害因素　铸造车间尚存在强体力负荷、不良体位等职业危害问题。

3. 职业性损害　在生产工艺分析的基础上，确定粉尘、苯、甲苯、二甲苯等有机溶剂及高温、噪声为汽车企业重点职业危害，通过调查询问、环境监测、生物监测、健康监护、职业流行病学调查，识别和评价职业性有害因素作用条件、危害性、接触 - 反应关系以及危险度。

4. 建立职业卫生档案　采用统一表格，进行职业卫生基本情况调查，建立"工业企业职业卫生档案"。档案表格应全面并动态地反映企业的基本情况、工艺流程、主要有害因素、职工健康及职业卫生防护情况等。

第五节　职业病危害评价

PPT

职业病危害评价是通过职业卫生调查、工作场所环境监测、生物监测、职业人群健康监护等方法，依据国家有关法律、法规和职业卫生标准对作业环境中职业性有害因素的存在情况、作业人群的接触情况和其接触后的生物效应以及拟采取或已采取的职业病防护措施的效果进行详细调查，并进行定性和定量分析后，科学合理地阐述职业性有害因素的实际危害性质、程度及其作用条件，对存在的职业卫生问题提出有效的防护对策，并做出客观、真实的评价结论的过程。根据职业卫生评价的时间段的不同，职业病危害评价分为建设项目职业病危害预评价、建设项目职业病危害控制效果评价和用人单位职业病危害现状评价。

一、职业病危害预评价

职业病危害预评价是在建设项目可行性论证阶段开展的职业病危害评价，预评价报告书是建设项目卫生审查的必需文件，建设项目设计的技术文件之一。

职业病危害预评价的主要目的是明确建设项目在职业病防治方面的可行性，为建设项目的职业病危害分类管理以及职业病防护设施的初步设计提供科学依据。

（一）程序
按照准备、评价、报告编制三个阶段进行职业病危害预评价（图 7 - 3）。

（二）内容与方法
主要包括收集资料、制定评价方案、实施预评价、编制预评价报告等。

1. 收集资料 应全面收集建设项目的批准文件和技术资料，还应严格掌握国家、地方、行业有关职业卫生方面的法律、法规、标准、规范。

2. 制定评价方案 在掌握相应资料的基础上，选择类比企业，进行初步工程分析，综合所选的类比企业筛选重点评价因子，确定评价单元，编制出预评价方案。

3. 实施预评价 对建设项目进行预评价的核心内容包括：对建设项目选址、整体布局、可能产生的职业性有害因素对劳动者健康产生的影响及导致的危害程度进行分析和评价；确定拟建项目的职业病危害风险类别；对拟采取的职业病防护设施的预期效果进行评价；对存在的职业卫生问题提出有效的防护对策。

4. 编制预评价报告 汇总实施阶段获取的各种资料、数据，完成建设项目职业病危害预评价报告。

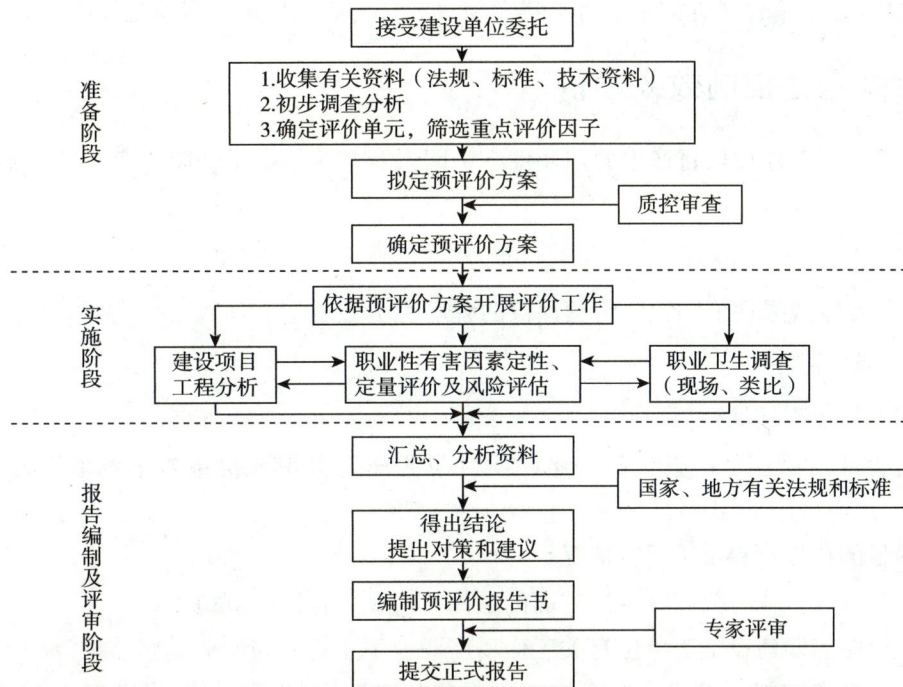

图 7-3 职业病危害预评价流程图

（三）示例：某公司拟新建年产 333 亿件 LED 芯片生产车间项目职业病危害预评价

1. 企业基本情况及需求 为了满足市场对 LED 芯片日益增长的需求，某公司拟在某市化工园区新建 LED 芯片生产车间和生产辅助设施项目。该项目预计年产外延片、芯片、发光二极管及相关产品 333 亿件，项目拟定员工 3000 人，其中一线操作员工 2000 人。整个工程主要由高亮度 LED 外延片生产线及高亮度 LED 芯片生产线、LED 封装生产线、LED 灯组装生产线、存储仓库、公用工程及环保工程等组成。为实现从源头上控制和消除职业性有害因素，保护劳动者健康，在项目设计审查阶段应进行职业病危害预评价。

2. 实施评价 某疾病预防控制中心接受该 LED 芯片生产企业委托，对该企业 LED 新建项目生产车间进行职业病危害预评价。

（1）评价依据与方法 依据《中华人民共和国职业病防治法》《建设项目职业病危害预评价导则》《工业企业设计卫生标准》《建设项目职业卫生"三同时"监督管理暂行办法》和《建设项目职业病危害风险分类管理目录》等职业卫生有关的法律、法规、标准和规范，采用类比法和检查表分析法等方法对该项目进行职业病危害预评价。选择项目单位母公司相同项目作为类比调查对象，通过对类比项目进行职业卫生调查及运用检查表法对收集的数据、资料进行分析，同时结合可行性研究报告对拟建项目进行评价，评价内容包括选址、总平面布置、生产工艺和设备布局、车间建筑卫生学、可能产生的职业性有害因素和危害程度及对劳动者健康的影响、拟采取的职业病危害防护设施、辅助用室、应急救援措施和个人防护用品及职业卫生管理等。

（2）评价结果　该拟建项目选址、总体布局及设备布局、建筑卫生学、职业病危害防护设施、辅助用室、应急救援措施和个人防护用品及职业卫生管理基本符合《中华人民共和国职业病防治法》《工业企业设计卫生标准》及其他相关标准的要求；该建设项目拟使用氢氟酸、氨气、氯气等高毒物品及 X 射线装置。

（3）评价结论　根据《建设项目职业卫生"三同时"监督管理暂行办法》和《建设项目职业病危害风险分类管理目录》，结合评价结果，将本建设项目定义为职业病危害严重建设项目。

二、职业病危害控制效果评价

在竣工验收阶段，对建设项目产生的职业性有害因素及其接触水平、职业病防护设施与措施及其效果等做出综合评价。

（一）评价程序

与职业病危害控制效果评价的程序与预评价的程序相类似。

（二）评价内容与方法

1. 收集资料与初步现场调查

（1）政府监管部门审核、审查文件，建设项目职业病危害预评价报告书和职业病防护设施设计专篇。

（2）建设项目的技术资料及试运行情况。

（3）国家、地方、行业有关职业卫生方面的法律、法规、标准、规范。

（4）项目建设施工期建设施工单位有关工作场所职业卫生检测与职业健康监护等相关资料。

2. 编制职业病危害控制效果评价方案　在对收集的有关资料进行研读与初步现场调查的基础上，编制控制效果评价方案，并对其进行技术审核。评价方案应包括以下主要内容：①评价任务由来、评价目的等；②适用于评价的法律、法规、标准和技术规范，职业病危害预评价报告书，安全生产监督管理部门对项目在可行性研究阶段及设计阶段的审查意见等；③选定适用的评价方法，确定评价范围、评价单元和评价内容；④建设项目概况以及建设情况、试运行情况等；⑤确定职业卫生调查内容及职业卫生检测方案；⑥组织计划安排。

3. 实施控制效果评价　评价的核心内容包括对建设项目试运行期间产生的职业性有害因素对人体健康产生的影响及可能导致的职业病等进行分析和评价，对采用的职业病危害防护设施的控制效果及职业卫生管理措施等进行评价，并对存在的职业卫生问题提出有效的防护对策。

具体评价内容和指标如下。①评价选址、总平面布置是否符合国家规定要求。②工程防护设施及其效果。③计算职业性有害因素每个测试点浓度（或强度）的均值，其中粉尘浓度的测试数据计算几何平均数，毒物浓度计算算术平均数或几何平均数（其测试数据如为正态分布则计算算术平均数，如为偏态分布则计算几何平均数），噪声测试数据不计算均值。每个测试点职业性有害因素浓度（或强度）未超过标准的为合格，超过标准的为不合格。需注意根据职业性有害因素的检测结果，正确运用时间加权平均容许浓度（PC－TWA）、短时间接触容许浓度（PC－STEL）和最高容许浓度（MAC）及分级标准，进行危害程度评价。④依据上述计算结果，评价各项职业卫生工程防护设施的控制效果，包括因生产工艺或设备技术水平限制而导致一些职业性有害因素超标的岗位所采取职业卫生防护补救措施的效果。⑤评价个人卫生防护用品、应急救援设施、警示标识配置情况。⑥评价建设项目职业卫生管理机构、人员、规章制度执行落实情况。

4. 编制控制效果评价报告　汇总实施阶段获取的各种资料、数据，完成建设项目职业病危害控制效果评价报告书与资料性附件的编制。

（三）示例：某石油化工企业新建年产550吨的丙磺酸生产系统项目职业病危害控制效果评价

1. 企业基本情况及需求　某石油化工企业为了满足市场对石油化工产品的增长的需求，投资4000万元新建年产550吨的丙磺酸生产系统及配套辅助设施。该项目已按相关部门提出的审查意见进行施工，现已竣工并试运行。为了预防、控制和消除建设项目存在的职业性有害因素，防治职业病，保证建设项目的各项职业病防护措施符合职业卫生要求，从而达到保障职业人群身体健康、促进社会经济发展的目的，需要对该石油化工企业的新建年产550吨的丙磺酸生产系统项目进行职业病危害控制效果评价。

2. 实施评价　某职业病防治研究所接受某石油化工企业委托后，对该企业进行职业病危害控制效果评价。

（1）评价依据与方法　依据相关法律法规，采用现场调查、职业卫生检测、收集资料，通过检查表分析法，同时结合职业健康检查资料和预评价报告，在该建设项目完工后、竣工验收前对其进行综合分析与评价。

（2）评价结果　该建设项目选址、总体布局、生产工艺及设备布局、建筑卫生学、个体防护用品、应急救援措施、辅助用室等符合标准和规范要求。该项目试运行期间可能产生的主要职业性有害因素有丙烯腈、丁烯、硫酸、粉尘、噪声等。检测化学因素36个检测点，其中，粉尘1个点、硫酸3个点超过职业接触限值，丙烯腈、丁烯检测结果符合标准要求；噪声22个检测点，噪声强度为44.9～105.2dB（A），有1个检测点的$L_{ex,8h}$强度超过职业接触限值。对接触职业性有害因素的82名作业人员进行健康检查，各项体检结果均正常，无职业禁忌证者。

（3）评价结论　该项目试运行期间部分工作岗位化学有害因素、物理因素超过职业接触限值，劳动者健康检查结果无异常。

三、职业病危害现状评价

在项目正常生产运行期间，对工作场所职业性有害因素及其接触水平、职业病防护设施及其他职业病防护措施与效果、职业性有害因素对劳动者的健康影响情况等进行综合评价。

（一）评价程序

与职业病危害预评价和控制效果评价的程序相类似。

（二）评价内容与方法

1. 收集资料与初步现场调查　接受用人单位委托后，应对用人单位基本情况进行初步现场调查，收集的资料包括：①用人单位最近1次职业卫生评价报告，以及近3年职业性有害因素监测及检测资料；②工程技术资料，包括用人单位所在地的气象条件，主要原辅材料名称、成分等；③近3年劳动者职业健康监护资料；④国家、地方、行业有关职业卫生方面的法律、法规、标准、规范。

2. 编制评价方案　分析收集的有关资料和初步现场调查后，编制评价工作方案并对其进行技术审核。

3. 实施现状评价　依据制定的评价方案，开展职业卫生调查并进行现场检测，分析与评价作业场所存在的职业性有害因素，对于不符合国家职业卫生标准和卫生要求的应当要求用人单位立即采取相应治理措施，确保其符合职业卫生环境和条件的要求。

根据用人单位职业病危害特点，一般采用职业卫生调查、职业卫生检测、职业健康检查、检查表分析、职业病危害作业分级等方法，对用人单位正常生产期间存在职业病危害暴露的劳动者的职业性有害因素接触水平、职业病防护设施效果以及职业卫生管理措施进行综合分析、定性和定量评价。

4. 编制现状评价报告 对实施阶段调查所得的资料和检测数据进行综合分析、整理，给出评价结论，并提出相应的对策措施和可行性建议，完成评价报告书与资料性附件的编制。

（三）示例：某铅酸蓄电池厂职业病危害现状评价

1. 企业基本情况及需求 铅酸蓄电池是广泛使用的一种化学电源。目前，中小规模铅酸蓄电池生产厂是我国铅酸蓄电池的主要生产来源，同时职业性铅中毒也是中小规模铅酸蓄电池生产厂存在的主要职业病。基于铅中毒在蓄电池行业危害的常见性、严重性和可预防性，对某密封式铅酸蓄电池装配企业开展职业卫生学调查及危害因素检测，开展职业病危害现状评价，以期为企业开展职业病危害防护提供资料。

2. 实施评价 某安全技术服务有限公司接受该密封式铅酸蓄电池装配企业委托，对该企业密封式铅酸蓄电池整改项目进行职业病危害现状评价。

（1）评价依据与方法 依据相关法律法规，通过职业卫生现场调查、职业卫生检测、职业健康检查等方法收集数据和资料，并结合职业病防护设施、个人职业病防护水平和检测结果，对正常生产期间劳动者的职业病危害暴露情况和接触水平、用人单位采取的职业病危害防护措施及效果、职业健康监护及管理等情况进行评价。主要将包板、烧焊、装模、入槽、滴胶、配胶、油印、注酸、充电、检测、暂存等生产过程中所涉及的生产工艺作业岗位作为关键调查点。

（2）评价结果 滴胶、配胶、封盖等作业岗位化学毒物 PC－TWA 均符合职业接触限值要求；入槽作业岗位空气中铅尘 PC－TWA 超过限值 $0.05mg/m^3$；烧焊岗位劳动者血铅超标；注酸、包板、充电岗位硫酸 PC－TWA 均超过限值 $1mg/m^3$；污水处理岗位硫酸 PC－TWA 及 PC－STEL 分别超过限值 $1mg/m^3$ 及 $2mg/m^3$；包板、烧焊、装模作业岗位噪声强度均超过限值 85dB，WGBT 指数达到高温作业Ⅲ级。

（3）评价结论 该项目存在的主要职业性有害因素：化学毒物为铅尘（烟）、硫酸，物理因素为噪声、高温。根据《建设项目职业病危害风险分类管理目录》规定，该项目属专用设备制造业，铅尘（烟）属高毒物品，确定该项目的职业病危害风险为"严重"。

第六节 主要行业的职业卫生

PPT

由于不同行业的生产工艺流程特点不同，所接触的职业性有害因素各异，职业性有害因素的关键控制点和控制措施也各不相同。只有掌握行业的职业卫生特点，才能正确识别出每个行业的职业性有害因素，继而进一步评价、预测和控制该行业的相关职业性有害因素，采取综合治理与重点控制相结合的措施，有效地预防职业病发生。

一、传统行业职业卫生

传统的行业有很多，例如矿山开采、冶炼、建筑等，这些行业会产生较多的职业性有害因素（表7－5）。

表7-5 传统行业职业卫生

行业	主要职业性有害因素	主要健康危害
矿山开采	粉尘，噪声，振动，高温，一氧化碳、甲烷、氮氧化物、二氧化硫等气体，矿石中的铅、汞、砷等	尘肺病、噪声聋、高温中暑、职业中毒
钢铁冶炼	粉尘、噪声、一氧化碳、高温	尘肺病、噪声聋、高温中暑、一氧化碳中毒
建筑行业	粉尘、有机溶剂等毒物、高温、低温、噪声和振动	尘肺病、噪声聋、高温中暑、职业中毒

二、新兴产业职业卫生

新兴产业（如航天航空、信息产业）的职业卫生工作也是现代职业卫生面临的新挑战（表7-6）。在新兴的产业中，除了可能暴露于传统的职业性有害因素外，还可能暴露于许多新型的或罕见的职业性有害因素（稀有金属、特殊有机溶剂等），另外还包括新技术和新工艺的使用、特殊的工作状态（如航天作业的失重状态和寂寞）、高难度高负荷工作等因素可能造成的高度心理紧张等。对于这些复杂性新型职业性有害因素或特殊工作状态，无论是职业卫生管理者、服务者还是暴露者均对此缺乏充分的识别、评价和防护，并对相关救治知识没有全面掌握，使得新兴产业职业病的防治工作面临更加严峻复杂的形势。

表7-6 新兴行业职业卫生

行业	职业性有害因素	健康危害
航空航天	高空缺氧、强噪声和全身振动	工作效率低、易疲劳，严重时会导致意识丧失、抽搐、痉挛、瘫痪等；听觉系统功能障碍、晕动病、减压病；空间电离辐射会对人体 DNA 造成损伤，产生致癌、致畸、致突变等遗传损伤效应；此外，航天失重可导致心肌萎缩、骨骼肌萎缩、免疫功能下降等
信息产业（设备硬件生产和软件应用）	醚、醇、酯、酮及苯系有机溶剂，金属化合物（如锑、锗、砷、硼、磷），氟化物（氟化氢）、硅化物（如三氯氢硅）	颈部和腰部不适，感觉肩背腕疼痛、抽筋、肌肉紧张或无力，有的还有头晕、头痛、记忆力下降、焦虑、失眠、紧张、免疫力降低等症状。白领阶层的职业紧张和职业相关疾病问题不容忽视

三、农村职业卫生

（一）农业生产的职业卫生

1. 农业生产劳动通常具有的特点

（1）受自然条件影响大　与工业生产的"人工环境"不同，农业生产的作业环境绝大多数是自然露天的环境。外界不良因素如寒冷、潮湿、炎热、日晒及自然界其他物理、化学、生物因子直接作用于劳动者，而且这些不利的自然因素很难人为消除。

（2）工种繁多　农业生产劳动有手工劳动和机械劳动，劳动者在不同的时间内可能从事不同的作业。由于频繁地转换作业类型、作业方式和劳动条件，劳动者接触的职业性有害因素的种类也随之频繁转换。

（3）劳动者分散　劳动者缺乏统一的组织，分散劳动，劳动场所以及劳动时间、作息时间间隔不相同，给作业场所的卫生学评价及卫生措施的实施增加了困难。

（4）缺乏劳动卫生服务　农业劳动缺乏专门的劳动卫生管理机构和劳动卫生服务，目前也无针对农村劳动卫生和劳动保护的法规。

2. 农业劳动卫生存在的问题

（1）传统农业的劳动卫生　①有毒物质：农作物种植、栽培、除草、杀虫、促进生长和成熟等过程经常使用各种农药、化肥，可能引起农药中毒及其他损伤。②异常气象条件：高温导致的中暑。③工效学问题：传统农田作业多是繁重体力劳动，易引起腰肌劳损；下肢静脉曲张；农业劳动多是简单的重复动作，强迫体位和局部紧张可引起致急、慢性劳损。④伤害和外伤：农业劳动时还可遇到电击伤、牲畜暴力伤、蛇咬伤、蜂及蜈蚣蜇伤以及水蛭叮咬等意外伤害；在农作物收割、捆绑、运输、脱粒等作业中，由于麦芒、谷物粉屑、砂粒等异物入眼，常导致眼外伤。

（2）农业机械化操作的劳动卫生与安全　机械操作安全是农业作业中的另一个重要方面。农村地区常常使用农机具进行农田作业，但机械操作不当可能会引发事故，主要存在以下问题：①噪声和振动；②外伤；③有害气体；④机械化操作时，容易发生中暑；⑤使用电力设备进行水排灌、脱粒时，易发生触电事故。

📎 知识链接

农民肺及其健康保护

农民肺是外源性过敏性肺泡炎或外源性过敏性细支气管肺泡炎的一种，是农民或其他劳动群众在作业环境中接触发霉的稻草或稻谷时吸入含有嗜热放线菌的有机粉尘所引起的外源性变应性肺泡炎，可以在肺内形成巨噬细胞性肉芽肿和肺间质纤维化。本病在世界各地分布较广，有些国家和地区将其列为职业性疾病。

我国政府对农民等困难群体有很多帮扶政策，现在国家为农民提供了医疗保险，农民生病时可以在全国各地医院住院并按比例报销医疗费用，从而保障农民的健康。

（3）生物性有害因素及所致病损　生物性有害因素是存在于生产原料和生产环境中的对职业人群健康存在有害影响的一类生物因素。其所致病损包括：①人畜共患疾病、虫媒疾病与寄生虫病；②农业皮炎；③农业粉尘及所致肺部疾患，如农民肺、农业性哮喘。

（二）乡镇企业职业卫生特点和服务内容

1. 乡镇企业的职业卫生特点　①发展速度快、地域广泛；②乡镇企业劳动条件简陋；③职业危害转移和转嫁；④管理水平低；⑤工艺及人员变动大；⑥缺乏必要的基本职业卫生服务。

2. 乡镇企业的职业卫生服务内容

（1）强化乡政府对乡镇工业职业卫生的监督和管理　①建立组织领导机构，加强职业卫生监督管理：采取由政府组织协调、卫生部门牵头、其他部门配合、企业落实的办法，把乡镇企业职业卫生监督管理和职业危害的治理提到政府议事日程上来，纳入经济发展规划。②制定有关法规，强化职业卫生监督管理：根据国家规定，结合本地区实际，制定职业病防治条例、乡镇工业劳动卫生监督管理办法、乡镇工业劳动卫生管理办法实施细则、生产建设项目预防性卫生监督管理规定等地区性法规。

（2）探索乡镇工业职业卫生服务与农村初级卫生保健相结合　①把乡镇工业作业环境监测和职工健康监护指标纳入农村卫生保健的考核指标，一并考核。②在卫生系统中建立以地区疾病预防控制机构为技术指导中心，以乡镇卫生院、村卫生室（或企业卫生室）为基础的三级职业卫生服务网络，健全管理和监督体系。

（3）充实职业卫生服务内容，加大监督管理力度　①地区疾病预防控制机构应对乡镇工业采取监督措施，对问题严重而限期不改进者，可予以关、并或转产；严格控制作业场所空气中有毒有害物质的浓度；健全职业卫生和健康监护档案。②地区疾病预防控制机构应对乡镇卫生院卫生人员普及健康监护、环境监测和卫生监督的基本知识和技能，推动基层医务卫生人员参与乡镇工业的劳动卫生服务和管理工作。③根据乡镇企业职业卫生特点，采用分级管理办法，提高预防性和经常性卫生监督覆盖率、上岗前和定期职业性体检率。④加强劳动部门、工业主管部门和工会组织等的配合，使卫生部门所提出的监督措施能更好地贯彻执行。⑤因地制宜，推广适宜技术。⑥开展健康教育，培养骨干队伍。

✎ 练习题

答案解析

1. 针对已知的职业性有害因素，识别方法有哪些？
2. 工作场所空气样品的采集方法有哪些？
3. 职业卫生基本情况有哪些调查内容？
4. 职业性有害因素评价有哪些类别？
5. 职业病危害控制效果评价有哪些内容和指标？

（曾　强　夏　娅）

书网融合……

本章小结　　　　微课　　　　题库

第八章　职业性有害因素的预防与控制

学习目标

知识目标

1. 掌握　《中华人民共和国职业病防治法》规定的劳动者依法享有的职业卫生保护权利；我国职业接触限值制订的主要依据；个人防护用品的设计和制作应严格遵守的四项原则；职业性有害因素对女性健康的特殊影响。

2. 熟悉　《中华人民共和国职业病防治法》工作方针、机制；职业卫生标准的应用；个人防护用品按照防护部位的分类；我国有关妇女劳动保护的规定；常见职业伤害及其危险因素；职业安全管理与事故预防对策。

3. 了解　职业病防治法规体系；职业卫生标准体系构成；照明光源的种类、特点；作业场所健康促进目的、内容与实施过程；提高职工职业生命质量的关键性措施；职业伤害的分布特征、危险因素。

能力目标

1. 能运用《中华人民共和国职业病防治法》立法宗旨及主要内容进行职业卫生管理工作。
2. 具备实施作业场所健康促进、开展职业卫生保健工作的能力。

素质目标

通过本章的学习，树立职业病防治法律意识，树立预防为主、防治结合的思想，结合案例分析，树立正确的价值观，成为具有良好道德修养、职业素养的公卫人。

第一节　职业卫生监督与管理

PPT

情境导入

情境：近年来，我国职业健康事业快速发展，职业病防治工作取得了显著成效，法规标准体系和监管体制机制不断完善。全国人大常委会先后多次修订《职业病防治法》，目前已形成较为完善的法律法规和标准体系；进一步理顺了监管体制，建立了国家、省、市、县四级职业病防治工作协调机制，形成了工作合力；职业健康保护行动全面开展，广大劳动者的职业健康获得感显著增强。

思考：

1. 我国职业卫生法规体系和标准体系的主要框架是什么？
2. 我国《职业病防治法》的立法宗旨和适用范围是什么？
3. 我国劳动者依法享有的职业卫生保护权利有哪些？

一、概述

预防与控制职业性有害因素在职业病的三级预防中占有重要位置，是我国职业卫生工作的主要任务之一。工作场所中的职业性有害因素是客观存在的，劳动者在生产工艺过程、劳动过程、生产环境中可接触各种职业性有害因素，如果缺乏有效的监督和管理，可能对健康产生不良影响。我国是世界上劳动人口最多的国家，截至 2022 年底，我国 16～59 岁劳动年龄人口为 8.8 亿，占总人口的 62%，多数劳动者职业生涯超过其生命周期的二分之一。因此，预防和控制职业性有害因素，切实保障劳动者职业健康权益，对维护全体劳动者身体健康、促进经济社会持续健康发展至关重要。

职业卫生监督与管理是实现这一目标最重要的措施，是由各级政府的卫生监督部门依据职业卫生法律法规和相关的技术规范所实施的行政管理，属于一、二级预防层面，以一级预防为主，是我国"预防为主"卫生工作方针在职业卫生领域具体体现的一个重要方面。

中华人民共和国成立以来，陆续制定并颁布了一系列劳动保护的法律、法规、规章和标准，包括近年来相继颁布的《中华人民共和国职业病防治法》《中华人民共和国劳动法》《工伤保险条例》《中华人民共和国尘肺病防治条例》《使用有毒物品作业场所劳动保护条例》等，保障了职业卫生监督管理工作的顺利执行。

但我国仍处于城镇化和工业化快速发展阶段，职业病防治工作面临新、旧职业性有害因素日益交织叠加，工作压力、肌肉骨骼疾患等问题凸显，传统职业病防治和工作相关疾病预防的双重挑战，劳动者职业健康权益保障存在薄弱环节，职业病防治总体形势依然严峻复杂。

随着健康中国战略的全面实施，职业卫生管理和服务人群、领域不断扩展，进一步强化政府监管职责，夯实职业卫生监管基础，完善职业病防治法律法规、标准体系，督促用人单位落实主体责任，提升职业卫生监管水平，为保障劳动者健康和促进国民经济高质量发展发挥重要作用。

二、职业卫生法规

职业卫生法规是国家为贯彻劳动保护政策以改善作业劳动条件，预防、控制和消除职业病，保护劳动者健康及相关权益，促进经济发展而制定的法规，是国家运用法律形式对职业卫生问题实施管理的依据，也是政府职能部门实施行政管理的依据，因而其完善程度直接关系到能否有效地实施行政监管和保障从业人员在安全卫生的条件下从事生产劳动。目前，我国职业卫生法规体系的主要框架包括宪法、法律、行政法规、部门规章、规范性文件、地方性法规、规章。

（一）宪法

《中华人民共和国宪法》是我国的根本大法，在 2018 年 3 月 11 日修正的最新版第二章第四十二条中明确规定"加强劳动保护，改善劳动条件"，这是宪法对我国职业卫生工作的总体规定。

（二）法律

《中华人民共和国职业病防治法》（以下简称《职业病防治法》）是职业卫生相关法规的基本法令，是由全国人民代表大会常务委员会制定的职业卫生单行法律，2001 年 10 月 27 日第九届全国人民代表大会常务委员会第二十四次会议通过，根据 2011 年 12 月 31 日第十一届全国人民代表大会常务委员会第二十四次会议《关于修改〈中华人民共和国职业病防治法〉的决定》第一次修正，根据 2016 年 7 月 2 日第十二届全国人民代表大会常务委员会第二十一次会议《关于修改〈中华人民共和国节约能源法〉等六部法律的决定》第二次修正，根据 2017 年 11 月 4 日第十二届全国人民代表大会常务委员会第三十次会议《关于修改〈中华人民共和国会计法〉等十一部法律的决定》第三次修正，根据 2018 年 12 月

29 日第十三届全国人民代表大会常务委员会第七次会议《关于修改〈中华人民共和国劳动法〉等七部法律的决定》第四次修正。

1. 概述　《职业病防治法》包括总则、前期预防、劳动过程中的防护与管理、职业病诊断与职业病病人保障、监督检查、法律责任、附则七个章节，是所有职业病防治工作的根本依据。

（1）立法宗旨　以保护广大劳动者健康权益为宗旨，规定了我国在预防、控制和消除职业病危害及防治职业病中的各种法律制度。

（2）适用范围　适用于中华人民共和国领域内的职业病防治活动。本法所称职业病，是指企业、事业单位和个体经济组织等用人单位的劳动者在职业活动中，因接触粉尘、放射性物质和其他有毒、有害因素而引起的疾病。

（3）工作方针、机制　职业病防治工作坚持预防为主、防治结合的方针，建立用人单位负责、行政机关监管、行业自律、职工参与和社会监督的机制，实行分类管理、综合治理。

（4）法律关系主体　包括用人单位、相关行政部门、劳动者以及职业卫生技术服务单位，规定了政府监管部门的职责、用人单位的主体责任、劳动者享有的职业卫生保护权利和职业卫生服务机构的职责，以及各法律关系主体违反《职业病防治法》的法律责任。

（5）职业病的分类和目录制定　由国务院卫生行政部门会同国务院劳动保障行政部门制定、调整并公布。

（6）国家职业卫生标准的制定　有关职业病防治的国家职业卫生标准，由国务院卫生行政部门组织制定并公布。

（7）与职业病防治密切相关的法律　为非专项法律，其中含有相关的条款，如《中华人民共和国基本医疗卫生与健康促进法》《中华人民共和国劳动法》《中华人民共和国劳动合同法》《中华人民共和国社会保险法》《中华人民共和国计量法》《中华人民共和国行政许可法》《中华人民共和国行政诉讼法》《中华人民共和国刑法》等。

2. 劳动者依法享有的职业卫生保护权利

（1）获得职业卫生教育、培训。

（2）获得职业健康检查、职业病诊疗、康复等职业病防治服务。

（3）了解工作场所产生或者可能产生的职业性有害因素、危害后果和应当采取的职业病防护措施。

（4）要求用人单位提供符合防治职业病要求的职业病防护设施和个人使用的职业病防护用品，改善工作条件。

（5）对违反职业病防治法律、法规以及危及生命健康的行为提出批评、检举和控告。

（6）拒绝违章指挥和强令进行没有职业病防护措施的作业。

（7）参与用人单位职业卫生工作的民主管理，对职业病防治工作提出意见和建议。

3. 职业病诊断与职业病病人保障

（1）职业病诊断机构的设立及其条件　承担职业病诊断的医疗卫生机构应当为取得《医疗机构执业许可证》的医疗卫生机构，还应当具有与开展职业病诊断相适应的医疗卫生技术人员，具有与开展职业病诊断相适应的仪器、设备，以及具有健全的职业病诊断质量管理制度。

（2）职业病诊断应当综合分析的因素　①病人的职业史；②职业性有害因素接触史和工作场所职业性有害因素情况；③临床表现以及辅助检查结果等。没有证据否定职业性有害因素与病人临床表现之间的必然联系的，应当诊断为职业病。

（3）职业病诊断、鉴定的现场调查　职业病诊断、鉴定机构需要了解工作场所职业性有害因素情况时，可以对工作场所进行现场调查，也可以向卫生行政部门提出申请，卫生行政部门应当在十日内组织现场调查。用人单位不得拒绝、阻挠。

（4）发现职业病病人或者疑似职业病病人的报告　用人单位和医疗卫生机构发现职业病病人或者疑似职业病病人时，应当及时向所在地卫生行政部门报告。确诊为职业病的，用人单位还应当向所在地劳动保障行政部门报告。

（5）职业病诊断异议的处理　当事人对职业病诊断有异议的，可以向作出诊断的医疗卫生机构所在地地方人民政府卫生行政部门申请鉴定。

（6）职业病诊断鉴定委员会的组成　由相关专业的专家组成。省、自治区、直辖市人民政府卫生行政部门应当设立相关的专家库，需要对职业病争议作出诊断鉴定时，由当事人或者当事人委托有关卫生行政部门从专家库中以随机抽取的方式确定参加诊断鉴定委员会的专家。

（7）职业病诊断鉴定委员会组成人员的职责　应当遵守职业道德，客观、公正地进行诊断鉴定，并承担相应的责任。职业病诊断鉴定委员会组成人员不得私下接触当事人，不得收受当事人的财物或者其他好处，与当事人有利害关系的，应当回避。

（8）劳动者职业病诊断地点的选择　劳动者可以在用人单位所在地、本人户籍所在地或者经常居住地依法承担职业病诊断的医疗卫生机构进行职业病诊断。

4. 法律责任　违反《职业病防治法》行为应追究的法律责任包括：①行政责任，即对用人单位和职业卫生技术服务机构、职业病诊断机构及其主管或直接责任人的行政处罚和行政处分；②刑事责任，即对违反《职业病防治法》造成严重后果，构成犯罪的，依法追究刑事责任；③民事责任，即职业病病人除依法享有工伤保险外，依照有关民事法律，尚有获得赔偿的权利的，有权向用人单位提出赔偿要求。

如用人单位和医疗卫生机构未按照规定报告职业病、疑似职业病的，由有关主管部门依据职责分工责令限期改正，给予警告，可以并处一万元以下的罚款；弄虚作假的，并处二万元以上五万元以下的罚款；对直接负责的主管人员和其他直接责任人员，可以依法给予降级或者撤职的处分。

（三）行政法规

由国务院制定的职业卫生相关行政法规主要有《中华人民共和国尘肺病防治条例》《使用有毒物品作业场所劳动保护条例》《放射性同位素与射线装置安全和防护条例》《女职工劳动保护特别规定》等。

（四）部门规章

国务院各个部门根据法律以及国务院的行政法规、决定、通知制定的职业卫生部门规章主要如下。

1. 工作场所职业卫生管理规定　为贯彻落实行政审批制度改革要求和国务院领导批示精神，国家卫生健康委员会对原国家安全生产监督管理总局2012年4月27日颁布的《工作场所职业卫生监督管理规定》进行修改，形成了《工作场所职业卫生管理规定》（以下简称《规定》），自2021年2月1日起施行。《规定》旨在加强职业卫生管理工作，强化用人单位职业病防治的主体责任，预防、控制职业病危害，保障劳动者健康和相关权益。

2. 职业卫生技术服务机构管理办法　为了加强对职业卫生技术服务机构的监督管理，规范职业卫生技术服务行为，国家卫生健康委员会制定了《职业卫生技术服务机构管理办法》（以下简称《办法》），自2021年2月1日起施行；2023年11月3日，《国家卫生健康委关于修改〈职业卫生技术服务机构管理办法〉的决定》发布，自2023年12月1日起施行。该《办法》对在中华人民共和国境内申请职业卫生技术服务机构资质，从事职业卫生检测、评价技术服务以及卫生健康主管部门实施职业卫生技术服务机构资质认可与监督管理等作出了规定。《办法》明确要求机构应当建立、健全职业卫生技术服务责任制，明确相关负责人的管理职责；职业卫生技术服务机构开展相关技术服务活动应遵循相关法律法规和标准规范，如实记录技术服务原始信息，确保相关数据信息可溯源；职业卫生技术服务机构及其专业技术人员应遵守相关行为规范；职业卫生技术服务机构应建立技术服务档案并对技术报告相关信息进行公开等。

3. 职业健康检查管理办法 为加强职业健康检查工作，规范职业健康检查机构管理，保护劳动者健康权益，国家卫生健康委员会制定了《职业健康检查管理办法》，自 2015 年 5 月 1 日起施行；根据 2019 年 2 月 28 日国家卫生健康委员会令 2 号《国家卫生健康委关于修改〈职业健康检查管理办法〉等 4 件部门规章的决定》第一次修订。该规定强化了职业健康检查机构的主体责任，应对备案的职业健康检查信息的真实性、准确性、合法性承担全部法律责任；明确承担职业健康检查的医疗卫生机构具备的条件、主检医师的条件和职责；强调职业健康检查的主要工作要求；加强事中事后监督管理措施，增加了对职业健康检查机构违法行为的相关罚则。

4. 用人单位职业健康监护监督管理办法 该办法对用人单位所承担的劳动者健康监护和职业健康监护档案管理的法定义务和劳动者享有的健康监护权益做出了明确规定，并明确了用人单位和医疗卫生机构违反《职业病防治法》及本办法规定时应承担的法律责任。

5. 职业病诊断与鉴定管理办法 该办法明确规定了职业病诊断和鉴定应当遵循"科学、公正、公开、公平、及时和便民"的原则。依照《职业病防治法》，职业病的诊断应按该管理办法和国家职业病诊断标准进行，需符合法定程序方有法律效力。

（五）规范性文件

国务院及有关部委发布的各种规范性文件通常以决定、办法、规定、意见、通知等形式出现，如《国家卫生健康委办公厅关于进一步加强用人单位职业健康培训工作的通知》《国家卫生健康委办公厅关于公布建设项目职业病危害风险分类管理目录的通知》《国家卫生健康委办公厅关于印发职业卫生技术服务机构资质认可程序及技术评审准则的通知》等作为相关职业卫生法律、法规和行政规章的重要补充。

（六）地方性法规、规章

由地方权力机关制定地方法规，如《上海市职业病防治条例》《北京市职业病防治卫生监察条例》《天津市职业病防治条例》《江苏省职业病防治条例》等。地方政府或部门制定的相关规定，如《江苏省工作场所职业病危害因素检测工作规范》《广东省职业病危害因素定期检测质量控制技术规范》等。

三、职业卫生标准及应用

（一）职业卫生标准的概念与分类

职业卫生标准是职业卫生法规体系的有机组成部分，是以保护劳动者健康为目的对劳动条件的卫生要求做出的技术规定，是执行相关职业卫生法律法规的技术规范、衡量职业病危害控制效果的技术标准，也是职业病防治监督管理工作的法定依据。

依据《国家职业卫生标准管理办法》，国家职业卫生标准包括：①职业卫生专业基础标准；②工作场所作业条件卫生标准；③工业毒物、生产性粉尘、物理因素职业接触限值；④职业病诊断标准；⑤职业照射放射防护标准；⑥职业防护用品卫生标准；⑦职业危害防护导则；⑧劳动生理卫生、工效学标准；⑨职业病危害因素检测、检验方法等。

按照标准的实施性质，国家职业卫生标准分为强制性标准和推荐性标准。强制性标准分为全文强制和条文强制两种形式。强制性标准的代号为"GBZ"，推荐性标准的代号为"GBZ/T"。强制性职业卫生标准包括工业企业设计卫生标准、工作场所有害因素职业接触限值、职业病诊断标准、职业照射放射防护标准、职业防护用品卫生标准。推荐性职业卫生标准包括职业卫生专业基础标准，工作场所职业病危害因素采样规范，职业病危害因素检测、检验方法，职业病危害防护导则，劳动生理卫生、工效学标准等。有关职业卫生标准还有卫生行业标准（WS），如《噪声职业病危害风险管理指南》（WS/T 754—2016）。

（二）现行的职业卫生标准

职业卫生标准体系由基础标准、限值标准、方法标准、危害控制标准、管理标准、职业健康监护标准及职业病诊断标准构成。

1. 基础标准 包括《工业企业设计卫生标准》（GBZ 1—2010）、《职业病诊断标准名词术语》（GBZ/T 157—2009）、《职业卫生名词术语》（GBZ/T 224—2010）、《职业病诊断文书书写规范》（GBZ/T 267—2015）、职业病诊断标准编写指南（GBZ 218—2009）、《职业卫生标准制定指南 第 1 部分：工作场所化学物质职业接触限值》（GBZ/T 210. 1—2008）、《职业卫生标准制定指南 第 2 部分：工作场所粉尘职业接触限值》（GBZ/T 210. 2—2008）、《职业卫生标准制定指南 第 3 部分：工作场所物理因素职业接触限值》（GBZ/T 210. 3—2008）、《职业卫生标准制定指南 第 4 部分：工作场所空气中化学物质测定方法》（GBZ/T 210. 4—2008）、《职业卫生标准制定指南 第 5 部分：生物材料中化学物质的测定方法》（GBZ/T 210. 5—2008）。

2. 限值标准 包括工作场所有害因素（化学因素、粉尘、生物因素、物理因素、劳动生理）职业接触限值和职业接触生物限值，由国家职业卫生标准委员会制订。包括《工作场所有害因素职业接触限值 第 1 部分：化学有害因素》（GBZ 2. 1—2019）和《工作场所有害因素职业接触限值 第 2 部分：物理因素》（GBZ 2. 2—2007）。

职业接触限值（occupational exposure limits，OELs）是为保护作业人员健康而规定的工作场所有害因素的接触限制量值，指劳动者在职业活动过程中长期反复接触某种或多种职业性有害因素，不会引起绝大多数接触者不良健康效应的容许接触水平（permissible concentration，PC）。

我国职业接触限值制订的主要依据是：①有害物质的理化特性资料；②毒理学资料（动物实验和人体毒理学资料）；③现场职业卫生学调查资料和（或）流行病学调查资料；④职业人群健康监护资料；⑤参考国外职业卫生标准。制订有害物质的接触限值，应在充分复习文献资料的基础上进行，首先广泛收集毒理学、流行病学研究和临床观察资料，特别是现场职业卫生和流行病学调查资料比动物实验资料更为重要，它是制订接触限值的主要依据。在此基础上，通过资料整理与分析，探讨剂量－反应关系，提出建议值。

GBZ 2. 1—2019 规定了 358 种化学毒物的限值要求、49 种粉尘的限值要求、3 种生物因素的限值要求、28 种生物监测指标和职业接触生物限值要求，监测检测原则要求，工作场所化学有害因素职业接触控制原则及要求。化学有害因素的职业接触限值分为时间加权平均容许浓度（PC－TWA）、短时间接触容许浓度（PC－STEL）和最高容许浓度（MAC）三类。

🔗 **知识链接** --

化学有害因素职业接触限值的应用

1. PC－TWA 是评价劳动者接触水平和工作场所职业卫生状况的主要指标。职业病危害控制效果评价、定期的职业病危害评价、系统接触评估，或因生产工艺、原材料、设备等发生改变需要对工作场所职业病危害程度重新进行评估时，尤应着重进行 TWA 的检测、评价。

2. PC－STEL 主要用于以慢性毒性作用为主但同时具有急性毒性作用的化学物质，是与 PC－TWA 相配套的短时间接触限值，可视为对 PC－TWA 的补充。在对制定有 PC－STEL 的化学物质进行监测和评价时，应通过现场卫生学调查了解浓度波动情况，在浓度最高的时段按采样规范和标准检测方法进行采样和检测。

3. MAC 是针对那些具有明显刺激、窒息或中枢神经系统抑制作用，可导致严重急性健康损害的化学物质而制定的在任何情况下都不容许超过的最高容许接触限值。一般情况下，设有 MAC 的化学物质均无 PC – TWA 或 PC – STEL。

GBZ 2.2—2007 规定了电磁辐射、高温、噪声、手传振动 4 类 9 种物理因素的职业接触限值；此外，还规定了体力劳动强度分级、体力工作时的心率和能量消耗 2 个劳动生理因素的限值要求。

此外，工业企业设计卫生标准（GBZ 1—2010）也列出了部分卫生限值，如高温作业设置系统式局部送风时工作地点的温度和平均风速、空气调节厂房内不同湿度下的温度，以及封闭式车间人均新风量、微小气候设计等卫生要求。

3. 方法标准 分为基础方法标准、专业方法标准及评价和分级标准。

（1）基础方法标准 包括《工作场所空气中有害物质监测的采样规范》（GBZ 159—2004）和《职业卫生生物监测质量保证规范》（GBZ/T 173—2006）。

（2）专业方法标准 包括工作场所有害化学物质检测方法、空气粉尘测定、物理因素测量、劳动生理测量、生物检测方法等标准。工作场所有害化学物质检测方法包括金属及其化合物、非金属及其化合物、有机化合物等的检测方法。工作场所空气粉尘测定标准包括总粉尘浓度、呼吸性粉尘浓度、粉尘分散度、游离二氧化硅含量、石棉纤维浓度、超细颗粒和细颗粒总数量浓度 6 个部分的测定方法标准（GBZ/T 192.1 ~ 192.5—2007，GBI/T 192.6—2018）。工作场所物理因素测量包括 1Hz ~ 100kHz 电场和磁场、高频电磁场、超高频辐射、微波、激光、紫外辐射、高温、噪声、手传振动 9 个部分的测定方法标准。劳动生理测量包括体力劳动强度分级和体力劳动时的心率测量（GBZ/T 189.10 ~ 189.11—2007）。生物检测方法标准均为推荐性卫生行业标准。

（3）评价方法标准 包括《职业病危害评价通则》（GBZ/T 277—2016）、《建设项目职业病危害预评价技术导则》（GBZ/T 196—2007）和《建设项目职业病危害控制效果评价技术导则》（GBZ/T 197—2007）。

（4）职业卫生分级标准 包括《职业性接触毒物危害程度分级》（GBZ 230—2010）、体力劳动强度分级（出自 GBZ 2.2—2007）及工作场所职业病危害作业分级标准。后者又包括生产性粉尘、化学物、高温（GBZ/T 229.1 ~ 229.3—2010）及噪声（GBZ/T 229.4—2012）4 个部分的分级标准。

4. 危害控制标准 包括行业危害控制标准、危害作业控制标准、特定危害控制标准以及卫生工程、职业防护设施及个体职业防护等标准。

（1）行业危害控制标准 包括《服装干洗业职业卫生管理规范》（GBZ/T 199—2007）、《建筑行业职业病危害预防控制规范》（GBZ/T 211—2008）、《纺织印染业职业病危害预防控制指南》（GBZ/T 212—2008）、《黑色金属冶炼及压延加工业职业卫生防护技术规范》（GBZ/T 231—2010）、《造纸业职业病危害预防控制指南》（GBZ/T 253—2014）、《珠宝玉石加工行业职业病危害预防控制指南》（GBZ/T 285—2016）、《中小箱包加工企业职业病危害预防控制指南》（GBZ/T 252—2014）及《中小制鞋企业职业病危害预防控制指南》（GBZ/T 272—2016）。

（2）危害作业控制标准 包括《高毒物品作业岗位职业病危害告知规范》（GBZ/T 203—2007）、《高毒物品作业岗位职业病危害信息指南》（GBZ/T 204—2007）、《石棉作业职业卫生管理规范》（GBZ/T 193—2007）、《使用人造矿物纤维绝热棉职业病危害防护规程》（GBZ/T 198—2007）、《汽车铸造作业职业病危害预防控制指南》（GBZ/T 251—2014）。

（3）特定危害控制标准 包括《密闭空间作业职业病危害防护规范》（GBZ/T 205—2007）《汽车铸造作业职业危害预防控制指南》（GBZ/T 251—2014）、《血源性病原体职业接触防护导则》（GBZ/T 213—2008）、《硫化氢职业病危害防护导则》（GBZ/T 259—2014）、《氯气职业病危害防护导则》（GBZ/T 275—2016）、《正己烷职业病危害防护导则》（GBZ/T 284—2016）。

（4）职业病危害因素工程控制、职业防护设施标准　包括《工作场所防止职业中毒卫生工程防护措施规范》（GBZ/T 194—2007）、《工作场所有毒气体检测报警装置设置规范》（GBZ/T 223—2009）和《密闭空间直读式气体检测仪选用指南》（GBZ/T 222—2009）。

（5）个体职业防护标准　包括《有机溶剂作业场所个人职业病防护用品使用规范》（GBZ/T 195—2007）、《自吸过滤式呼吸防护用品适合性检验颜面分栏》（GBZ/T 276—2016）。

5. 管理标准　《用人单位职业病防治指南》（GBZ/T 225—2010）。

6. 职业健康监护标准　包括《职业健康监护技术规范》（GBZ 188—2014）、《职业禁忌证界定导则》（GBZ/T 260—2014）及《消防员职业健康标准》（GBZ 221—2009）等。

7. 职业病诊断标准　包括职业病诊断通用标准和分类标准。前者包括职业病诊断通则以及靶器官或系统的疾病（通用）诊断标准，后者包括10大类职业病的具体诊断标准。

（1）职业病诊断通用标准　包括《职业病诊断通则》（GBZ/T 265—2014）、《慢性化学物中毒性周围神经病的诊断》（GBZ/T 247—2013）、《职业性急性化学物中毒的诊断总则》（GBZ 71—2013）以及《职业性急性化学物中毒性呼吸系统疾病诊断标准》（GBZ 73—2009）、《职业性急性化学物中毒性血液系统疾病诊断标准》（GBZ 75—2010）、《职业性急性化学物中毒性神经系统疾病诊断标准》（GBZ 76—2002）、《职业性急性化学物中毒性心脏病诊断标准》（GBZ 74—2009）、《职业性急性化学物中毒性多器官功能障碍综合征的诊断》（GBZ 77—2019）等。

（2）职业病诊断分类标准　是与国家《职业病分类和目录》所列职业病相对应的诊断标准，包括：职业性尘肺病及其他呼吸系统疾病诊断标准9项，其中职业性呼吸系统疾病诊断标准8项；职业性皮肤病诊断标准10项；职业性眼病诊断标准5项；职业性耳鼻喉口腔疾病诊断标准4项；职业性化学中毒诊断标准62项；物理因素所致职业病6项；职业性传染病诊断标准3项；职业性肿瘤诊断标准1项；其他职业病诊断标准3项。共计103项标准。

（三）职业卫生标准的应用

职业卫生标准是国家职业病防治法律法规体系的重要组成部分，是改善作业环境、保护劳动者身心健康的重要保证。通过制定工作场所职业性有害因素接触限制量值以及劳动者健康保护要求，可保护劳动者避免过度接触工作场所有害因素，达到最大限度地保护劳动者健康权益的目的。

职业接触限值是职业卫生实际工作中控制工作场所有害因素的技术尺度，但它不是安全与有害的绝对界限，只是判断化学物在一定浓度其安全性的基本依据，判断有害因素是否损害了健康必须以医学检查结果为基础，结合实际接触情况来综合判定。因此，即使符合卫生标准，也还有必要对接触人员进行健康检查。此外，它只是一种限量标准，应尽可能地降低空气中有害物质的浓度，而不应以达到卫生标准为满足。

职业卫生标准是用人单位评价工作场所卫生状况和劳动条件以及劳动者接触有害因素的程度，评价防护措施效果的重要技术依据，是职业卫生监督管理部门实施职业卫生监督检查、职业卫生技术服务机构开展职业病危害评价的重要技术法规依据。在整个职业卫生管理、职业卫生监督执法、职业卫生技术服务以及职业病医疗服务等各项活动中，均涉及职业卫生标准的运用。

第二节　职业卫生工程技术

PPT

情境导入

情境： 某科技公司粉体车间共有4条生产线，主要生产水泥用外加剂，产能为1×10^4吨/年。车间现有职工14人，各岗位均为常日班，实行每天8小时工作制。投料操作时，加料工人使用刀具划开原料袋，将原料从加料口倒入，在投倒原料的过程中会飞散出原料粉尘，形成沉降尘。搅拌完成后，投料工需要打开阀门，将混合好的物料打入储料罐，由于没有防控管路，物料下落到储料罐时，空气受挤压会带动粉尘通过设备缝隙飞散出来。在出料操作时，操作工将包装袋固定在出料口接收搅拌混合物的物料，物料在下落过程中会扬起粉尘。

思考：

1. 针对该粉体车间除尘设施存在的问题，可以从哪几个方面入手进行改造？

2. 该粉体车间应采用的是哪类除尘器？优点有哪些？

职业卫生工程技术是通过消除、减少或控制职业性有害因素，改善不良劳动条件，从而保护劳动者身心健康、促进国民经济可持续发展的重要措施，包括生产性噪声与振动控制、工业通风、工业除尘、空气调节与净化、采光与照明等。生产性噪声与振动控制见第五章相关内容。

一、工业通风

工业通风属于一级预防措施，包括通风、除尘、排毒、防暑降温等，其主要任务是利用专门的技术手段，合理地组织气流，消除或控制作业过程中产生的粉尘、有毒有害气体、高温余湿，向车间内输送新鲜或处理过的清洁空气，从而达到保护劳动者健康的目的。

（一）按通风系统的工作动力分类

可分为自然通风和机械通风两种类型。

1. 自然通风　是指利用室外风力的风压与室内、外空气温差的热压使空气流动所形成的一种通风方式，如轧钢、锻压、金属热处理等工作环境。这种依靠自然形成的动力来实现作业场所内、外空气交换的通风方式，可以取得既经济又有效的通风效果。但要注意，下列情况不宜采用自然通风：①无组织排放将造成室外环境空气质量不达标；②周围空气被粉尘或其他有害物质严重污染的生产厂房；③放散极毒物质的生产厂房、仓库；④工艺要求进风需经过滤等处理，或进风能引起雾或凝结水。

2. 机械通风　是指利用通风机产生的压力，通过通风管网使新鲜空气进入作业场所，污浊空气从作业场所排出的通风方式。与自然通风比较，机械通风具有下列优点：①对进入室内的空气可预先进行处理过滤（加热、冷却、干燥、加湿），使进入的空气符合卫生要求；②对排出车间的空气可进行粉尘或有害气体的净化，回收贵重原料，且减少污染；③可将新鲜空气按工艺布置特点分送到各个特定地点，并可按需要分配空气量，还可将废气从工作地点直接排出室外。

（二）按作业场所实施的换气原则分类

可分为全面通风、局部通风和混合通风。

1. 全面通风　是指在一个作业环境内持续供给新鲜空气，排出污染空气，从而达到全面通风换气效果的通风方式。该方式适用于有害物扩散不能控制在作业环境的一定范围内，或污染源不能固定的场合。全面通风又分为全面自然通风和全面机械通风。

2. 局部通风　是指在作业环境某些局部区域建立良好空气环境，或在有害物质扩散之前将其从发生源排出的通风方式。按其作用方式又分为局部送风和局部排风。

3. 混合通风　将全面通风和局部通风结合起来使用，就是混合通风。

二、工业除尘

生产性粉尘可能引起机体不同部位和不同程度的损害，如果将作业环境产生的含尘气体直接排入大气，会危害动植物健康、造成严重环境污染，同时也不利于粉尘及其他排放物的回收和再利用。因此，利用各类除尘器将粉尘从含尘气体中分离出来，捕集后加以回收利用十分必要。

除尘器种类很多，常用于燃煤锅炉烟气、水泥窑炉尾气、钢铁冶炼烟尘、装卸与粉碎工艺颗粒物捕集与去除。从除尘机制的角度出发，除尘器大致可分为以下几类。

1. 重力作用除尘 是运用重力作用使粉尘颗粒从气流中分离出来，结构简单、投资少、维修管理容易，缺点是体积大、效率低，适用于除去 $50\mu m$ 以上的粉尘。

2. 惯性作用除尘 是利用气流中设置的各种形式挡板，依靠尘粒的惯性作用和挡板发生碰撞而将尘粒分离。该类除尘器主要用于净化密度和粒径较大的金属或矿物性粉尘，具有较高的除尘率，用以捕集 $20\mu m$ 以上的粗尘粒。

3. 离心力作用除尘 是利用气流旋转产生的离心力将尘粒分离出来，结构简单、体积小、便于维护，对于 $10\sim20\mu m$ 粉尘的净化效率约为 90%。

4. 湿式除尘 是通过含尘气体与液滴或液膜的接触使尘粒从气流中分离的装置。该类装置投资低，占地面积小，同时还能进行有害气体的净化、含尘气体的冷却和加湿等处理，适合有爆炸危险或同时含有多种有害物的气体。缺点是形成的泥浆不能通过干法回收，可能需要专门设置废水处理系统。

5. 静电作用除尘 是利用高压放电使气体电离，粉尘荷电后向收尘极板移动而从气流中分离出来。优点是效率高、阻力小、设备运行可靠。

6. 过滤作用除尘 是使含尘气体通过过滤材料而将粉尘分离捕集的装置。实践证明，袋式除尘器是目前控制粉尘尤其是微细粒子最有效的设备。袋式除尘器净化效率高，结构简单、操作方便灵活，适应性强，可以捕集不同性质的粉尘；工作性能稳定可靠，捕集的干尘便于回收，没有污泥处理、腐蚀等问题，维护简单。

除尘器的选择应根据含尘气体的化学成分、粉尘的回收价值等因素并通过技术经济比较确定。重力作用除尘、惯性作用除尘和离心力作用除尘常作为预防除尘措施；湿式除尘用于高温烟气、工艺不稳、条件特殊的场所；静电作用除尘和过滤作用除尘这两类是目前工业上应用广泛的主流除尘器，随着环保标准的提高，袋式除尘器的应用范围将进一步扩大。

三、空气调节与净化

（一）空气调节

遇以下情况，需要设置空气调节：当采用通风不能达到生产工艺对环境的要求时，如夏季室外温度较高以及发热量较大的配电室等场合，无法用通风的方式满足降温需求；或者冬季采暖虽然能满足室内温度要求，但不能满足室内湿度要求。

空气调节系统由冷热原系统、空气处理系统、能量输送分配系统和自动控制系统 4 个子系统组成，是进行加热、冷却、加湿、减湿、过滤、输送等各种处理的设备装置。空气处理系统和能量输送分配系统负责完成对空气的各种处理和输送，实现对作业场所空气环境的调节和控制。作业场所空气调节设计应符合《工业建筑供暖通风与空气调节设计规范》（GB 50019—2015）。

（二）空气净化

空气净化是根据作业环境中气体的物理及化学性质，经技术经济比较，选择吸收、吸附、冷凝、催化燃烧、生化法、电子束照射法和光触媒法等方法，创造出洁净空气的空气调节措施。

空气净化处理方法包括吸收法和吸附法。

1. 吸收法 是有毒物质由固相扩散至液相的过程，因此，吸收剂的选择就尤为重要。常用的吸收剂有水、碱性吸收剂、酸性吸收剂、有机吸收剂和氧化剂吸收剂等。

2. 吸附法 是使气相分子吸附在吸附剂表面的过程，可应用于大多数废气的净化，净化效率可达90% 以上。常用的吸附剂有活性炭、硅胶、活性氧化铝等。吸附过程分为物理吸附和化学吸附两种。物理吸附单纯依靠分子间的吸引力（范德华力）把吸附质吸附在吸附剂表面，是可逆的。化学吸附的作用力是吸附剂与吸附质之间的化学反应，具有很高的选择特性，是不可逆的。

四、采光与照明

合理地设置作业环境中的采光和照明不仅能为劳动者提供一个良好的作业环境，预防或降低视觉疲劳及某些职业性眼病的发生，还有利于安全生产、提高劳动生产率、促进能源资源节约利用。

（一）采光

采光，也称自然照明，是以天然的自然光线为光源来解决作业环境中建筑的室内光照问题。天然光环境是人们长期习惯和喜爱的工作环境，各种光源的视觉试验结果表明，在同样照度条件下，天然光的辨认能力优于人工光，从而有利于工作、生活、保护视力和提高劳动生产率。

常用的采光形式有：①天窗采光，如矩形天窗、平天窗和锯形型天窗，厂房中间部分照度较大，边缘逐渐降低；②侧窗采光，在厂房一侧或两侧开窗，照度会随厂房进深衰减；③混合采光，即同时利用侧窗和天窗的采光方式，可使厂房照度增强，光照更为均匀。

我国地域广大，天然光状况相差甚远，《建筑环境通用规范》（GB 55016—2021）中按场所的采光等级规定了各级相应的采光系数标准值和室内天然光照度值。

（二）照明

照明是在无自然光线作业（如夜班、矿井、隧道、地下室等）或自然光线不足以保证生产活动的正常进行和作业安全而采用的一种人工光源形式。

1. 照明方式　可分为一般照明、局部照明、混合照明和重点照明 4 种。

（1）一般照明　为照亮整个场所而设置的均匀照明。

（2）局部照明　指特定视觉工作用的、为照亮某个局部而设置的照明。

（3）混合照明　指由一般照明与局部照明组成的照明。

（4）重点照明　指为提高指定区域或目标的照度，使其比周围区域突出的照明。

2. 照明种类　按用途可分为正常照明、值班照明、应急照明、警卫照明和障碍照明。其中，应急照明包括备用照明、安全照明和疏散照明。

（1）正常照明　指在正常情况下使用的照明。

（2）值班照明　指在非工作时间为值班所设置的照明。

（3）应急照明　指因正常照明的电源失效而启用的照明。

（4）备用照明　指用于确保正常活动继续或暂时继续而进行的应急照明。

（5）安全照明　指用于确保处于潜在危险之中的人员安全的应急照明。

（6）疏散照明　指用于确保疏散通道被有效地辨认和使用的应急照明。

（7）警卫照明　指用于警戒而安装的照明。

（8）障碍照明　指在可能危及航行安全的建筑物或构筑物上安装的标识照明。

第三节　作业人员个人防护

PPT

工作环境中往往存在各种职业性有害因素，为了保护劳动者的健康，应创造符合职业卫生标准要求的作业环境。工艺技术措施是控制职业性有害因素的根本措施，但由于技术水平和经济条件的限制，在不能从生产工艺和设备上完全消除或控制生产过程中职业性有害因素的情况下，个人防护用品是保障劳动者健康的有效措施。个人防护用品在预防职业性有害因素的综合措施中属于一级预防，即使在生产技术高度发展、机械设备高度完善的条件下，个人防护用品仍是预防性的必备物品，它对劳动者健康和生命安全的保护作用不容忽视。

个人防护用品是劳动者在劳动中为防御物理、化学、生物等外界因素伤害而穿戴、配备及涂抹、使用的各种物品的总称。个人防护用品的主要作用是使用一定的屏蔽体和过滤体，采取封闭、阻隔和吸收等手段，保护劳动者免受职业性有害因素的侵害。个人防护用品作为预防职业性有害因素的最后一道防线，是保证安全生产、应对突发公共卫生事件、维护职工和人民群众安全与健康、实现经济社会可持续发展的物质保障。个人防护用品的设计和制作应严格遵守以下四项原则：①符合国家或地方规定的技术（产品）标准，选用优质的原材料制作，保证质量，经济耐用；②不应对佩戴者产生任何损害作用，包括长期损害效应；③穿戴舒适，便于操作，不影响工作效率；④在满足防护功能的前提下，尽量美观大方。

《中华人民共和国职业病防治法》第二十二条规定："用人单位必须采用有效的职业病防护设施，并为劳动者提供个人使用的职业病防护用品。用人单位为劳动者个人提供的职业病防护用品必须符合防治职业病的要求；不符合要求的，不得使用。"《中华人民共和国基本医疗卫生与健康促进法》第二十三条规定："用人单位应当控制职业病危害因素，采取工程技术、个体防护和健康管理等综合治理措施，改善工作环境和劳动条件。"以上规定为规范使用劳动防护用品提供了法律依据。

情境导入

情境： 机械制造是各种工业的基础，机械制造水平是国家工业化水平和发达程度的重要标志。机械制造过程产生的职业性有害因素种类繁多，包括生产性粉尘类（矽尘、电焊烟尘、铸造粉尘等）、有毒化学物质（一氧化碳、氮氧化物、氰化氢、锰及其化合物、甲醛、苯、氨等）和物理因素（高温、噪声、振动等）。根据职业性有害因素的优先原则，对于上述职业性有害因素接触的控制应优先采取消除替代和工程控制措施；当仍不能实现对接触的有效控制时，应为劳动者配备个体防护用品。

思考：

1. 个人防护用品根据防护部位可分为哪些类型？

2. 对于上述各类职业性有害因素，应配备何种个人防护用品？

个人防护用品有很多种类及分类方法，按照用途可分为安全防护用品和职业卫生专用防护用品两大类。使用安全防护用品主要是为了防止工伤事故，如防坠落、防冲击、防电、防机械外伤、防油、防水及涉水作业和高空作业用品等。职业卫生专用防护用品主要用于职业病的预防，如防尘、防毒、防酸碱、防高温、防寒、防噪声、防放射、防辐射用品等。但这种分类是相对的，多数防护用品同时具有上述两种功能。个人防护用品按照所防护的人体器官或部位，可分为头部防护用品、眼面部防护用品、防护服装、足部防护用品、坠落防护用品、呼吸防护用品、护听器和皮肤防护用品8大类。

一、常用防护用品

常用防护用品包括头部防护用品、眼面部防护用品、防护服装、足部防护用品和坠落防护用品。

（一）头部防护用品

头部防护用品是为防止头部遭受外来物体打击和其他因素危害而采用的个人防护用品。根据其防护作用头部防护用品，可分为安全帽和防静电工作帽。

1. 安全帽 是对人头部因坠物及其他特定因素引起的伤害起防护作用的装备，还可具备防静电、阻燃、电绝缘、侧向刚性、耐低温中一种或一种以上特殊功能。

2. 防静电工作帽 是以防静电织物为主要原料，为防止帽体上的静电荷积聚而制成的工作帽。

（二）眼面部防护用品

眼面部防护用品是用于预防烟雾、尘粒、金属火花和飞屑、热、电磁辐射、激光、化学飞溅等伤害眼睛或面部的个人防护用品，根据其防护性能分为焊接眼护具、激光防护镜、强光源防护镜和职业眼面部防护具。

1. 焊接眼护具 是用于保护佩戴者免受由焊接或其他相关作业所产生的有害光辐射及其他特殊危害的防护用具（包括焊接眼护具和滤光片）。

2. 激光防护镜 用于衰减或吸收意外激光辐射能量。

3. 强光源防护镜 用于强光源（非激光）防护。

4. 职业眼面部防护具 是用于防护不同程度的强烈冲击、光辐射、热、火焰、液滴、飞溅物中一种或一种以上的眼面部伤害风险的防护用品。

（三）防护服装

防护服用于防止或减轻热辐射、微波辐射、X 射线以及化学物污体而为作业者配备的职业安全防护用品。防护服由帽、衣、裤、围裙、套袖、手套、套裤、鞋（靴）、罩组成。常见的防护服有：防电弧服、防静电服、职业用防雨服、高可视性警示服、隔热服、焊接服、化学防护服、抗油易去污防静电防护服、冷环境防护服、熔融金属飞溅防护服、微波辐射防护服、阻燃服。

1. 防电弧服 是用于保护可能暴露于电弧和相关高温危害的人员的防护服。

2. 防静电服 是以防静电织物为面料、按规定的款式和结构制成的，以减少服装上静电积聚为目的的防护服，可与防静电工作帽、防静电鞋、防静电手套等配套穿用。

3. 高可视性警示服 是利用荧光材料和反光材料进行特殊设计制作，以增强穿着者在可见性较差的高风险环境中的可视性并起警示作用的服装。

4. 隔热服 按规定的款式和结构缝制，用于避免或减轻工作过程中的接触热、对流热和热辐射对人体的伤害。

5. 微波辐射防护服 是在微波波段具有屏蔽作用的防护服，可衰减或消除作用于人体的电磁能量。

6. 阻燃服 在接触火焰及炽热物体后，在一定时间内能阻止本体被点燃、有焰燃烧和无焰燃烧。

（四）足部防护用品

足部防护用品是用于防止生产过程中有害物质或其他有害因素损伤劳动者足部的个人防护用品，包括安全鞋和防化学品鞋。

1. 安全鞋 具有保护足趾、防刺穿、防静电、导电、电绝缘、隔热、防寒、防水、踝保护、耐油、耐热接触、防滑等中的一种或多种功能。

2. 防化学品鞋 用于防护足部免受酸、碱及相关化学品的腐蚀或刺激。

（五）坠落防护用品

坠落防护用品用于防止人体从高处坠落，是通过绳带将高处作业者的身体系接于固定物体或在作业场所的边沿下方张网，以防不慎坠落。这类用品主要有安全带、安全绳、缓冲器、水平生命线装置、速差自控器和安全网等。

1. 安全带 在高处作业、攀登及悬吊作业中，将作业人员绑定在固定构造物附近、限制作业人员活动范围或在发生坠落时将作业人员安全悬挂。

2. 安全绳 可与缓冲器配合使用，通过约束佩戴者活动范围、缓解冲击能量，实现对作业人员的防护功能。

3. 缓冲器 串联在系带和挂点之间，发生坠落时吸收部分冲击能量，降低作业人员受到的冲击力。

4. 水平生命线装置 是以两个或多个挂点固定且任意两挂点间连线的水平角度不大于15°的，由钢丝绳、纤维绳、织带等柔性导轨或不锈钢、铝合金等刚性导轨构成的用于连接坠落防护装备与附着物（墙、地面、脚手架等固定设施）的装置，通过与其他坠落防护装备配套使用来实现坠落防护。

5. 速差自控器 是安装在挂点上，装有可伸缩长度的绳（带、钢丝绳），串联在系带和挂点之间，在坠落发生时因速度变化引发制动作用的装备。

6. 安全网 是用于防止人、物跌落，或用来避免、减轻坠落及物击伤害的网具，一般由网体、边绳、系绳等组成，按功能分为安全平网、安全立网及密目式安全立网。

二、呼吸防护用品

呼吸防护用品是指防御缺氧空气和尘毒等有害物质吸入呼吸道的防护用品，包括防尘、防毒、供氧口罩和（或）面具三种。按作用原理，呼吸防护用品可分为过滤式（净化式）和隔离式（供气式）两大类。

（一）过滤式（净化式）呼吸防护器

过滤式呼吸防护器是能把吸入的作业环境空气通过净化部件的吸附、吸收、催化或过滤等作用，除去其中有害物质后作为气源的呼吸防护用品。过滤式呼吸器不能用于缺氧环境，也不能对所有的有毒有害物质起防护作用，如有些气体和蒸气目前尚无法被任何现有的滤料清除。过滤式呼吸防护器依据动力的来源可分为自吸过滤式呼吸器和送风过滤式呼吸器。

1. 自吸过滤式呼吸器 是靠佩戴者呼吸克服部件阻力的过滤式呼吸防护用品。常见的有自吸过滤式防颗粒物呼吸器和自吸过滤式防毒面具。

（1）自吸过滤式防颗粒物呼吸器 又称防尘口罩，是靠佩戴者呼吸克服部件气流阻力的过滤式呼吸器，用于防御颗粒物的伤害；不适用于有害气体和蒸气防护、缺氧环境、水下作业、逃生和消防用防护。我国国家标准《呼吸防护 自吸过滤式防颗粒物呼吸器》（GB 2626—2019）规定了自吸过滤式防颗粒物呼吸器的分类和标记、技术要求、检测方法和标识。根据 GB 2626—2019，防尘口罩的面罩按结构分为随弃式面罩、可更换式半面罩和全面罩三类。

（2）自吸过滤式防毒面具 即一般所说的防毒面具，靠佩戴者呼吸克服部件阻力，防御有毒、有害气体或蒸气、颗粒物等对呼吸系统或眼面部的伤害；不适用于缺氧环境、水下作业、逃生和消防热区防护。根据《呼吸防护 自吸过滤式防毒面具》（GB 2890—2022），按照面罩与过滤件的连接方式可分为导管式防毒面具和直接式防毒面具。面罩按结构分为全面罩（图 8-1）和半面罩（图 8-2）。

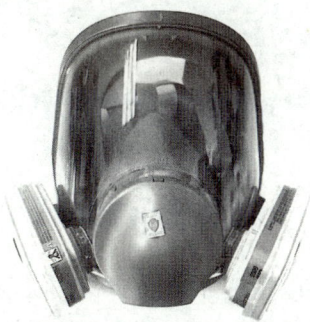

图 8-1 全面罩自吸过滤式防毒面具

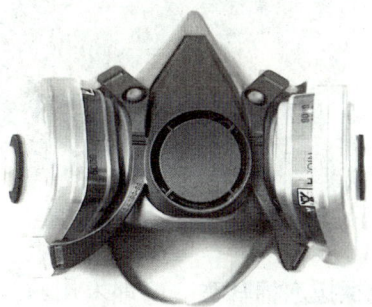

图 8-2 半面罩自吸过滤式防毒面具

2. 送风过滤式呼吸器 是靠电动风机提供气流克服部件阻力的过滤式呼吸器，用于防御有毒、有害气体或蒸气、颗粒物等对呼吸系统的伤害；不适用于燃烧、爆炸、缺氧环境及逃生。我国国家标准《呼吸防护 动力送风过滤式呼吸器》（GB 30864—2014）规定了动力送风过滤式呼吸器的分类、标记、技术要求、测试方法和标识。面罩类别包括密合型面罩（半面罩和全面罩）、开放型面罩和送气头罩。送风过滤式呼吸器过滤元件类型包括防颗粒物过滤元件、防毒过滤元件和综合防护过滤元件。

（二）隔离式（供气式）呼吸防护器

隔离式（供气式）呼吸防护器是指能使佩戴者呼吸器官与作业环境隔绝，靠本身携带的气源或者依靠导气管引入作业环境以外的洁净气源的呼吸防护用品。按其供气方式，可分为自带式和外界输入式两类；按呼吸气源供应方式，分为供气式和携气式呼吸器。供气式呼吸器通过空气导管、软管输送清洁空气，使佩戴者的呼吸器官与周围空气隔绝；携气式呼吸器通过佩戴者自身携带供气装置，使佩戴者的呼吸器官与周围空气隔绝，根据气源性质又分为空气呼吸器和氧气呼吸器。使用者任一呼吸循环过程中，面罩内压力均大于环境压力的，为正压式；而面罩内压力均小于环境压力的，为负压式。

三、护听器

护听器是指能够防止过量的声能侵入外耳道，避免噪声对人耳的过度刺激，减少听力损伤，预防噪声对人身引起的不良影响的个体防护用品。听力防护用品主要有耳塞和耳罩两大类。

（一）耳塞

耳塞是插入外耳道内或堵住外耳道入口的防噪声护品。其优点是结构简单，体积小，重量轻，廉价，使用方便，对中、高频噪声有较好的隔声效果。但若佩戴错误或选用不当，易引起不适或耳道疼痛。常见的有随弃式泡棉耳塞、预成型耳塞、免揉搓泡棉耳塞和硅橡胶耳塞。

1. 随弃式泡棉耳塞　用慢回弹塑料制成，通过耳塞回弹膨胀与外耳道壁贴合，达到降低噪声危害的目的（图8-3）。其优点是价格低，阻隔噪声的效果好；缺点是使用寿命较短，需经过专门训练才能掌握正确的佩戴方法。

2. 预成型耳塞　采用橡胶或硅胶制成，有3层柔软的伞状边缘（图8-4）。其优点是可水洗，使用寿命长，佩戴比较方便；缺点是通常仅提供中等水平的听力防护，可能不适合某些高噪声环境，同时价格较高。

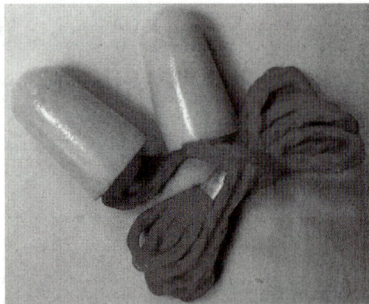

图8-3　随弃式泡棉耳塞

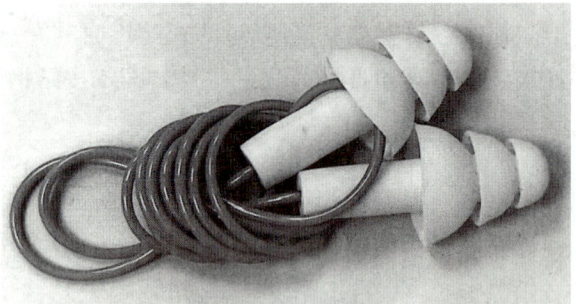

图8-4　预成型耳塞

3. 免揉搓泡棉耳塞　前部采用新型慢回弹橡胶材料制成，可以适应不同个体外耳道入口的形状，耳塞后部有一个软塑料手柄，便于佩戴。其优点是佩戴方便，对低频噪声有较好的阻隔作用，舒适性好，使用寿命较长，价格适中，适用于各种类型的生产性噪声。

4. 硅橡胶耳塞　是借用助听器耳模技术，按照个体使用者的外耳道形状定制的硅胶耳塞。其优点是耳塞与外耳道壁轻柔贴合，隔声性能好，且佩戴容易、不易滑脱。

（二）耳罩

耳罩是压紧在耳廓或围住耳廓四周而遮住耳道的一种护听器。耳罩由耳罩壳、软垫和腔体吸声材料及弓架三部分组成。一般来讲，耳罩降噪效果比耳塞稳定，且方便佩戴；其缺点是体积和重量较大，对耳廓有压力，长时间使用易感不适、闷热和出汗。

护听器的选择与使用

声衰减是指在给定的测试信号下，所有受试者在戴与不戴听力防护用品时，两者听阈之差的平均分贝值。目前，防噪声耳塞/耳罩标注的降噪值采用 SNR 和 NRR 两种标准。同一种防噪音耳塞的 SNR 会比 NRR 高 3 分贝左右。耳塞和耳罩的降噪值越高，防噪音效果越好。

职业暴露的噪声强度等效声级大于等于 85dB（A）时，劳动者应佩戴护听器进行听力防护。所选用护听器的有效声衰值可根据（NRR－7）/2 计算，并分析评价其对劳动者听力的保护效果。

在护听器的选择上，劳动者佩戴护听器后，其实际接受的等效声级应保持在 85dB（A）以下，使用护听器后实际暴露的噪声强度在 75～80dB（A）之间效果最佳。应建立护听器发放记录，并跟踪佩戴人员的使用情况，且用人单位至少每年对相关人员进行一次护听器选择和使用等方面的培训。

四、皮肤防护用品

皮肤防护用品主要指防止手和前臂皮肤污染的手部防护用品和护肤用品。

（一）手部防护用品

手部防护用品是指防止劳动中物理、化学和生物等外界因素伤害劳动者手部的护品，包括防化学品手套、防静电手套、防热伤害手套、电离辐射及放射性污染物防护手套、焊工防护手套、机械危害防护手套、带电作业用绝缘手套和防寒手套等。

1. 防化学品手套　能够对各类化学品形成有效屏障，从而避免化学品对手部或手臂的伤害。应符合《手部防护 化学品及微生物防护手套》（GB 28881—2012）中规定的指标，具备灵活性、抗穿透性能、抗渗透性能和机械性能（耐磨、抗切割、抗撕裂、抗穿刺）等。

2. 防静电手套　用于需要戴手套操作的防静电环境，以防静电针织物为面料缝制或用防静电纱线编织而成。

3. 防热伤害手套　用于防护火焰、接触热、对流热、辐射热、少量熔融金属飞溅或大量熔融金属泼溅等中一种或多种形式的热伤。

4. 电离辐射及放射性污染物防护手套　具有电离屏蔽作用，用于保护穿戴者的手部免遭作业区域电离辐射及放射性污染物的危害。

5. 焊工防护手套　用于保护手部和腕部免遭熔融金属滴、短时接触有限火焰、对流热、传导热和弧光的紫外线辐射以及机械性伤害，且其材料具有能耐受高达 100V（直流）的电弧焊的最小电阻。

6. 机械危害防护手套　用于保护手或手臂免受摩擦、切割、穿刺或能量冲击中至少一种机械危害。

7. 带电作业用绝缘手套　具有良好的绝缘和耐高压功能，适用于交流 35kV 及以下电压等级的电气设备上的带电作业。

8. 防寒手套　用于避免低温环境对人员手部的伤害，适用于最低至 －50℃ 的气候环境或作业环境。

（二）护肤用品

护肤用品用于防止皮肤（主要是面、手等外露部分）受化学、物理等有害因素危害的个人防护用品，又称劳动护肤剂。劳动护肤剂可分为防水型护肤剂、防油型护肤剂、遮光型护肤剂、洁肤型护肤剂、趋避型护肤剂、其他用途护肤剂六种类型。

五、复合防护用品

对于一些全身都暴露于有害因素尤其是放射性物质的职业，例如介入手术医生，应佩戴能防护全身的由铅胶板制作的复合防护用品。考虑到医生工作的特殊性，防护用品不仅要有可靠的防护效果，还要轻便、舒适、方便使用。这种防护用品由防护帽、防护颈套、防护眼镜、全身整体防护服或分体防护服组成。

第四节　职业卫生保健

PPT

情境导入

情境：农民工是我国工业化、城镇化和现代化进程中产生的特殊社会群体和新型产业大军，是推动经济社会发展的重要力量，广泛分布在国民经济各个行业。某省卫生厅按照《卫生部关于贯彻落实〈国务院关于解决农民工问题的若干意见〉的通知》（卫疾控发〔2006〕168号）文件精神，结合某市的实际情况，拟定对该市部分中小企业农民工进行职业健康促进试点，并评估其效果。

思考：

1. 对该市部分中小企业农民工进行职业健康促进的内容应根据哪些因素确定？

2. 对该市部分中小企业农民工实施健康促进包括哪些方面的内容？

职业人群是人类社会最富生命力、创造力和生产力的宝贵资源，职业人群的健康既取决于作业场所、劳动过程，又取决于社会因素、个人行为生活方式（个人因素）、职业卫生保健等。职业人群的健康直接关系着经济的可持续发展，是影响生产力的重要因素。因此，对劳动者健康的保护和促进，除前面章节提及的通过法律措施、组织措施、技术措施来控制和降低作业场所的各种职业性有害因素外，必须为劳动者提供切实可行的职业卫生保健措施和职业卫生服务，并积极开展职业健康教育和健康促进。

一、职业生命质量

（一）生命质量

生命质量（quality of life，QOL），又称生活质量、生存质量，最初是社会学概念，由美国经济学家加尔布雷思在20世纪50年代末提出。20世纪70年代末医学领域广泛开展了生命质量的研究工作，探索疾病及其治疗对生命质量的影响，形成了健康相关生命质量的范畴。世界卫生组织（WHO）将生命质量定义为不同的文化和价值体系中的个体对与他们的生活目标、期望、标准以及所关心事情有关的生活状态的体验。

（二）职业生命质量

职业生命质量（quality of working life，QWL）是指劳动者对工作的感受和职业对劳动者的身心效应，如职业满意度、身心健康和安全等。作为一种对劳动者职业健康进行多维评价的新方式，它与职业紧张、职业倦怠等存在密切联系。国外学者在QWL与生产工作效率的关系等方面做了大量的研究，认为通过提高QWL不仅可以直接提高工作效率，还可通过增进劳动者的交流、合作能力，提高其积极性和主动性，间接提高劳动效率。

二、职业卫生服务

职业卫生服务（occupational health service，OHS）是为达到职业卫生目标而采取的措施和过程，是WHO"人人享有卫生保健"全人类卫生服务目标在职业人群中的具体体现。它要求有关政府部门、雇主、职工及其代表创造和持续维护一个健康和安全的工作环境，使工作适合作业者的生理特点，从而达到促进作业者身心健康的目的。其服务内容一般包括如下。

1. 作业场所的健康需求与评估 收集企业的职业卫生相关资料，如作业场所中典型职业病危害信息资料、作业场所中职业卫生监测数据、发生的伤害和疾病记录等，根据以上资料对企业职业卫生与安全现状进行评估。

2. 职业人群健康监护 是 OHS 的重要内容，包括：①上岗前健康检查、定期健康检查、离岗时健康检查、应急健康检查和离岗后的医学随访；②高危和易感人群的随访观察；③收集、发布、上报和保存作业者健康监护和意外事故的数据；④职业禁忌证和疑似患者的处理，职业病的诊断、治疗和康复服务。

3. 职业危险健康风险评估 将工作环境监测结果和接触限值、健康监护的体检情况及流行病学特征等资料结合起来评价接触的风险程度，得出评估结果，提出相应的改进措施和建议。

4. 职业病危害告知、健康教育和健康促进 是 OHS 的首要任务。用人单位有义务告知作业者作业场所和工作岗位中存在的危害因素，并有责任对作业者进行职业卫生教育，最终转化成为企业和劳动者的自觉行为改变。

5. 职业病和工伤的诊断、治疗和康复服务 职业病和工伤的诊断、治疗和康复服务既关系到作业者的切身利益，又关系到社会的和谐发展和稳定。

6. 实施与劳动者健康有关的其他初级卫生保健服务 在进行 OSH 服务时，应结合其他常规保健、医疗和康复服务，如预防接种、健康教育、健康促进活动干预等。

7. 作业场所突发公共卫生事件的应急处理 包括：及时使受伤人员迅速安全地脱离事发地进行救治；同时，对现场污染源和空气进行快速检测，迅速查明原因，指导医疗救治和处置被污染的现场，尽可能地控制危害范围，以减轻危害伤亡程度。

> **知识链接**
>
> ### 初级卫生保健
>
> 1978 年 9 月 WHO 发表的《阿拉木图宣言》明确了推行初级卫生保健是实现"人人享有卫生保健"目标的基本策略和基本途径。初级卫生保健是最基本的、人人都能得到的、体现社会平等权利的、人民群众和政府都能负担得起的卫生保健服务。初级卫生保健措施是最可能使卫生保健接近于人民居住及作业场所的服务形式，其服务对象应涵盖所有职业人群。我国卫生部于 2006 年提出了适合我国不同经济发展区域开展基本职业卫生服务的模式、监督管理模式和保障机制，并承诺 2014 年在全国范围内推行基本职业卫生服务政策。

三、作业场所健康促进

随着医学模式的多元化和职业病防治水平的提高，人们逐渐认识到，系统的职业健康促进在促使作业者以及企业正确认识职业性有害因素和自觉进行防护方面起着重要的作用，是保障和促进劳动者健康、提高职业生命质量、促进经济社会和谐发展的有效措施。

（一）作业场所健康促进的概念

作业场所健康促进，又称职业健康促进，是指在企业管理策略、支持性环境、职工参与、健康教育、卫生服务等方面采取综合干预措施，以期改善作业条件、改变职工不健康的生活方式、控制健康危险因素、降低伤病及缺勤率，从而达到促进职工健康、提高职工生命质量和推动经济可持续发展的目的。作业场所健康促进的工作手段包括健康教育和政策、法规、组织、经济等。

（二）作业场所健康促进的内容和方式

作业场所健康促进的内容应根据作业场所的特点、职业性有害因素的种类及性质、防护措施、目标人群的素质水平等综合决定。全面的作业场所健康促进内容包括政策与服务、职业危害与安全、生活与行为方式、健康管理四个方面，详见表 8 - 1。

表 8 - 1　作业场所健康促进的内容

类别	内容
政策与服务	职业卫生法规、卫生标准、管理制度 健康政策 卫生服务利用
职业危害与安全	作业环境中的有害因素（生物、物理和化学性因素） 职业紧张（心理和生理紧张） 职业安全
生活与行为方式	作业场所烟草控制 预防过量饮酒和药物滥用 运动和健身 合理膳食营养 控制体重
健康管理	健康危险因素评价 健康体检 自我健康保健 心理健康咨询 其他健康问题（心血管系统疾病、糖尿病、艾滋病等）

下面列举一些作业场所健康促进的典型内容。

1. 作业场所烟草控制　吸烟与职业性有害因素同时对职业人群健康的影响，可以表现为相加或相乘的协同作用。目前已经证实吸烟可增加接触铬、镍、石棉、铀作业者诱发肺癌的风险，暴露于这些职业有害因素的吸烟者，其发生肺癌的危险性明显高于单纯吸烟和单纯的职业接触者。

2. 合理膳食营养　科学合理的膳食营养对促进机体健康、提高劳动生产率是十分重要的。同时，控制肥胖、减轻机体负荷可使血压及血脂水平降低，从而可降低心脑血管疾病、糖尿病等的发病率，使职业人群保持旺盛的活力，出勤率及劳动生产率得以提高。

作业场所职业健康促进采取何种方式开展，应考虑现有的条件、经费支持、作业人员的素质、可利用的社会资源等，因地制宜，采取制定有针对性的政策、改善作业环境、提高防护设施和防护用品的配备水平、宣传手册、电影电视录像、短视频等丰富的形式，加强作业场所健康促进工作。

（三）作业场所健康促进的实施

实施健康促进的过程与健康促进的内容同样重要，一个优秀的作业场所健康促进实践需要在实施过程中不断改进和完善健康促进项目，使得健康项目最大限度地满足各方需求并可持续发展下去。

1. 基本情况调查　对作业人群进行初步的调查，了解作业人群健康状况和行为能力情况、生活行为方式、相关知识的知晓率、现场职业性有害因素等，评估所存在的主要健康问题和需求。

2. 干预实施　需要各有关部门齐心合力、各负其责，通过对政策制定者、企业管理人员和技术人员以及劳动者的健康教育、作业场所环境改善和防护水平提高等三级预防策略对职业人群进行干预。

3. 效果评价　分析评价是作业场所健康促进项目运行的质量保证，应在分析的基础上总结、反馈，不断修正和完善。监测评价可分为过程评价、近期或中期效果评价以及远期或结局评价三个阶段。

（四）我国作业场所健康促进存在的问题

目前，我国还是以公共卫生机构为主来开展作业场所健康促进工作，存在以下几点问题。

1. 未能有效覆盖并进行分类健康促进　目前，健康促进项目大多在大型企业中进行，而中小企业由于资金、人力等因素的影响，很难将健康促进工作规划至日常工作中；此外，我国地域辽阔，作业者文化水平、有害因素接触和危害程度不同，应根据具体情况采取分类促进措施。

2. 健康促进实施过程难统一　首先，在设计上缺乏整合的健康促进策略；其次，许多作业场所健康促进周期短、相对集中，难以产生持久效果，流动性差，评价指标单一，缺乏科学性和可行性。

3. 经费和人员得不到保证　作业场所健康促进是一项系统工程，经费和人员不足会直接影响工作的开展。此外，具备开展综合性健康促进项目的多学科复合人才非常重要。

四、妇女职业卫生保健

《中国妇女发展纲要（2021—2030年）》数据显示，就业人员中的女性比例保持在45%左右，城镇单位就业人员中的女性比例达40%左右。随着经济技术的发展，妇女获得了更多的职业发展机会，但与此同时，妇女健康也面临着前所未有的问题和挑战。

（一）妇女的生理特点和作业能力

女性具有与男性不同的解剖生理特点，这决定了男、女作业能力尤其是体力劳动能力的差异。同时，她们还担负着生产和孕育下一代的任务，这就意味着职业性有害因素除了对劳动妇女本身的健康产生影响之外，还可通过妊娠、哺乳影响胎儿及婴幼儿的生长发育，进而直接影响未来人口素质。

1. 身体结构　女性身高、体重、胸围均值小于男性，骨盆浅敞，加之分娩可导致变形、结构松弛，因此不利于承重。此外，女性皮下脂肪多沉积于腰部及下肢，重心较低。

2. 生理功能　女性总血量、红细胞及血红蛋白的含量均低于男性，同等强度体力劳动时，通过加快心率来增加氧的摄入。女性在月经期、妊娠期及更年期等特殊时期，生理状况会发生改变，对有害因素的敏感性增加，耐受能力下降。另外，女性基础代谢水平较低、皮肤温度较低、体温调节功能较差，同时机体对外界环境的适应能力较差，因此不适合在低温、冷冻环境中作业。

3. 作业能力　同等强度体力作业时，女性的紧张程度和生理负担大于男性，容易出现疲劳、肌肉耐力下降、视运动反应时间延长、记忆力下降等，这些表现会直接影响作业效率，同时也会大大增加工伤事故的发生风险。

（二）影响妇女健康的有害因素

1. 不良体位　长期站立影响静脉回流，下肢及盆腔血液淤滞，可引起妇女痛经等病症。而长期坐位的女工也可因下肢静脉回流不畅，引起盆腔内器官充血，容易发生痛经或加剧盆腔炎症，如刺绣工；并且骨盆部肌肉缺乏锻炼、松弛无力，分娩时容易发生会阴撕裂。

2. 重体力劳动　当妇女从事重体力劳动使腹压增加时，可以影响盆腔内器官的位置和功能。主要表现为：月经失调、痛经、子宫脱垂等症状；孕妇从事负重或重体力劳动的，容易引起流产或早产；未成年妇女长期负重可影响骨盆的正常发育，造成骨盆狭窄或扁平骨盆；导致慢性肌肉劳损或关节疾病。

3. 物理因素　噪声可使女性中枢神经系统功能失调而导致内分泌功能紊乱；全身振动对女工的影响主要表现为经期时间增加、经量增加和痛经；长期在高温下作业，会影响生殖功能；低温作业的女工会因内脏淤血引起痛经和白带增多等症状；电离辐射损伤生殖细胞，影响妊娠，使胚胎发育不良、死亡，并导致流产、死胎或出现胎儿的畸形。

4. 化学因素　苯、甲苯、二硫化碳、有机磷农药、甲醛等有机物质都会导致女性月经周期延长或缩短，甚至会导致闭经。氯乙烯、二硫化碳、铅、汞、镉、砷、染料等会损伤卵细胞、抑制受精或导致不孕或使胚胎和胎儿发育异常。铅、汞、溴、碘、砷、苯、二硫化碳等经乳汁排出的毒物还易导致哺乳期婴儿中毒。

（三）妇女劳动保护

我国 1988 年就颁布了《女职工劳动保护规定》，1990 年劳动部颁布了与之配套的《女职工禁忌劳动范围的规定》。1992 年《中华人民共和国妇女权益保障法》第二十二条中更明确规定了"应根据妇女的特点，依法保护妇女在工作和劳动时的安全和健康"以及"妇女在经期、孕期、哺乳期受特殊保护"。在职业卫生保健对策方面，主要是合理安排妇女工作，并侧重对妇女的五期（经期、孕前期、孕产期、哺乳期和更年期）加强劳动保护。

1. 月经期　避免久坐久站和在过冷的作业环境中工作，禁忌从事冷库冷水等低温作业、体力劳动强度分级（出自 GBZ 2.2—2007）中规定的 III 级体力劳动作业、《高处作业分级》（GB/T 3608—2008）中规定的 II 级以上高处作业以及野外流动作业。

2. 孕前期　已婚待孕的女工禁忌从事《有毒作业分级》（GB 12331—1990）中规定的 III 级、IV 级工作，包括暴露于铅、汞、苯、镉等有毒物的工作。患有射线病、慢性职业中毒或近期发生过急性中毒的女工，暂时不宜受孕，需要经过治疗并痊愈后方可怀孕。

3. 孕期　处于不同孕期（孕早期、孕中期、孕晚期、生产前后期）需要注意的卫生保健各有不同的侧重点。①孕早期的妇女禁忌从事接触空气中有毒物质浓度超过国家卫生标准的作业、抗癌药物及己烯雌酚生产作业、放射性作业、人力进行的土方石方作业、III 级体力劳动作业、全身振动作业、高处作业以及工作中需要频繁攀高、弯腰、下蹲的作业。②孕中期妇女需要定期进行产前检查，并辅以系统的内科检查，必要时进行职业性体检。③孕后期要注意合理安排工作，减轻工作量和调换不适宜的工作。一般工种的女工妊娠满 7 个月后，应该在劳动时间内安排一定的工间休息；对于生产中接触具有发育毒性作用物质的女工，应按照高危妊娠对待。

4. 生产前后　分娩后，生殖器官及盆底组织需要一定的恢复期，产后休息不足会对母体健康和乳汁分泌都产生影响，并可因此而影响乳儿的发育和健康。

5. 哺乳期　哺乳期乳母避免从事铅、锰、镉、氰化物、氮氧化物、苯、环氧乙烷、甲醛等有毒物质浓度超过国家卫生标准的作业，避免从事 III 级体力劳动作业。

6. 更年期　为了适应更年期出现的生理、心理变化，更年期女性需要注意劳逸结合。对于症状较重的，适当减轻工作；更年期综合征患者则应及时治疗，并调离不适合从事的工作岗位。

第五节　职业健康监护

PPT

健康监护是系统、规范、连续地监视和保护目标人群和促进健康的一系列活动，目的是早期发现健康损害的征象，及早采取预防控制措施，保护目标人群和促进健康。

职业健康监护不同于一般意义上的健康监护，是由企业、事业单位、个体经济组织等用人单位组织从事接触职业性有害因素作业的劳动者进行的健康检查。职业健康监护以预防为目的，根据劳动者的职业接触史，通过定期或不定期的医学健康检查和健康相关资料的收集，连续性地监测劳动者的健康状况，分析劳动者健康变化与所接触的职业性有害因素的关系，并及时地将健康检查和资料分析结果报告给用人单位和劳动者本人，以便及时采取干预措施，保护劳动者健康。

我国建立有职业健康监护制度，该制度是通过《职业病防治法》以法律形式确定的保障劳动者职业健康权益的重要制度。落实职业健康监护制度是实施职业病诊断鉴定制度和工伤社会保障制度的基础，是落实用人单位义务、实现劳动者职业健康权利的重要保障，有利于减少健康损害和经济损失，减少国家和社会负担。

职业健康监护主要包括职业健康检查和职业健康监护信息管理等内容。

一、职业健康检查

职业健康检查是通过医学手段和方法，针对劳动者所接触的职业性有害因素可能产生的健康影响和健康损害进行临床医学检查，了解受检者健康状况，早期发现职业病、职业禁忌证以及可能的其他疾病和健康损害的医疗行为。职业健康检查是职业健康监护的重要内容和主要的资料来源，检查结果具有法律效力，可作为法律证据。职业健康检查包括上岗前职业健康检查、在岗期间职业健康检查和离岗时职业健康检查。

（一）上岗前职业健康检查

1. 检查目的　上岗前职业健康检查是指用人单位对准备从事某种作业劳动者在上岗前进行的健康检查。其目的在于发现有无职业禁忌证，掌握劳动者上岗前的健康状况及有关健康的基础资料，建立基础健康档案。其内容是分析工种或岗位存在的职业性有害因素对人体健康的影响，评价劳动者是否适合从事接触该工种或岗位的作业。

有职业禁忌证的劳动者从事特定职业或者接触特定职业性有害因素时，比一般职业人群更易遭受职业病危害和罹患职业病或者可能导致原有自身疾病病情加重，或者在作业过程中诱发可能导致对他人生命健康构成危险的疾病的个人特殊生理或病理状态。

上岗前职业健康检查为强制性职业健康检查，属于职业病三级预防中的一级预防。用人单位不得安排没有做上岗前健康检查的劳动者从事接触职业性有害因素的作业，不得安排有职业禁忌证的劳动者从事其所禁忌的作业，不得随意提高就业的健康标准而导致就业机会的不公平。我国《职业健康监护技术规范》（GBZ 188—2014）中明确规定了接触职业性有害因素作业和特殊作业的职业禁忌证，举例见表8-2和表8-3。

表 8-2　某些职业性有害因素作业的职业禁忌证

职业性有害因素	职业禁忌证
铅	中度贫血；卟啉病；多发性周围神经病
汞	中枢神经系统器质性疾病；已确诊并仍需要医学监护的精神障碍性疾病；慢性肾脏疾病
锰	中枢神经系统器质性疾病；已确诊并仍需要医学监护的精神障碍性疾病
砷	慢性肝病；多发性周围神经病；严重慢性皮肤疾病
苯	血常规检出白细胞低于 $4 \times 10^9/L$ 或中性粒细胞低于 $2 \times 10^9/L$ 或血小板低于 $8 \times 10^{10}/L$；造血系统疾病
氯气	慢性阻塞性肺病；支气管哮喘；慢性间质性肺病
氮氧化物	慢性阻塞性肺病；支气管哮喘；慢性间质性肺病
氨	慢性阻塞性肺病；支气管哮喘；慢性间质性肺病
氰及腈类化合物	中枢神经系统器质性疾病
一氧化碳	中枢神经系统器质性疾病
硫化氢	中枢神经系统器质性疾病
苯的氨基与硝基化合物	慢性肝病
三硝基甲苯	慢性肝病；白内障
有机磷杀虫剂	全血胆碱酯酶活性明显低于正常者；严重的皮肤疾病
无机粉尘（矽尘、煤尘、电焊烟尘等）	活动性肺结核病；慢性阻塞性肺病；慢性间质性肺病；伴肺功能损害的疾病
噪声	各种原因引起的永久性感音神经性听力损失（500Hz、1000Hz 和 2000Hz 中任一频率的纯音气导听阈 >25dB）；高频段 3000Hz、4000Hz、6000Hz 双耳平均听阈 ≥40dB；任一耳传导性耳聋，平均语频听力损失 ≥41dB

续表

职业性有害因素	职业禁忌证
高温	未控制的高血压；慢性肾炎；未控制的甲状腺功能亢进症；未控制的糖尿病；全身瘢痕面积≥20%；癫痫
手传振动	多发性周围神经病；雷诺病
布鲁菌属	慢性肝炎；骨关节疾病；生殖系统疾病

表8-3　某些特殊作业的职业禁忌证

特殊作业名称	职业禁忌证
电工作业	癫痫；晕厥（近一年内有晕厥发作史）；2级及以上高血压（未控制）；红绿色盲；器质性心脏病或各种心律失常；四肢关节运动功能障碍
高处作业	未控制的高血压；恐高症；癫痫；晕厥、眩晕症；器质性心脏病或各种心律失常；四肢骨关节及运动功能障碍
压力容器作业	红绿色盲；2级及以上高血压（未控制）；癫痫；晕厥、眩晕症；双耳语言频段平均听力损失>25dB；器质性心脏病或心律失常
职业机动车驾驶作业	身高：大型机动车驾驶员<155cm，小型机动车驾驶员<150cm；远视力（对数视力表）：大型机动车驾驶员两裸眼<4.0，并<5.0（矫正），小型机动车驾驶员两裸眼<4.0，并<4.9（矫正）；红绿色盲；听力：双耳平均听阈>30dB（语频纯音气导）；血压：大型机动车驾驶员收缩压≥140 mmHg和舒张压≥90 mmHg，小型机动车驾驶员2级及以上高血压（未控制）；深视力：<-22mm或>+22mm；暗适应：>30秒复视、立体盲、严重视野缺损；器质性心脏病；癫痫；梅尼埃病；眩晕症；癔病；震颤麻痹；各类精神障碍疾病；痴呆；影响肢体活动的神经系统疾病；吸食、注射毒品；长期服用依赖性精神药品成瘾尚未戒除者

2. 检查对象　应进行上岗前职业健康检查的人员有：拟从事接触职业性有害因素作业的新录用人员，包括转岗到该种作业岗位的人员；拟从事有特殊健康要求作业的人员，如高处作业、电工作业、职业机动车驾驶作业等。

3. 检查时间　上岗前职业健康检查一般应在开始从事接触职业性有害因素作业前或工作后的不长时间内完成。主要需考虑疾病的潜伏期，而对某些危害因素来说，还可能需要考虑个体的敏感性。

（二）在岗期间职业健康检查

1. 检查目的　在岗期间职业健康检查是指用人单位按一定时间间隔对已从事某种作业的职业从事者的健康状况进行检查。其目的主要是：及时发现职业性有害因素对职业从事者健康的早期损害或可疑征象，及时发现有职业禁忌证的职业从事者；早期发现职业病患者或疑似职业病患者；通过动态观察劳动者群体健康变化，评价工作场所职业性有害因素的控制效果。在岗期间职业健康检查属于职业病三级预防中的二级预防。

2. 检查对象　长期从事规定的需要开展健康监护的职业性有害因素作业的劳动者，应进行在岗期间的定期健康检查。根据《职业健康监护技术规范》（GBZ 188—2014），在岗期间职业健康检查分为强制性和推荐性两种。本着以人为本和保护劳动力资源持续健康发展的理念，鼓励用人单位积极开展推荐性在岗期间定期健康检查。

3. 检查时间　在岗期间职业健康检查的周期应根据不同职业性有害因素的性质、工作场所有害因素的浓度或强度、目标疾病的潜伏期等确定，并根据作业场所职业病防护措施和治理情况，随时进行必要的调整。

4. 检查项目　包括医学常规检查项目和特殊医学检查项目。特殊检查内容是指劳动者接触有些职业性有害因素一段时间后，体内相应的生物接触指标或效应指标出现异常，在职业健康检查时，除常规检查外，需对相应的生物指标进行检测。如对从事铅及其无机化合物作业的劳动者，需进行血铅和尿铅的检测；对从事噪声作业的劳动者，需进行纯音气导听阈测试。具体根据我国颁布的《职业健康监护技术规范》（GBZ 188—2014）执行。某些职业性有害因素所致职业病在岗期间的特殊体检项目见表8-4。

表 8 – 4　某些职业性有害因素所致职业病的特殊体检项目

职业性有害因素	特殊体检项目（必检）	特殊体检项目（选检）
铅及其无机化合物	血铅或尿铅	尿δ– ALA、血 ZPP 或 FEP、神经 – 肌电图
汞及其无机化合物	尿汞、尿 β_2 – 微球蛋白或 α_1 – 微球蛋白	尿视黄醇结合蛋白、肾脏浓缩功能试验
锰及其无机化合物	血清丙氨酸氨基转移酶（ALT）	尿锰、脑电图、颅脑 CT（或 MRI）
镉及其无机化合物	尿镉、尿 β_2 – 微球蛋白或视黄醇蛋白、胸部 X 线摄片、肺功能	骨密度、肝肾 B 超
氟及其无机化合物	骨盆正位 X 线摄片，一侧桡、尺骨正位片及同侧胫、腓骨正、侧位片，尿氟	骨密度、胸部 X 线正位片、腰椎 X 线正位片
苯	血常规（注意细胞形态及分类）、血清 ALT、肝脾 B 超	尿反 – 反粘糠酸测定、尿酚、骨髓穿刺
联苯胺	尿脱落细胞检查（巴氏染色法或荧光素吖啶橙染色法）	膀胱镜检查、膀胱 B 超或彩超
氯乙烯	肝脾 B 超、手部 X 线射片（清釜工）	白指诱发试验
有机磷杀虫剂	血清 ALT、全血或红细胞胆碱酯酶活性测定	肝功能
无机粉尘（矽尘、煤尘、电焊烟尘等）	后前位 X 线高千伏胸片或数字化摄影胸片（DR 胸片）、肺功能	血清 ALT
噪声	纯音气导听阈测试、心电图	纯音骨导听阈测试、声导抗、耳声发射、听觉诱发电反应测听
高温	血清 ALT、血糖	有甲亢病史者可检查血清游离甲状腺素（FT_4）、血清游离三碘甲状腺原氨酸（FT_3）、促甲状腺激素（TSH）

（三）离岗时职业健康检查

1. 检查目的　劳动者在准备调离或脱离所从事的职业病危害作业或岗位前，应进行离岗时健康检查，主要目的是确定其在停止接触职业性有害因素时的健康状况，为离岗从事新工作的职业从事者和接受新职业从事者的业主提供健康与否的基础资料。国家规定，用人单位对未进行离岗时职业健康检查的劳动者不得解除或终止与其订立的劳动合同。

2. 检查对象　检查对象包括：离岗或调岗的人员；解除或终止劳动合同的人员；退休人员；用人单位发生分立、合并、解散、破产等情形时，接触职业性有害因素的全体人员等。

3. 检查时间　离岗时职业健康检查应在离岗前的 3 个月内完成。如最后一次在岗期间的健康检查是在离岗前的 90 天内，可视为离岗时检查。

4. 检查项目　检查项目的确定根据我国制定的《职业健康监护技术规范》（GBZ 188—2014）执行。

━━━━━━━ 情境导入 ━━━━━━━

情境：某市卫生健康主管部门在开展年度职业卫生用人单位双随机执法检查时，发现一家具制造企业存在噪声、粉尘等多种有害因素。执法人员现场查看了该企业的《工作场所职业病危害因素检测报告》，报告显示，该企业职业病危害接触人数为 345 人；而现场出示的《职业健康检查报告书》显示，2020 年以来接受过在岗期间职业健康检查的劳动者只有 46 人，检出噪声职业禁忌证 1 人，目前仍在从事噪声作业。经过进一步的调查，发现该企业近两年来新入职的接触职业病危害的劳动者人数达 177 人，无一人曾在上岗前接受过职业健康检查。

思考：

该企业在开展职业健康检查过程中存在的主要问题有哪些？

二、职业健康监护信息管理

职业健康监护信息可包括：职业健康监护制度和年度职业健康监护计划；历年职业健康检查的报告（个体结论报告和总结报告）；工作场所职业性有害因素种类；职业性有害因素危害程度资料；对职业病患者、职业禁忌证者和已出现职业相关健康损害劳动者的处理和安置记录等。

职业健康监护信息能反映劳动者的健康变化，是用人单位职业卫生档案的重要组成部分，是评价用人单位职业病危害控制效果及职业病诊断鉴定的重要依据之一。健全的职业健康监护信息管理有利于早期发现职业禁忌证、疑似职业病患者，对保护从业人员的健康有重要意义。

（一）职业健康监护档案

职业健康监护档案是健康监护全过程的客观记录资料，是系统地观察劳动者健康状况的变化、评价个体和群体健康损害的依据，其特征是资料的完整性、连续性。对所有的健康监护信息都要建立规范的档案和档案管理制度，包括原始资料和出具的报告、评价等，也包括各种电子档案资料。职业健康监护档案包括劳动者个人职业健康档案和用人单位职业健康监护档案两种。

1. 劳动者职业健康监护档案　包括劳动者个人基本信息资料以及历次健康检查资料等。

（1）劳动者职业史、既往史和职业病危害接触史：职业史指劳动者的工作经历，记录劳动者既往工作过的用人单位名称、起始时间和从事工种、岗位；职业病危害因素接触史指劳动者从事接触职业性有害因素作业的工种、岗位及变动情况、接触工龄和接触职业性有害因素的种类、浓度或强度等。

（2）职业健康检查结果及处理情况：包括历次健康检查的体检表、实验室检查和特殊检查报告以及个人体检报告。

（3）职业病诊疗等健康资料。

（4）其他职业健康监护资料。

2. 用人单位职业健康监护档案　包括用人单位基本信息、职业健康检查报告书等。应实现动态更新，可根据用人单位、劳动者个人的要求，及时进行查询统计、汇总报告等。

（1）用人单位职业卫生管理组织组成、职责。

（2）职业健康监护制度和年度职业健康监护计划。

（3）历次职业健康检查的文书，包括委托协议书、职业健康检查机构的健康检查总结报告和评价报告。

（4）工作场所职业性有害因素监测结果。

（5）职业病诊断证明书、职业病和疑似职业病患者报告卡。

（6）用人单位对职业病患者、职业禁忌证者和已出现职业相关健康损害劳动者的处理和安置记录。

（7）用人单位在职业健康监护中提供的其他资料和职业健康检查机构记录整理的相关资料。

（8）卫生行政部门要求的其他资料。

（二）职业健康监护评价

职业健康监护评价包括个体评价和总体评价。其主要目的有：①评价劳动者职业健康损害与工作场所接触职业性有害因素的关联及关联强度；②识别新的职业性有害因素和高危人群；③为用人单位职业卫生管理提供依据。

个体评价主要反映个体接触量及其对健康的影响，总体评价包括作业环境中有害因素的强度范围、接触水平与机体的效应等。在评价时，健康状况分析的常用指标有发病率（检出率、受检率）、患病率、疾病构成比、平均发病工龄和评价病程期限等。

（三）职业健康监护档案的管理

用人单位应当依法建立职业健康监护档案，设立档案室或指定专门的区域存放职业健康监护档案，做好归档工作，按年度或建设项目进行案卷归档，及时编号登记，入库保管，并按规定妥善保存。劳动者或劳动者委托代理人有权查阅劳动者个人的职业健康监护档案，用人单位不得拒绝或者提供虚假档案材料。劳动者离开用人单位时，有权索取本人职业健康监护档案复印件，用人单位应当如实、无偿提供，并在所提供的复印件上签章。

职业健康监护档案的管理应由专人负责，是一项专业性极强的工作。管理人员应由具备基本的临床医学知识、预防医学知识、档案管理知识等的较高学历的专业技术人员担任，管理人员应经过职业卫生相关培训，按照相关法律、法规的要求进行规范化、标准化的管理。管理人员应保证档案只能用于保护劳动者健康的目的，并保证档案的保密性。

第六节　职业伤害与职业安全管理

PPT

一、职业伤害概述 e 微课

（一）概念

职业伤害，又称工作伤害，简称工伤，指在生产劳动过程中由于外部因素直接作用而引起的机体组织的突发性意外损伤，如因职业性事故导致的伤亡及急性化学物中毒。职业伤害轻者出现缺勤，重者可导致残疾和死亡，是劳动人群中重要的安全和健康问题，也是各国都存在的重要公共卫生问题之一。

（二）职业伤害的认定和分类

我国自 2004 年 1 月 1 日起施行《工伤保险条例》，2011 年 1 月 1 日开始实行国务院第 136 次常务会议通过的《工伤保险条例》。其中第三章第十四条规定，下列情形之一的，应当认定为工伤：①在工作时间和作业场所内，因工作原因受到事故伤害的；②工作时间前后在作业场所内，从事与工作有关的预备性或者收尾性工作受到事故伤害的；③在工作时间和作业场所内，因履行工作职责受到暴力等意外伤害的；④患职业病的；⑤因工外出期间，由于工作原因受到伤害或者发生事故下落不明的；⑥在上下班途中，受到非本人主要责任的交通事故或者城市轨道交通、客运轮渡、火车事故伤害的；⑦法律、行政法规规定应当认定为工伤的其他情形。

第十五条规定，职工有以下情形之一的，视同工伤：①在工作时间和工作岗位，突发疾病死亡或者在 48 小时之内经抢救无效死亡的；②在抢险救灾等维护国家利益、公共利益活动中受到伤害的；③职工原在军队服役，因战、因公负伤致残，已取得革命伤残军人证，到用人单位后旧伤复发的。

此外，《工伤保险条例》还规定，职工发生事故伤害或者按照《职业病防治法》规定被诊断、鉴定为职业病，所在单位应当自事故伤害发生之日或者被诊断、鉴定为职业病之日起 30 日内，向统筹地区社会保险行政部门提出工伤认定申请。遇有特殊情况，经报社会保险行政部门同意，申请时限可以适当延长。用人单位未按前款规定提出工伤认定申请的，工伤职工或者其近亲属、工会组织在事故伤害发生之日或者被诊断、鉴定为职业病之日起 1 年内，可以直接向用人单位所在地统筹地区社会保险行政部门提出工伤认定申请，并应当由省级社会保险行政部门进行工伤认定的事项，根据属地原则由用人单位所在地的设区的市级社会保险行政部门办理。

职业伤害目前没有统一的分类方法，按照不同目的可分类如下。

1. 按受伤程度分类　一般分为轻伤和重伤。日常工作中分为工伤死亡（工亡）、重伤和轻伤，而微伤则不予报告，这样便于报告、登记和管理。工伤死亡指在劳动过程中发生事故后至少 1 人死亡或在 30 天内死亡（排除医疗事故致死）；重伤指造成职工肢体残缺或视觉、听觉器官受到严重损伤，能引起长期功能障碍或劳动能力有重大损伤，一般职工负伤后休息 105 个工作日及以上者；轻伤指造成工人损失低于

105 个工作日的伤害。

2. 按致伤因素分类

（1）机械性损伤　如锐器造成的切割伤和刺伤、钝器造成的挫伤、建筑物坍塌造成的挤压伤、高处坠落引起的骨折等。

（2）物理性损伤　如烫伤、烧伤、冻伤、电损伤、电离辐射损伤等。

（3）化学性损伤　如强酸、强碱、磷和氢氟酸等造成的灼伤。

3. 按受伤部位分类　可分为颅脑伤、面部伤、胸部伤、腹部伤和肢体伤等。

4. 按皮肤或黏膜表面有无伤口分类　分为闭合性和开放性损伤两大类。

5. 按受伤组织或器官多寡分类　可分为单个伤和多发伤。多发伤系指两个或两个以上系统或脏器的损伤。

为了更好地进行劳动安全管理，我国劳动安全和保护工作者依据经验提出了我国企业职工伤亡事故分类，具体类别见表 8-5。

表 8-5　我国企业职工伤亡事故类别

序号	事故类别名称	序号	事故类别名称
01	物体打击	11	冒顶片帮
02	车辆伤害	12	透水
03	机械伤害	13	放炮
04	起重伤害	14	火药炸弹
05	触电	15	瓦斯爆炸
06	淹溺	16	锅炉爆炸
07	灼烫	17	容器爆炸
08	火灾	18	其他爆炸
09	高处坠落	19	中毒和窒息
10	坍塌	20	其他伤害

情境导入

情境：某年 9 月 3 日，某化工有限公司因氨压缩机高压缸干气密封泄漏量大，停止氨压缩机进行抢修；氨压缩机高压缸干气密封检修完毕，氨压缩机建立干气密封系统、油循环；9 月 7 日安全阀调校合格回装完毕，14 时 40 分启动开车程序，氨压缩机开始按规程开车启动、升速。15 时 40 分，氨压缩机伸缩过程中一段氨冷气压力最高涨至 0.9216MPa 后，安全阀起跳。主控人员发现，位于厂东南角氨火炬顶部有大量气液夹带物喷出，并有液体随着火炬管壁下落、扩散，造成火炬周边空气中氨浓度骤升。

思考：

1. 该案例属于哪类职业伤害事故？

2. 该事故的预防策略有哪些？

二、常见职业伤害事故类型及其危险因素

（一）物体打击

物体打击常见于：①高空作业时，工具零件、砖瓦、木块等从高处掉落伤人；②起重吊装、拆装时，物件掉落伤人；③设备异常，部件飞出伤人；④违章操作，如用铁棒捅卡物料时铁棒弹出伤人；

⑤压力容器爆炸飞出物伤人；⑥爆破作业时，乱石伤人等。

（二）机械伤害

常见伤人机械设备有皮带机、球磨机、混砂机、压模机、破碎机、搅拌机、轮碾机等，因其强大机械动能可导致搅、碾、挤、压或被弹出物体重击重伤甚至死亡。包括：①检修、检查机械时忽略安全操作规程，如未切断电源、未设专人监护等；②缺乏安全装置，如易伤害人体的操作岗位未加防护装置；③电源开关布局不合理，遇紧急情况不便立即关闭机械；④违反设备操作规程等。

（三）高处坠落

高处坠落指从离地面2m以上作业点坠落所致伤害。包括：①蹬踏物突然断裂或滑脱；②高处作业移动位置时踏空、失衡；③站位不当，被移动物体碰撞而坠落；④安全设施不健全，如缺乏护栏；⑤作业人员缺乏高处作业安全知识等。

（四）车辆伤害

车辆伤害指生产用机动车辆［包括不同类型的汽车、电瓶车、拖拉机，以及施工设备（如挖掘机、电铲等）］所致伤害。包括：①行驶中引起的碾压、撞车或倾覆等造成的人身伤害：②行驶中上下车、扒车、非作业者搭车等所致人身伤害；③装卸、就位、铲叉等过程引发人身伤害；④运行中碰撞建筑物、构筑物、堆积物引起建筑物倒塌、物体散落等所致人身伤害。

（五）电击伤害

电击伤害指人体接触具有不同电位的两点时，由于电位差的作用，在人体内形成电流所致损伤。包括：①电气线路、设备检修安装不符合安全要求或检修制度不严密；②非电工擅自处理电气故障；③移动长、高金属物体触及高压线；④高位作业（如行车、上高塔作业、架梯等）时误碰带电物体；⑤操作漏电工具、设备；⑥违反带电作业安全操作规程（如未穿绝缘鞋等）。

（六）操作事故所致伤害

1. 压力容器　泛指工业生产中用于完成化学反应、传热、分离和贮运等工艺过程并承受一定压力的容器。压力容器包括反应容器、各类气瓶、液化气体槽车等，通常有下列几类。

（1）碎片伤害　高速喷出的气体的反作用力，可将壳体向四周或破裂的相反方向推出。

（2）冲击波伤害　容器破裂时的能量大部分转变成冲击波，摧毁建筑物和设备，导致周围人员伤亡。

（3）有毒介质伤害　盛装有毒液化气体的容器爆裂时，液态毒物很快蒸发成气体，形成大面积染毒区，危害极大。一般在常温下破裂的容器，大多数液化气体生成的蒸气体积为液体的200~300倍。

（4）可燃介质的燃烧和二次爆炸危害　盛装可燃气体或液化气体的容器破裂时，逸出的可燃气体与空气混合，如遇到触发能量（明火、静电等），可在容器外发生燃烧、爆炸，酿成火灾事故。

2. 瓦斯（沼气）爆炸　"瓦斯"常指采煤过程中从煤层、岩层、采矿区产生以及生产过程所产生的各种气体。其中，以沼气（甲烷）所占比例最大（80%~90%），其爆炸下限为5%，上限为16%，在此范围内，遇火即发生爆炸。

3. 其他爆炸事故　在生产过程中，还可因可燃气体、蒸气及可燃性粉尘扩散，与空气混合成一定比例，遇火源引发爆炸事故。常见的可燃液体有乙醇、甲苯、汽油、乙醚、苯等；可燃粉尘有煤尘、铝尘、面粉尘、亚麻尘、棉尘等。其他爆炸事故包括：①生产管理不善，如敞开装卸易燃液体物料，使用易挥发溶剂擦洗设备、地面等；②设备维修不善，可燃物料跑冒滴漏严重；③工艺操作失误，如温度、压力、投料比例、速度及顺序失控；④违反操作规程，如使用助燃的空气输送可燃液体；⑤作业场所可燃粉尘浓度过高，达到爆炸极限。

三、职业伤害的调查与评估

(一) 职业伤害分布特征

1. 行业和职业分布　不同行业和职业的职业伤害事故率有所不同。引起我国职业伤害死亡最多的职业性有害因素为坠落、起重伤害、触电、物体打击、坍塌、机械和企业内车辆伤害等。其中，建筑行业常见的有坠落、起重伤害、坍塌、触电和物体打击等，制造业常见的有触电、起重伤害、机械伤害和坠落。

2. 人群分布　许多研究都发现男性比女性更易发生事故，一般认为他们发生危险的受害程度不同。年龄小、工龄短者职业伤害发生率常较高，这与他们缺乏工作和事故经验有关；但年老工人的职业伤害发生率又上升，可能与生理上的衰老现象，即应激能力和动作协调性减退有关。

3. 伤害类型　不同行业和工种，伤害的情况不同，伤害类型和伤害部位也有所不同。研究较多的有扭伤、骨折、烧伤、电伤、机械伤害等。职业伤害可累及全身各个部位，常见的有手、脚、四肢、头、腰、眼等。

(二) 职业伤害发生的危险因素

职业伤害的发生是多因素造成的，如工人、作业场所、设备、心理、社会环境等，这些因素有的是直接原因，有的是间接原因，相互交织、相互影响，贯穿整个生产过程，构成一个多因素系统。

1. 人为因素　包括的统计变量有人口统计学指标、工作身份、经验、健康状况、心理因素、认知态度、不安全行为、个人防护用品的使用等。通常研究较多的危险因素有性别、年龄、工种、职业、文化程度、睡眠、疲劳、残疾、体重（肥胖）、饮酒等。

2. 机器设备因素　生产设备质量差、有缺陷或维护不善，防护设施缺乏或不全，生产设备上缺乏安全防护装置。

3. 环境因素　包括物理环境因素和社会环境因素。前者主要有厂房大小、地面状况、采光、气温、通风、噪声等，后者主要有上下级关系、同事关系、社会关系、家庭关系和社会对其职业的认可等。

4. 劳动组织不合理与生产管理不善　工作的组织和实施在职业伤害发生中也起重要作用。包括：工作负荷大、时间紧、轮班和作息时间不合理、调换工种等，以及领导对安全工作不重视，对工人技术指导及安全操作教育、培训不够；生产设备及安全防护装置无专人管理和维修制度；操作规程和制度不健全；个人防护用品缺乏或不适用。

(三) 职业伤害流行病学研究的基本方法

职业伤害流行病学已成为流行病学的一个分支学科，职业流行病学的原则与方法同样适用于职业性伤亡事故的调查研究。

1. 描述性研究　是利用现有的职业伤害资料进行整理和统计分析的描述性研究。此外，也有采用横断面研究方法的，优点在于获得的个人信息比现成资料更全面，并且可根据研究者的目的和需要来设计调查内容。

2. 分析性研究　可根据描述性研究所提供的线索，进一步确定危险因素。目前常用的为病例 - 对照研究、回顾性队列研究和前瞻性队列研究。病例 - 对照研究常用于研究相对固定的暴露因素，不强调弄清事故发生瞬间的暴露情况，缺点是存在较大的回忆偏倚、错分偏倚，可比性不强等。

3. 干预性研究　主要用于事故预防措施的效果评价，也可以用来验证病因假设。

(四) 职业伤害的调查步骤

职业伤害的调查步骤包括：①根据调查目的编制调查计划；②收集有关事故资料，包括事故涉及人员、有关设备和环境条件、管理制度，以及事故经过和后果定性、定量资料；③取证、检测、验证和分析有关资料；④做出判断和结论，写出事故报告；⑤提出整改建议，并充分考虑其针对性、首选性和可行性；⑥规定实施的责任，监督落实情况，评价实施效果。

四、职业安全健康管理与事故预防对策

为加强安全生产监督管理，防止和减少生产安全事故，保障人民群众生命和财产安全，促进经济发展，2014 年 8 月第十二届全国人大常委会第十次会议通过了修订的《中华人民共和国安全生产法》，并于同年 12 月 1 日实施。该法明确了"安全生产工作应当以人为本，坚持安全发展，坚持安全第一、预防为主、综合治理的方针"，强化和落实生产经营单位的主体责任，建立生产经营单位负责、职工参与、政府监管、行业自律和社会监督的机制，对于全面加强我国安全生产法制建设，强化安全生产监督管理，规范生产经营单位的安全生产，遏制重大、特大事故，促进经济发展和保持社会稳定，具有重大而深远的意义。

知识链接

海因里希法则

海因里希法则，又称"海因里希安全法则""海因里希事故法则"或"海因法则"，是美国著名安全工程师海因里希提出的 300：29：1 法则。该法则说明重伤和死亡事故虽有偶然性，但是不安全因素或动作在事故发生之前已暴露过许多次，如果在事故发生之前抓住时机，及时消除不安全因素，许多重大伤亡事故是完全可以避免的。

职业安全事故的原因可分为直接原因和间接原因。事故的直接原因是发生时的人（如操作行为、心理状态等）、物（如设备、原料等）和环境（如气象条件、作业空间安排等），而间接原因往往与技术、教育和管理状况有关。因此，通常把职业安全事故的预防对策归纳为"6E 干预措施"，即采用教育措施、经济措施、强制措施、工程技术措施、环境措施和紧急救护措施。

（一）教育措施

提高劳动者的安全意识和控制劳动者的不安全行为是减少工伤事故的主要途径。根据我国有关规定：应对从业人员进行上岗前的职业安全健康培训和在岗期间的定期职业安全健康培训，普及职业安全健康知识，督促劳动者遵守相关法律、法规、规章和操作规程；用人单位必须建立安全活动日和班前班后的安全检查制度，在采用新生产方法、添设新技术设备、制造新产品或调换工种时，必须对工人进行新操作和新岗位的上岗培训和安全教育。

（二）经济措施

如对工伤风险大、容易发生工伤事故的企业多征收保险金，对风险小、工伤事故少的企业少征收，以保障该企业工伤保险基金的收付平衡，同时适当促进和鼓励企业重视改进劳动安全保护措施，预防工伤事故发生，从而降低工伤赔付成本，目的就是用经济手段鼓励或处罚来影响人们的行为。

（三）强制措施

强制措施是建立在实施各类安全法规、规章和其他有关安全方面的行政规范的基础上的政府行为，具有国家和地方的强制性。我国政府历来重视安全立法工作，如 1956 年国务院就颁布了劳动保护的"三大规程"，即《工厂安全卫生规程》《建筑安装工程安全技术规程》和《工人职员伤亡事故报告规程》；又如 2002 年 5 月 1 日实施的《中华人民共和国职业病防治法》和 11 月 1 日实施的《中华人民共和国安全生产法》等。

（四）工程技术措施

设计之初，应充分预见和评估机械设备对人、环境可能产生的影响，运用人－机工效学原理合理优化设计人－机结合界面，以易于接受和适应的形式使人和机械设备的相互作用达到最佳配合。技术方面，运用高新电子技术产品，提高机械设备的自动化水平，实施自动化、程序化操作，可减少机械设备工作过程中人的直接介入，消除错误操作而引起的事故；同时保持有效和规范的作业行为，如对机械设备要有日常安全管理、定期安全检测制度。此外，在使用新设备的过程中要对其安全状况进行持续监控，以便及早发现安全缺陷问题。

（五）环境措施

环境措施是指作业场所的空间安排和整洁、适宜的温度和湿度等气象条件，充足的照明，无噪声和无有毒有害物质存在等。

（六）紧急救护措施

紧急救护措施又称"第一时间的紧急救护"，指在工伤事故发生时尽早进行现场和院前紧急救护，是减少死亡和伤残的关键。如在工伤事故现场维持工伤者的生命体征（如呼吸、心率、血压等），对减少死亡极为重要。

五、职业卫生突发事件应急处理

（一）职业卫生突发事件及其特征

职业卫生突发事件是指在特定条件下由于职业性有害因素在短时间内高强度（浓度）地作用于职业人群而导致的群体性健康损害甚至死亡事件。常见的有：煤矿瓦斯爆炸、中毒，核电装置泄漏，群体急性化学性中毒等。主要特征包括如下。

1. 通常具有偶然性和突发性，事先毫无征兆，难以预测。不过通过各类突发事件的调查，我们可以分析原因，从中吸取经验教训，从而预防此类事件的发生。

2. 后果严重，波及范围广，受害人员多，病情严重或死亡率高，给处理和救治带来很多困难。

3. 具有不同的时效性，包括即时性、延迟性和潜在再现性。物理性职业卫生突发事件主要表现为即时性危害；放射性职业卫生突发事件则表现为延迟性危害；灾害性职业卫生突发事件不但三种时效的危害都有，而且表现出危害滞后性的特点。

4. 事件的原因一般是明确的。通常来说，职业性有害因素是主因，各种其他因素是辅因，我们将这些因素消除或控制在一定范围内，就可以预防职业卫生突发事件。

5. 除了职业卫生监督监测和卫生部门外，职业卫生突发事件的应急处理往往需要政府和社会多部门和行业的通力合作，如生产部门、交通运输部门、公安部门、环保部门等。

（二）职业卫生突发事件的应急处理

1. 职业卫生突发事件调查处理的基本原则

（1）迅速采取保护人群免受侵害的措施，抢救和治疗患者及受侵害者，包括撤离现场、封存可疑危险物品、佩戴防护用具、进行化学和药物性保护等。现场处理人员的防护服可分为四种级别：A级，可针对周围环境中的气体与液体提供最完善的保护；B级，在有毒气体对皮肤危害不严重时，仅用于呼吸防护；C级，防溅洒的服装，配有面部完全被覆盖的过滤式防护装置；D级，仅限于衣裤相连的工作服或其他工作服、靴子及手套。

（2）控制职业卫生突发事件进一步蔓延，阻止危害进一步延伸。根据事件性质，迅速划出不同的控制分区和隔离带，明确设立红线、黄线、绿线隔离区，即污染区、半污染区、清洁区，提出人群撤离和隔离控制标准。在污染区和半污染区要穿戴隔离服，保证隔离防护到位。穿戴时，按要求确保里、外层顺序不乱；脱隔离服时，要外面朝里，慢脱轻放。

（3）迅速查清职业卫生突发事件的原因、动因和危害。

2. 职业卫生突发事件调查处理步骤

（1）初步调查，提出问题　①迅速进入现场，尽快确定突发事件的类别及性质，确定调查处理的方向。②开展调查和检查，迅速掌握受累人群和发病、伤害人数。③果断采取措施，保证受累人群脱离伤害区，并设立警戒防护，控制伤害蔓延。④迅速采取针对性措施，对症、对因治疗受伤患者，并有效隔离危害源。⑤了解现场卫生防病资源损失情况。

（2）调查采样，确定原因　①开展现场职业卫生学调查和流行病学调查，查找事件原因和危险因素。②根据流行病学危险因素调查线索，进行现场检测，并采集环境样品和患者生物样本。③及时进行理化、生物或其他类型有害因素的实验室检验分析和分离鉴定。

（3）控制处理　①根据职业卫生突发事件的性质，设立不同功能的卫生防护分区，包括保护区、隔离区、污染区、缓冲区、净化区等。②对不同区域实施不同的现场处理，包括清除能产生污染伤害的垃圾物品、污染源，中和有毒有害物质，屏蔽物理创伤源。③开展健康教育工作，增强个人防护意识，提升群众自身保护能力。

✎ 练习题

答案解析

1. 劳动者依法享有的职业卫生保护权利有哪些？
2. 简述我国职业接触限值制订的主要依据。
3. 常用的通风方法分类包括哪些？
4. 个人防护用品的设计和制作应遵守哪些原则？
5. 实施工作场所健康促进的关键步骤有哪些？
6. 劳动者职业健康监护档案内容包括哪些？
7. 常见职业伤害事故类型有哪些？

（刘　静　胥　可）

书网融合……

本章小结　　　　微课　　　　题库

参考文献

[1] 邬堂春. 职业卫生与职业医学 [M]. 8 版. 北京：人民卫生出版社，2017.

[2] 国家安全生产监督管理总局职业安全健康监督管理司，中国安全生产科学研究院. 建设项目职业病危害评价 [M]. 北京：煤炭工业出版社，2013

[3] 张文昌，贾光. 职业卫生与职业医学 [M]. 北京：科学出版社，2017.

[4] 贾光. 职业卫生学教程 [M]. 北京：北京大学医学出版社，2021.

[5] 牛侨，张勤丽. 职业卫生与职业医学 [M]. 北京：中国协和医科大学出版社，2015.

[6] 袁媛，何仟，王丹，等. 2004—2021 年我国急性职业中毒报告事件特征分析 [J]. 职业卫生与应急救援，2023，41（01）：37 –42.

[7] 急性一氧化碳中毒诊治专家共识组. 急性一氧化碳中毒诊治专家共识 [J]. 中华物理医学与康复杂志，2022，44（6）：481 –486.

[8] 王致，张晋蔚，邓冠华，等. 窒息性气体急性职业中毒事故原因分析及对策 [J]. 职业卫生与应急救援，2015，33（6）：3.

[9] 张云贵，顾华康，何丽芳，等. 某铝厂一起急性职业性一氧化碳中毒事故调查分析 [J]. 职业卫生与应急救援，2017，35（05）：449 +461.

[10] 金泰廣，傅华，周志俊，等. 职业卫生与职业医学 [M]. 上海：复旦大学出版社，2020.

[11] 孙贵范. 职业卫生与职业医学 [M]. 7 版. 北京：人民卫生出版社，2012.

[12] 聂武，孙新. 中国职业病防治 70 年回顾与展望 [J]. 中国职业医学，2019，46（5）：527 –532.

[13] 孙贵范. 中华医学百科全书·职业卫生与职业医学 [M]. 北京：中国协和医科大学出版社，2019.

[14] 李颖，罗光明，张贻瑞. 职业性尘肺病临床诊治实用手册 [M]. 北京：化学工业出版社，2019.

[15] 缪荣明. 粉尘危害与尘肺病防治读本 [M]. 北京：人民卫生出版社，2018.

[16] 张文昌，李煌元. 职业卫生与职业医学实验 [M]. 北京：科学出版社，2017.

[17] 李智民，李涛，杨径. 现代职业卫生学 [M]. 北京：人民卫生出版社，2018.

[18] 傅华. 预防医学 [M]. 7 版. 北京：人民卫生出版社，2018.

[19] 裴晶晶. 职业卫生概论 [M]. 北京：化学工业出版社，2021.